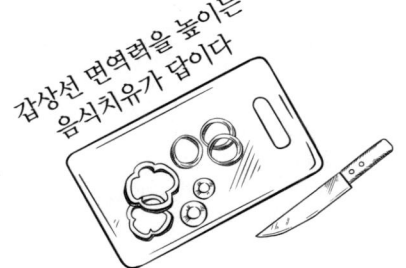

갑상선 면역력을 높이는 음식치유가 답이다
고현아의 새로운 개념과 음식치유법

초판 1쇄 인쇄 | 2020년 02월 10일
초판 1쇄 발행 | 2020년 02월 18일

지은이 | 고현아 고동석
펴낸이 | 오늘도 사랑해

펴낸곳 | 도서출판 오늘도 사랑해
출판등록 | 2018년 11월 15일
주소 | 경기도 과천시 갈현동 405-5 1층
전화 | 031-985-6784

ⓒ 도서출판 오늘도 사랑해, 2020, printed in Korea
ISBN 979-11-965498-2-4 03510

- 저작권법에 따라 보호받는 저작물이므로 무단전재와 복제를 금하며 이 책 내용의 전부 또는 일부를 이용하려면 반드시 저작권자와 도서출판 오늘도 사랑해의 동의를 받아야 합니다.

고현아의 미네랄 식이요법

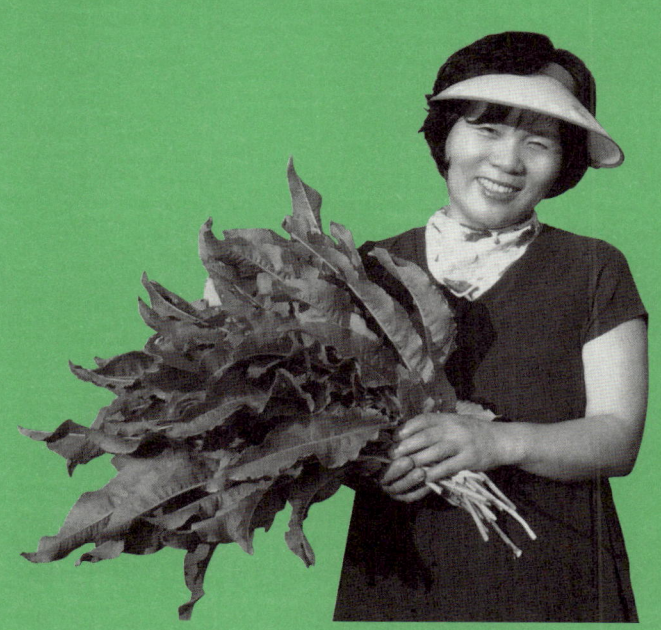

갑상선 면역력을 높이는
음식치유가 답이다

고현아·고동석 지음

오늘도 사랑해

머리말

무엇으로
건강하고 행복한 삶을 보낼 것인가?

우리는 행복하기 위해 사람을 만나고 감정을 나누고 그리고 음식을 먹습니다.
이 책은 미네랄 식이요법을 통해 갑상선을 건강하게 만드시려는 분들을 위해 쓰여졌습니다. 세포와 미생물을 살리는 관점으로 음식치유 내용을 다룬 것이니 이 점 유의 바랍니다.
이 책을 통해 몸과 마음이 건강해져서 여러분들이 원하는 행복하고 즐거운 날들을 보내시길 바랍니다.

고현아·고동석 올림

목차

머리말 무엇으로 건강하고 행복한 삶을 보낼 것인가? 4

1부
갑상선기능저하증·갑상선결절 갑상선암이란 무엇인가?

1장 인간은 세포와 미생물, 기혈(氣血)로 이루어졌다

- 인간의 10%는 세포로 이루어졌다   19
- 세포는 고유의 정보력이 있다   23
- 세포는 고유의 정보력에 따라 반응하고 움직인다   24
- 세포는 엄마의 양수에서 생명 시스템을 갖춘다   27
- 세포는 훈련 기간을 거쳐 성숙한 어른세포로 성장한다   27
- 세포가 모여 장기가 만들어진다   28
- 감정세포는 장기에 공존한다   30
- 장기세포가 자극을 받으면 감정세포는 움직인다   33
- 인간의 90%는 미생물로 이루어졌다   35
- 미생물은 우리 몸에서 다양한 역할을 한다   38
- 장내 미생물은 면역기능과 대사기능을 담당한다   39
- 세포와 미생물은 기혈순환으로 생명활동을 이어 나간다   42

2장 갑상선질환이란?

- 갑상선이란? — 47
- 갑상선질환이란? — 53
- 갑상선기능저하증이란? — 55
- 갑상선결절이란? — 60
- 갑상선암이란? — 61

3장 갑상선질환이 생기는 다양한 원인

- 갑상선기능저하증 — 65
- 갑상선결절 — 68
- 갑상선암 — 69

열과 염증 때문이다
- 열과 염증이란? — 71
- 독소에 의한 몸의 변화 — 72
- 염증을 유발하는 환경문제 미세먼지 — 73
- 갑상선질환은 몸속이 만성염증 상태이다 — 75

간에 문제가 생겼다
- 간이 망가지면 갑상선에 악영향을 미치는 이유 — 77
- 간이 망가지는 이유 — 78

소장에 문제가 생겼다
- 음식물 독소가 소장을 통해 온몸으로 퍼진다 — 80
- 세포의 정보력을 망가뜨린다 — 81
- 장내 미생물생태계를 무너뜨린다 — 83
- 면역력이 저하된다 — 85

- 소장이 망가지면 갑상선에 악영향을 미치는 이유　　86
- 소장이 망가지는 이유　　88
  - ❶ 과도한 스트레스　　88
  - ❷ 불량음식과 식습관　　91
  - ❸ 육종씨앗과 GMO식품　　93
  - ❹ 5대 영양소의 역습　　94
  - ❺ 몸을 망가뜨리는 단순당(나쁜 당)　　95
  - ❻ 복합당(좋은 당)이 부족한 식사　　102
  - ❼ AGE(당 독소)를 유발하는 음식　　109
  - ❽ 열을 조장하는 식품과 단맛　　112
  - ❾ 빵·과자·라면·밀가루 속의 글루텐　　113
  - ❿ 효소가 적은 인스턴트·정제된 곡물·고열 가공식품　　115
  - ⓫ 나쁜 지방　　115
  - ⓬ 질소질 식품(단백질 식품)　　120
  - ⓭ 항생제와 약물　　121

신장에 문제가 생겼다

- 열과 감정세포의 제어가 안 된다　　128
- 신장이 망가지면 갑상선에 악영향을 미치는 이유　　129
- 신장이 망가지는 이유　　131
  - ❶ 미네랄 부족으로 몸의 스위치가 꺼져 신장이 망가진다　　131
  - ❷ 미네랄 부족으로 몸속 생체전기의 흐름에 문제가 생긴다　　136
  - ❸ 미네랄은 장내 미생물에 영향을 끼친다　　138
  - ❹ 미네랄은 흡수가 쉽지 않다　　139
- 왜 여자에게 더 많을까?　　140
- 왜 추위를 잘 탈까?　　141
- 왜 늘 피곤할까?　　141
- 왜 건강식품, 영양제를 먹어도 피곤할까?　　142
- 왜 소화가 안되고 변비가 잘 생길까?　　144

- 왜 우울하고 감정 기복이 심할까? 145
- 왜 다이어트가 안될까? 147
- 왜 탈모가 생길까? 148
- 왜 콜레스테롤 수치가 높을까? 149
- 왜 임신이 잘 안 될까? 150
- 왜 임신 중 갑상선기능저하증이 생길까? 152
- 왜 심한 스트레스 후 갑상선질환이 생길까? 153
- 결국 갑상선질환은 음식문제 49%, 마음환경문제 51% 155

4장 갑상선기능저하증·결절·갑상선암 수술 후 음식치유 사례

- 갑상선암 수술 후 생긴 간·폐·췌장 종양이 3달 만에 사라진 60대 여자 159
- 갑상선암 반절제술 후 3개월 만에 갑상선과 간염 수치가 정상이 된 70대 여자 168
- 갑상선결절 레이저 시술 후 7년째 재발 없이 건강하게 사는 40대 여자 172
- 갑상선암 수술 후 쓰러질 것 같은 만성피로가 해결된 60대 여자 178
- 갑상선기능저하증 경계 혈액 염증 수치, 정상 수치로 된 30대 여자 183
- 갑상선기능저하증과 부종, 만성피로, 변비가 개선된 20대 여자 187
- 갑상선암 수술 후 떨어진 면역력, 암 수치가 정상으로 된 30대 여자 191
- 극심한 스트레스로 갑상선기능저하증이었지만 좋아진 40대 남자 195
- 갑상선암 수술 후 면역력 회복한 50대 남자 199
- 결혼 후 생긴 갑상선기능저하증, 알레르기가 건강해진 30대 여자 203
- 갑상선암 수술 후 생긴 대상포진, 면역력 저하가 해결된 30대 여자 207
- 임신 전 갑상선기능저하증이었지만 건강한 아들 출산한 40대 산모 211
- 임신 전 알게 된 갑상선기능저하증이 6개월 후 정상이 된 30대 산모 214
- 임신초기검사 때 알게 된 갑산성기능저하증이 다시 정상으로 된 20대 산모 218
- 임신 중 생긴 갑상선기능저하증이 다시 건강해진 30대 산모 220

- 갑상선결절 시술 후 재발 없는 30대 여자   223
- 갑상선기능저하증 약을 20년 복용하였으나 식이 후 약 끊게 된 40대 여자   226
- 갑상선기능저하증, 생리불순 부기가 해결된 20대 여자   229
- 손주 양육 스트레스 갑상선기능저하증, 만성피로가 해결된 60대 여자   232
- 갑상선기능저하증, 10년 비만이 해결된 40대 여자   234

2부 음식치유
음식으로 갑상선기능저하증 갑상선결절·갑상선암을 치유한다

5장 미네랄 식이요법이란?

- 미네랄 식이요법이란?   243
- 음식(飮食)이 약이라는 뜻?   247
- 건강한 몸과 바른 인성을 만든다   248
- 몸이 건강해지는 음식 재료를 먹는다   249
- 약이 아닌 음식으로 세포와 미생물을 되살려 건강을 회복한다   252
- 음식의 흡수율을 높인다   252
- 감정세포(마음)를 치유한다   255

음식으로 몸이 건강해지는 원리
1. 소장이 살아난다
- 소장이 치유에 중요한 이유?   258
  - ❶ 열을 해결한다   259
  - ❷ 만성염증을 해결한다   259
  - ❸ 복합당을 공급한다   260

- 9대 영양소를 공급한다   265
- 소장, 면역력, 세포, 미생물이 살아난다   266
- 소장주스   268

2. 신장이 살아난다
- 신장이 치유에 중요한 이유?   270
- 미네랄을 공급한다   271
- 세포와 신장이 살아난다   274
- 신장주스   276

3. 간이 살아난다
- 간이 치유에 중요한 이유?   278
- 엽록소를 공급한다   279
- 간이 살아난다   279
- 미네랄엔자임   280

4. 기혈순환을 되살린다
- 혈(血)을 되살리는 엽록소   280
- 기(氣)를 되살리는 감정세포(마음)치유   282

6장 갑상선기능저하증·갑상선결절 미네랄 식이요법

- 음식으로 갑상선질환을 건강하게 하는 원리   293
- 프로그램 3개월과 유기농을 먹는 이유   296
- 치유 프로그램 수칙   302
  - ❶ 기본수칙   302
  - ❷ 생활수칙   305
  - ❸ 조리수칙   305
  - ❹ 식사수칙   307

- 갑상선기능저하증·갑상선결절 치유 프로그램　310
  - ❶ 양수요법　315
  - ❷ 레시틴요법　316
  - ❸ 보양·영양요법(일반식)　317

- 치유 프로그램 음식　318
  - ❶ 갑상선기능저하증·갑상선결절에 좋은 음식, 주의해야 할 음식　318
  - ❷ 세포, 미생물, 소장과 신장을 살리는 고현아주스　325
  - ❸ 소장과 대장을 살리는 생식　332
  - ❹ 세포를 되살리는 미담순　334
  - ❺ 소화와 대사를 돕는 효소　336
  - ❻ 혈액생성, 미네랄, 비타민을 공급하는 미네랄엔자임　337
  - ❼ 미네랄공급, 소화대사, 몸을 살리는 미담수(영양간장)　340
  - ❽ 소화대사, 세로토닌 촉진, 스트레스 낮추는 미담초(세로토닌식초)　343
  - ❾ 면역력을 조절하는 유산균　345
  - ❿ 인체 해독과 좋은 에너지로 만드는 숯　347

- 갑상선기능저하증·갑상선결절에 도움을 주는 음식　349
  - ❶ 양송이덮밥　349
  - ❷ 양파밥　350
  - ❸ 달걀덮밥　350
  - ❹ 민들레밥　351
  - ❺ 마늘밥　351
  - ❻ 멸치주먹밥　352
  - ❼ 버섯덮밥　352
  - ❽ 당근밥　353
  - ❾ 달걀국　354
  - ❿ 조개된장국　354
  - ⓫ 버섯된장국　354
  - ⓬ 바지락미역국　355

- ⓭ 버섯들깨탕 　　　　　　　　　　　356
- ⓮ 달걀장조림 　　　　　　　　　　　356
- ⓯ 버섯전복조림 　　　　　　　　　　357
- ⓰ 낙지볶음 　　　　　　　　　　　　357
- ⓱ 올리브달걀찜 　　　　　　　　　　358
- ⓲ 올리브오일샐러드 　　　　　　　　359
- ⓳ 마늘과 함께 올리브유에 구운 새우(감바스 알 아히요) 　359
- ⓴ 미나리무침 　　　　　　　　　　　360
- ㉑ 사과당근주스 　　　　　　　　　　360
- ㉒ 사과칩 　　　　　　　　　　　　　361

7장 갑상선암과 암 수술 후 미네랄 식이요법

- • 치유 프로그램 수칙 　　　　　　　　365
  - ❶ 생활수칙 　　　　　　　　　　　367
  - ❷ 식사수칙 　　　　　　　　　　　367

- • 갑상선암과 암 수술 후 치유 프로그램 　370
  - ❶ 마음의 문이 열려야 세포가 열리고 음식치유가 시작된다 　370
  - ❷ 세포의 분별력을 되살린다 　　　375
  - ❸ 암세포의 생성·전이·활동을 막는다 　375

- • 치유 프로그램 음식 　　　　　　　　376
  - ❶ 갑상선암에 좋은 음식, 주의해야 할 음식 　376
  - ❷ 소장을 회복하는 음식 　　　　　378
  - ❸ 암세포의 활동을 막는 콜라겐 　379
  - ❹ 암을 깨부수는 효소 　　　　　　380
  - ❺ 암 전이를 막는 오메가-3와 키토산 　381
  - ❻ 피를 맑게 하는 음식 　　　　　　382

- 갑상선암과 암 수술 후 도움을 주는 음식　　　383
    - ❶ 양송이죽　　　383
    - ❷ 낙지미나리죽　　　384
    - ❸ 마늘죽　　　385
    - ❹ 감태전복죽　　　386
    - ❺ 식혜밥　　　386
    - ❻ 바사밥　　　387
    - ❼ 홍합밥　　　388
    - ❽ 낙지영양밥　　　388
    - ❾ 달걀찜밥　　　389
    - ❿ 새우멸치볶음밥　　　390
    - ⓫ 묵밥　　　390
    - ⓬ 북엇국　　　392
    - ⓭ 모시조갯국　　　393
    - ⓮ 황태들깻국　　　393
    - ⓯ 마늘피클　　　394
    - ⓰ 양송이버거　　　395
    - ⓱ 채소베이크드에그　　　395
    - ⓲ 올리브순두부　　　396
    - ⓳ 감태전　　　397
    - ⓴ 바나나칩　　　398
    - ㉑ 사과바나나구이　　　398

미네랄 식이요법에서는 단순히 '이 음식을 먹으면 좋다'가 아니다. 음식으로 몸이 건강해지고 치유되는 원리를 설명하기 위해 '세포'와 '미생물'을 언급한다.

다만 '의학적인 개념'이 아닌 '음식치유의 개념'으로 원리를 설명하기 때문에, 기존에 자신이 알고 있는 개념과 차이가 날 수 있으니 '순수하게 음식으로 해결하는 치유'로 받아들인다면 건강을 회복하는 데 많은 도움이 될 것이다.

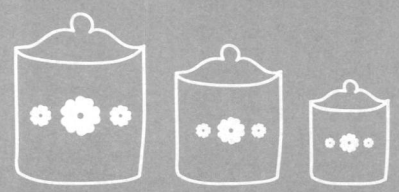

1부

갑상선기능저하증
갑상선결절
갑상선암이란
무엇인가?

1장

인간은 세포와 미생물, 기혈(氣血)로 이루어졌다

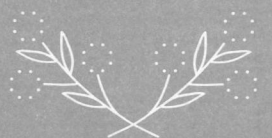

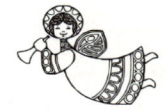

　우리는 안부를 전할 때 '건강하세요', '행복하세요'라는 인사말을 건넨다. 인간은 누구나 건강하고 행복하기를 원하기 때문이다. 미네랄 식이요법이 이 책을 읽는 분들에게 행복의 중심이 되는 건강을 음식으로 손쉽게 치유하고 유지하는 방법을 안내하고자 한다.

인간의 10%는 세포로 이루어졌다

왜 모든 아이는 귀여울까?

이야기를 시작하기 전, 아이들에 대한 이런 생각을 누구나 한 번쯤 가져 본 적이 있을 것이다. 부모, 성별, 나이, 생김새가 다 다르지만 왜 모든 아이는 귀여울까?
　'귀엽다'라는 기준이 개인차가 있을 수 있지만, 아이들이 귀엽다고 느껴지는 고유의 특징이 있다. 몸에 비해 큰 얼굴, 해맑은 눈동자,

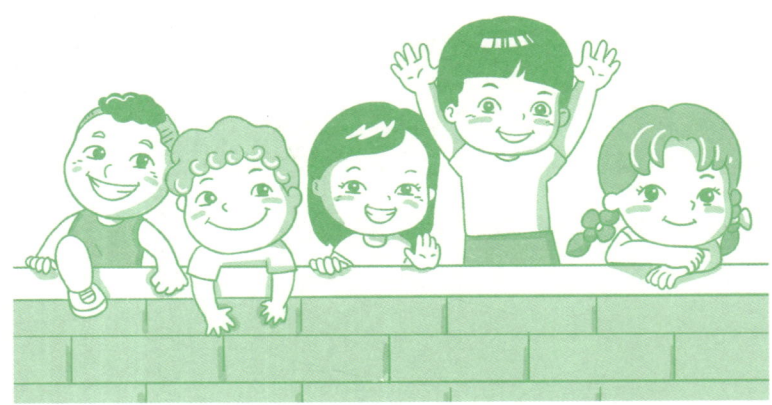

| 왜 모든 아이는 귀여울까? |

두루뭉술한 몸매와 짧은 사지(四肢) 그리고 서툰 몸짓을 한다. 이런 특징들은 아이들이 귀엽다고 느끼게 해 부모로부터 보호하고 돌봐주려는 욕구를 불러일으킨다.

즉, 아이들의 귀여운 외모는 스스로 생존할 수 없으므로, 부모의 양육본능을 자극하는 생존 수단이다. 그런데 이런 정보는 어디에서 나오는 것일까?

이번 책에서 얘기하려는 음식치유는 갑상선질환이다.

갑상선기능저하증(갑상샘저하증)·갑상선결절·갑상선암의 원인은 아직 뚜렷하게 밝혀지지 않았다. 그런데 갑상선질환을 가진 사람은 나이와 성별, 사는 곳과 상관없이 비슷한 증상이 나온다. 아이들의 귀여움이 부모로부터 양육 본능을 끌어내듯, 갑상선질환이 있는 사람들도 공통적인 증상으로 갑상선에 이상이 있다는 신호를 보낸다.

이런 신호는 어디서 나오는 것일까? 도대체 우리 몸의 어디에 문

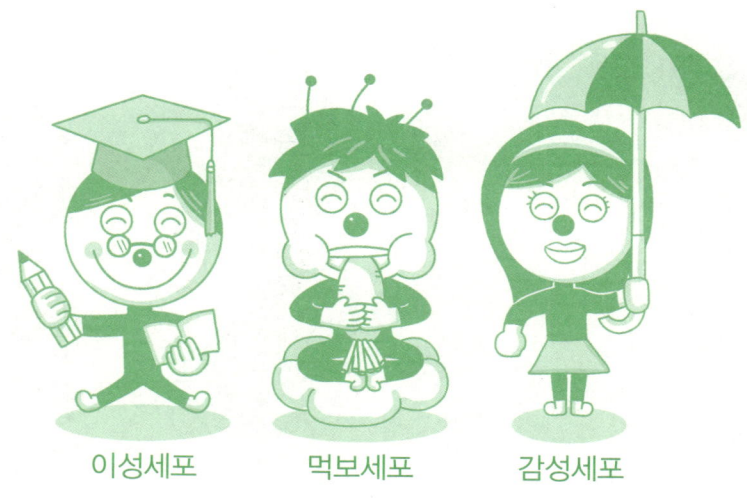

이성세포　　먹보세포　　감성세포

제가 생긴 것일까? 그 첫 번째 해답은 바로 '세포'에 있다.

우리는 일상에서 다양한 모습으로 하루를 보낸다. 어려운 과제를 해결하는 모습(이성세포), 식사하는 모습(먹보세포), 감성 소녀가 된 모습(감성세포), 실수하는 모습(실수세포) 등 세포를 인간처럼 형상화한 모습으로 상상하며 이 책을 읽으면 이해하기가 더 쉬워질 것이다.

인간 몸의 10%는 세포로 이루어졌다. 세포는 생명을 이루는 기본 단위이며 그 기능과 모양은 천차만별이다. 세포는 생물이 태어난 배경인 바닷물과 비슷한 성분으로 이루어져 있으며, 나트륨(Na)과 칼륨(K), 마그네슘(Mg)과 칼슘(Ca) 같은 미네랄이 세포 활동에서 핵심적인 역할을 한다.

이런 미네랄을 기반으로 움직이는 세포가 하나의 공장이라고 한다면 인간은 30조 개의 세포 공장을 가지고 있다. 각각의 공장에서

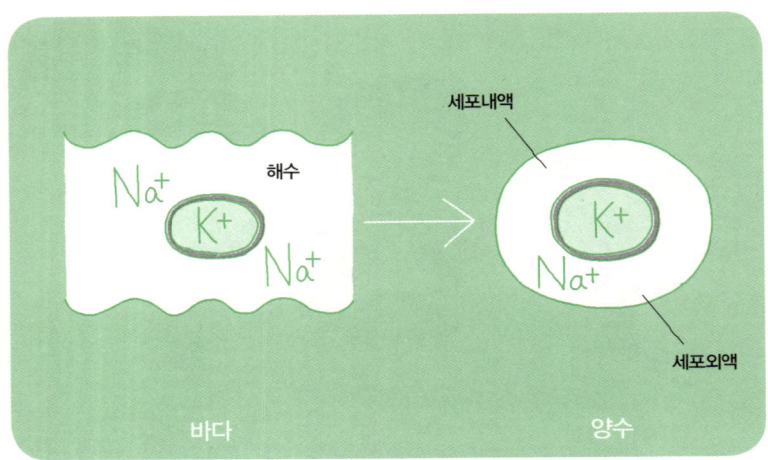

| **세포의 탄생과 구성** | 원시 세포는 Na과 K으로 구성되어 있으며, 사람의 세포도 Na과 K을 기본으로 구성되어 있다.

에너지, 단백질, 호르몬, 적혈구, 면역세포 등 몸에 필요한 성분들을 만든다. 지금도 이 30조 개의 공장은 각자 맡은 임무를 수행하기 위하여 끊임없이 활동하며 서로 영향을 주고 있다.

* 세포 수와 관련하여 1970년대는 세포 10조 개, 장내 미생물은 그 10배인 100조 개로 알려졌었다. 그 후 세포 수는 일반적으로 60조 개로 알려졌었으나, 2013년 인체 세포의 숫자를 계산한 논문에 따르면 인체 세포 개수는 37조 개로 밝혀졌다. 이 책은 편의상 세포 수를 30조 개로 칭한다.

세포는 생물을 이루는 가장 작은 단위이며, 인간의 30조 개의 세포는
각자 맡은 임무를 수행하고 서로 협력하며 살아간다.

세포는 고유의 정보력이 있다

지구에는 수많은 생물체가 존재하며 각각의 생명체는 자신만의 특성대로 살아간다. 캥거루는 새끼를 아기 주머니에 넣어 외부의 위험으로부터 보호한다. 코끼리는 할머니 코끼리가 육아를 맡는다. 또한 모계 중심의 공동 양육으로 새끼의 생존율을 높인다. 이렇게 저마다 다른 생존방식을 선택하는 이유는 뭘까? 바로 '세포의 정보력' 때문이다.

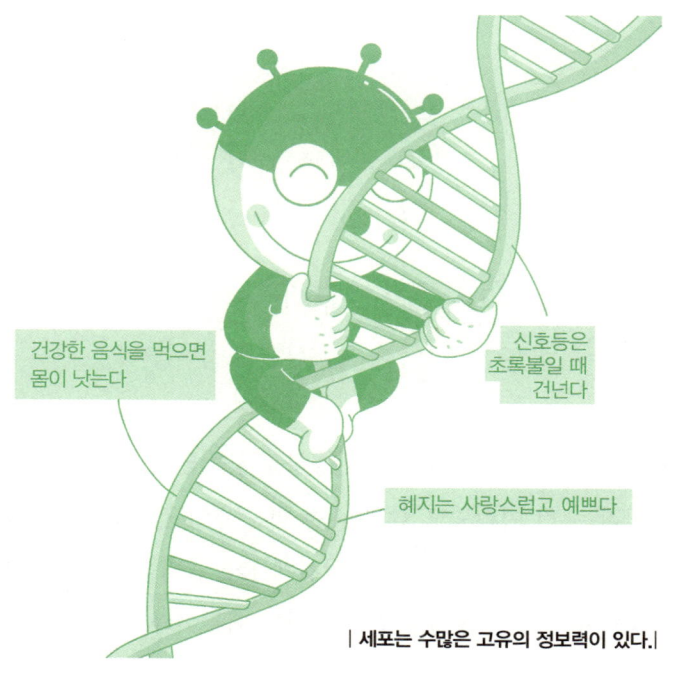

| 세포는 수많은 고유의 정보력이 있다. |

세포의 정보력이란 '약속하는 것'이다.

세포생물학 분야의 연구에 따르면 임신 기간 모친의 호르몬과 정보 신호는 태아의 세포 속 특정 수용체 단백질을 활성화해 태아의 몸에도 생리학적 변화를 일으킨다고 한다. 다시 말해 모친이 반복적으로 느끼는 분노나 두려움 같은 감정이 태아에게 각인돼 '사전 프로그램화'된다는 것이다.

인간 세포의 정보력은 부모의 DNA에서부터 시작된다. 태아가 엄마의 양수 속에서 부모로부터 받는 성향, 가치관, 행동 양식 등 모든 것이 태아의 정보력이 된다. 태아에게 끊임없이 부모의 생각과 감정, 행동이 입력된다는 뜻이다. 그래서 임신을 하면 태아가 보고 들으니, 산모의 언행을 주의하며 태교에 신경을 많이 써야 한다는 조언을 듣는다. 아이가 태어난 후, 오감을 통해 외부의 자극을 받아들이고 배우는 것도 새로운 세포의 정보력으로 구성된다.

세포는 세포끼리 서로 정보를 주고받아 유기적으로 움직인다.
우리 몸이 어떤 세포의 정보력을 가졌냐에 따라 그 사람의
건강과 미래가 좌우된다.

세포는 고유의 정보력에 따라 반응하고 움직인다

세포는 세포의 정보력에 따라 반응하고 움직인다. 흔히 다이어트할 때 '살 빼는 건 어려워도 살찌는 건 한순간'이란 말을 한다. 일주일 넘도록 적게 먹고 운동을 해서 힘겹게 1kg 감량을 했지만, 저녁 한 끼만 배불리 먹어도 1kg을 훌쩍 넘기기 때문이다.

칼로리 법칙대로 적게 먹고 많이 움직이면 손쉽게 다이어트가 될

것 같지만, 다이어트는 많은 사람에게 평생 풀지 못하는 어려운 과제이다. 왜 다이어트가 힘들까? 그 이유는 세포의 정보력 때문이다. 우리 몸의 세포의 정보력은 건강보다는 인체에 에너지를 비축하고 저장하려고 한다.

그래서 사람들은 건강을 위해 살을 빼려고 노력하지만, 세포의 정보력은 인체에 들어오는 에너지를 최대한 모으고 손실되지 않게 저장하므로 다이어트가 힘든 것이다. 이처럼 세포의 정보력은 우리 몸에 큰 영향을 끼치고 있다.

뇌에 존재하는 거울신경세포는 다른 누군가가 하는 동작을 살펴

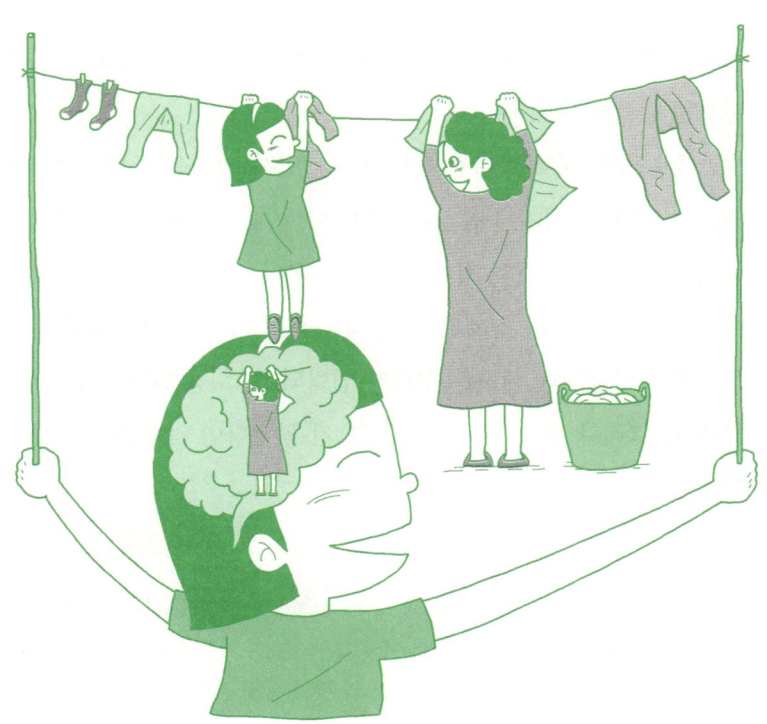

보고 천천히 자기 몸으로 따라 한다. 그래서 옆 사람이 하품하면 나도 하품을 한다. 이러한 원리를 이용하여 파킨슨 환자를 치료할 때 정상적인 행동을 계속 쳐다보게 한다.

질병조절인식세포는 매일 암세포의 정보를 파악하고 면역세포에 정보를 전달해, 암세포를 제거하게 한다. 만약 질병조절인식세포의 정보력이 약하거나 없으면 면역세포는 암세포를 제거하지 못하여 암세포가 늘어나고, 설령 암세포를 제거하더라도 시간이 지나면 재발한다.

세포의 정보력은 다양한 실험에서도 확인할 수 있다.

신생아 목소리 구별 실험을 하면 신생아는 정확하게 엄마의 목소리를 알아듣고 반응한다. 아이는 엄마 배 속에서부터 엄마에 대한 정보를 입력하기 때문이다.

'파블로프의 개'로 알려진 유명한 조건반사 실험을 보면 실험자는 종을 칠 때마다 개에게 음식을 준다. 이런 패턴이 반복되다 보면 나중에는 종만 쳐도 개의 입에서 침이 나온다. 종소리와 함께 음식이 나올 것이라는 정보 신호가 켜져 음식을 소화하기 위한 효소가 나오기 때문이다. 즉, 세포는 정보가 입력되면 그 정보력에 의해서 행동한다. 그러나 종을 쳐도 밥이 나오지 않는다면 약속은 깨지고 혼란이 온다.

모든 세포는 정보력이 입력되면 그 정보력에 의해 반응하고 움직인다. 우리 몸이 고도로 발달된 컴퓨터 프로그램이라고 생각하면 이해가 쉽다. 갑상선질환이 있는 사람들은 세포의 정보력에 문제가 생긴 것이다.

세포는 엄마의 양수에서 생명 시스템을 갖춘다

그렇다면 사람의 세포는 언제부터 생명력을 갖는 것일까? 답은 '양수'에서부터다. 부모의 DNA를 담은 난자와 정자는 수정 후 엄마의 양수에서 세포분열을 통해 각종 장기와 뼈 신경 근육 등으로 분화되고, 시간이 지나면 거의 완벽한 생명 시스템을 갖추게 된다. 아이의 세포는 세상에 태어난 후 부모가 준 정보력을 바탕으로 생명을 이어간다.

세포는 훈련 기간을 거쳐 성숙한 어른세포로 성장한다

우리는 피아노를 치거나 수영을 할 때 혼자서 할 수 있을 때까지 끊임없이 훈련을 받는다.

세포도 마찬가지다. 세포의 생명 시스템은 양수에서 만들어지지만, 세포 본연의 업무를 수행하기 위해서는 훈련이 필요하다. 그 예로 면역세포가 있다. 다수의 면역세포는 만들어진 후 바로 면역 활동에 투입되는 것이 아니라 장에서 훈련을 받은 후 면역 활동을 한다.

특히 충수(맹장)는 면역세포의 안가(安家: 편안한 집)라고 불리는데, 장내에 위험한 균이 득실거리고 문제가 발생하면 면역세포가 안가를 뛰쳐나가 빠르게 장을 점령하여 다시 장 환경을 정상으로 만든다.

그래서 어렸을 때 충수염(맹장염) 수술을 한 아이들의 면역력이 약한 이유도 면역세포가 충분히 훈련을 받지 못해 면역기능이 떨어지기 때문이다. 이처럼 세포는 훈련을 거듭하면서 미성숙한 세포에서 성숙한 어른세포가 되어 자기 몫을 완벽하게 수행할 수 있다.

하지만 모든 세포가 반드시 훈련 기간을 거치는 것은 아니다. 훈련 기간은 세포의 종류에 따라 각각 다르다. 면역세포처럼 오랫동안 훈련이 필요한 세포도 있고, 분열 직후 바로 현장에 투입되는 세포도 있다.

> 대부분의 세포는 일정 기간 훈련을 통해 성숙한 세포로 성장하여 제 역할을 수행하며, 세포가 성숙하기 위해서는 훈련과 시간이 필요하다.

세포가 모여 장기가 만들어진다

정자와 난자가 만나 수정된 후 세포들은 각각의 정보력과 역할에 따라 분화되고 모이면서 뇌, 심장, 소장 등 장기가 된다. 장기가 된 세포는 밤낮으로 호흡하고, 혈액순환하며, 음식물을 소화분해하고 찌꺼기를 배출하는 등 다양한 일을 수행한다.

다시 말해 인간의 세포 하나하나가 모여 장기를 만들고 기관이 된다. 그리고 기관이 된 장기는 장기만의 고유한 역할을 하며 몸의 항

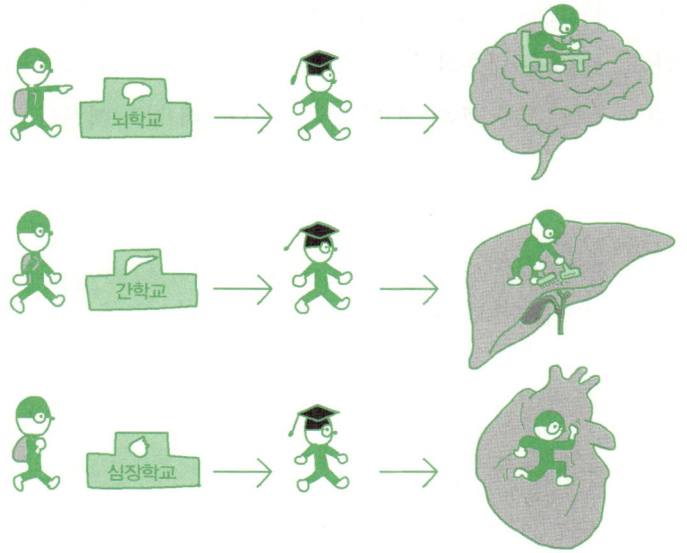

| **각자의 특성에 따라 장기가 된 세포들** | 세포들은 각각의 적성과 능력에 따라 알맞은 장기로 보내져 자신들의 임무를 수행한다.

상성을 유지한다.

그렇다면 사람과 동물의 차이는 무엇일까?

사람과 동물은 같은 포유류지만 행동발달에 큰 차이가 있다. 대부분의 동물은 태어나자마자 걷고, 움직이며 홀로서기를 할 수 있다. 동물은 어미 배 속에서 이미 장기의 상당 부분이 완성되어 태어나기 때문에 가능한 일이다. 반면 사람은 대부분의 장기가 미성숙한 상태에서 태어나므로, 태어났을 당시에는 매우 불안전하고 약하다.

예를 들면 신생아의 식도와 위(胃)는 일자로 되어 있어 음식물이 역류하기 쉬워 구토를 자주 한다. 간(肝)은 노란색 물질인 빌리루빈을 완전하게 제거하지 못해 태어난 직후 며칠 동안은 황달 증세를 보인다. 장(腸)은 탄수화물을 분해하는 효소 부족으로 장이 산성이라 변이 녹색으로 나온다. 맥박도 어른보다 2배 정도 빠르다.

> 세포가 모여 장기를 이룬다. 장기는 건강을 유지하는 데 중요한 역할을 한다. 대부분의 동물은 장기가 완성된 후 태어나지만 인간은 미완성 상태에서 태어나 질병에 쉽게 노출된다.

감정세포는 장기에 공존한다

감정이란, 나를 알게 되고 타인과 소통하는 것이다

우리는 하루에도 수많은 감정을 경험하고, 감정에 따라 기분이 좋았다 나빴다를 반복하며 살아간다. 인간을 움직이게 하는 감정이란 무엇인가?

첫 번째, 감정이란 '진짜 나를 만나는 시간'이다.

감정이란 어떤 현상이나 일에 대하여 일어나는 마음이나 느끼는 기분인데, 달리 말하면 감정이란 '나를 본다'라는 뜻으로 '진짜 나를 만나는 시간'이다. 감정을 통해 자신의 생각과 느낌, 행동을 알아차리고, 자신의 미숙했던 생각, 말, 행동을 성찰하면서 점점 더 성숙한 모습으로 발전하기 때문이다.

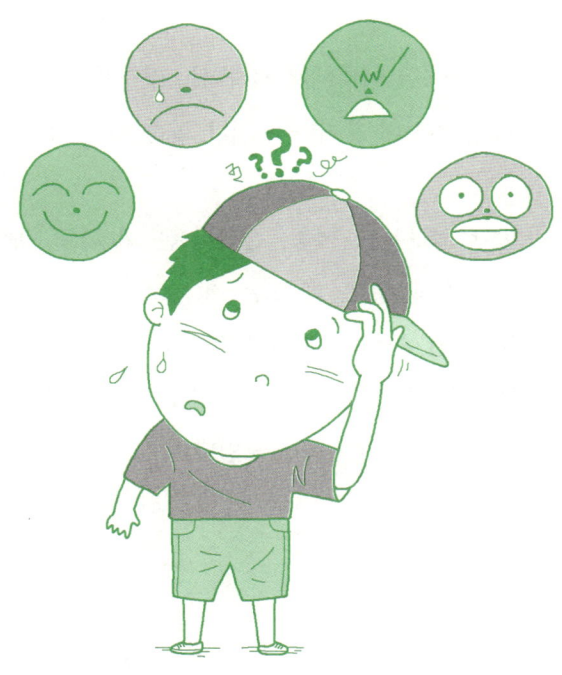

　두 번째, 감정이란 '소통'이다.

　CM송 중 "말하지 않아도 알아요. 눈빛만 보아도 알아, 그냥 손잡으면 마음속에 있다는 걸"이라는 가사가 흐를 때 주인공은 상대에 파이를 전해 주면서 따뜻한 정(情)을 느낀다는 광고를 본 적 있을 것이다.

　사람은 감정이 있어 눈빛만으로도 서로의 마음을 알 수 있고, 그에 맞는 행동을 한다. 따라서 기쁨·행복·슬픔·분노 등의 감정은 사람이 반드시 알아야 하는 소중한 것들이다.

감정세포는 장기에 공존한다

그런데 이런 감정반응은 어디에서 시작되는 것일까? 감정세포는 우리 몸의 장기에 공존하며 울거나 웃거나 화를 내는 등의 방식으로 표현한다.

간(肝)은 노(怒)로 화·분노·짜증, 심장(心)은 희(喜)로 기쁨, 위(胃)는 사(思)로 근심·걱정·생각, 폐(肺)는 비(悲)로 우울·슬픔, 신(腎)은 공(恐)으로 공포·불안·놀람·흥분의 감정을 담당한다.

그러나 각각의 장기의 영양 상태가 좋지 않으면 감정세포도 상태가 좋지 않아 미성숙한 감정반응을 보인다.

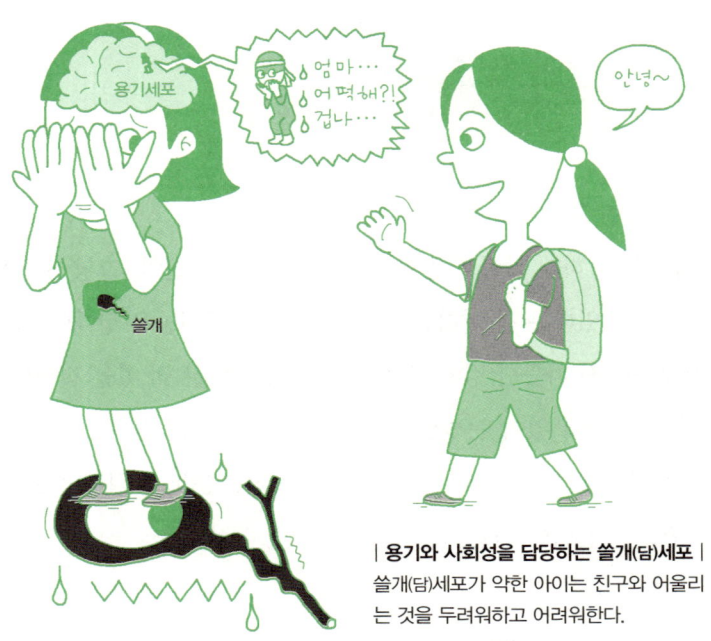

| 용기와 사회성을 담당하는 쓸개(담)세포 |
쓸개(담)세포가 약한 아이는 친구와 어울리는 것을 두려워하고 어려워한다.

장기에 따른 감정변화는 오행배속 표를 참고하면 쉽게 알 수 있다.

| 오행배속표 |

분류	목(木)	화(火)	토(土)	금(金)	수(水)
오관(五官)	목(目)	설(舌)	구(口)	비(鼻)	이(耳)
오장(五臟)	간(肝)	심(心)	비장(脾臟)	폐(肺)	신(腎)
육부(六腑)	담(膽)	소장(小腸)	위(胃)	대장(大腸)	방광(膀胱)
오지(五志)	노(怒) 화·분노·짜증 결정	희(喜) 기쁨	사(思) 근심·걱정 생각	비(悲) 우울·슬픔	공(恐) 공포·불안 놀람·흥분
오미(五味)	산(酸): 신맛	고(苦): 쓴맛	감(甘): 단맛	신(辛): 매운맛	함(鹹): 짠맛
행동	생산추진	활동선전	화해노력	지배수확	저장계획
자동차	가속기	엔진	변속기	브레이크	냉각수

인간의 장기에는 다양한 감정세포가 존재한다.

장기세포가 자극을 받으면 감정세포는 움직인다

앞서 감정은 어떤 현상이나 일에 대하여 일어나는 마음이나 느끼는 기분이라고 했다. 그런데 이런 감정반응이 나오는 이유는 무엇일까?
 어떤 말, 상황, 현상이 뇌에 입력되면, 순간적으로 뇌는 기존에 가지고 있는 생각, 개념, 가치, 기준으로 판단해서 각각의 장기에 처리할 내용을 전달한다.
 인간은 평상시 외부 자극을 받아도 큰 감정변화 없이 생활한다.

하지만 무리한 일이나 생소한 상황이거나 갑작스러운 충격을 받으면 뇌는 자신의 기준에서 감당하기 힘들다고 판단해 장기에 일 처리를 빨리할 것을 강요한다. 과중한 압박을 받은 장기는 과부하가 걸리면서 열이 나기 시작한다. 이러면 장기의 감정세포도 열을 받아 움직이기 시작하는데, 이때 사람들은 장기에 따른 각각의 감정세포의 반응을 보이기 시작한다.

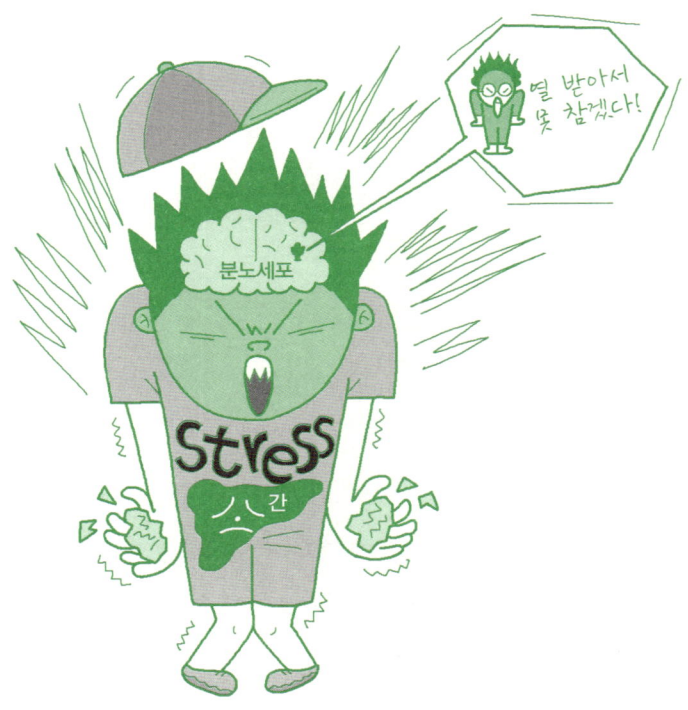

| 화·분노·짜증을 관여하는 간세포 | 간세포는 스트레스나 열을 받으면 화·분노·짜증의 감정을 표출하여 간의 위기 상황을 알린다.

간이 자극을 받으면 짜증·분노·화를 내고, 폐가 자극을 받으면 슬퍼하고, 신장이 자극을 받으면 두려움을 느낀다. 그래서 어떤 특정한 자극이나 상황에 사람들은 갑자기 화를 내거나, 웃거나, 슬퍼하는 반응을 보인다. 사람들의 감정반응은 뇌의 문제가 아니라 해당되는 장기의 문제로 봐야 한다.

따라서 장기가 자극을 받아 열이 생기면 제 역할을 못 하고, 감정세포가 반응하면서 갑상선기능저하증·갑상선결절·갑상선암이 나타난다.

감정은 뇌의 반응이 아닌 장기의 반응이다.
각각의 장기의 신호에 따라 감정세포가 움직여 감정을 표현한다.

인간의 90%는 미생물로 이루어졌다

세포에 문제가 생기거나 강한 자극을 받으면 우리 몸과 감정에 변화가 생겨 몸이 제대로 작동하지 못한다는 걸 알았다.

그런데 몸이 아픈 이유가 우리 몸의 10%를 차지하는 세포만의 문제일까? 그 두 번째 해답은 바로 '미생물'이다. 미생물은 세포와 함께 우리 몸속 일꾼이다.

좀 더 미생물에 대해 알아보면, 미생물이란 세포로 이루어진 생물체 중 눈으로 보이지 않는 정말 작은 생물이라는 뜻이다. 세균이나 효모, 원생동물(바이러스)을 통틀어서 미생물이라 부른다. 미생물은 지구상 어느 곳이나 존재하며, 우리 몸속에서도 수많은 개체가 존재한다.

어떤 연구에서는 우리 몸의 구성을 보면 혈액, 조직, 근육, **뼈**, 피부 등 인체 고유의 세포가 10% 정도 차지하고 나머지 90%는 바이러

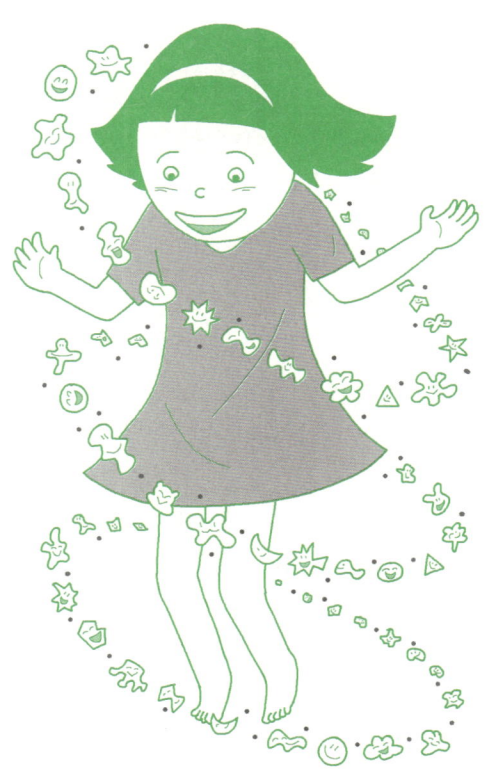

| **우리 몸을 둘러싼 미생물** | 인간의 몸은 수조 개의 미생물로 둘러싸여 있으며, 미생물의 양과 상태에 따라 몸의 건강은 좌우된다.

스, 박테리아 또는 세균, 곰팡이 등 미생물로 이루어져 있다고 한다.

최근 한 조사에 따르면 사람의 몸에 있는 미생물의 수는 대략 전체 세포 수의 1.3배라 한다. 인간의 몸이 30조 개의 세포로 구성되었다면 몸 안팎으로 39조 개의 미생물이 있는 것이다.

미생물은 세포와 함께 우리 몸을 공동으로 쓰며 우리 삶에 큰 영향을 주고 있다. 그래서 인간의 몸은 미생물을 키우는 거대한 정원, 거대한 미생물 군집(마이크로바이옴 Microbiome)이라 부른다. 이렇게 인간은 하나의 개체가 아닌 수많은 생명이 어우러진 집합체라고 볼 수 있다.

인간과 미생물의 공존은 태어난 직후부터다. 태아의 장 내부에는 미생물이 전혀 없지만, 엄마의 산도를 통과하면서 입이나 피부로 엄마의 미생물과 처음으로 접촉한다. 모유 수유를 통해 미생물에 필요한 영양분을 받으며 다양한 미생물과의 공생을 시작한다.

이후 식습관, 생활환경, 나이, 스트레스, 질병, 항생제 등과 같은 약물 등에 따라 우리 몸에서 다양한 미생물이 번성과 쇠퇴를 반복한다.

미생물은 세포와 더불어 우리 몸을 구성하고 만들어가는
중요한 생명체이다.

미생물은 우리 몸에서 다양한 역할을 한다

미생물은 소화작용을 통해 영양분을 만들어 모든 생물이 살 수 있도록 하는 핵심적인 역할을 한다. 대부분이 장내에 존재하지만, 미생물에 의한 작용은 몸 전체로 나타난다.

보통 미생물이라 하면 건강에 해로운 병원균을 떠올리는데, 우리가 먹는 발효음식에 있는 유산균, 효모 등의 유익한 미생물도 많다.

참고로 세균 가운데 인간에게 질병을 일으키는 종은 100개 미만이다. 대부분의 미생물은 병원균이 아닌 중립 균이고 그 외에는 이로운 미생물인 경우가 많다. 이런 이로운 미생물은 병원균, 바이러스, 유해물질들이 우리 몸으로 침입할 때 보호하는 방어 시스템이다.

미생물은 피부를 비롯하여 입안, 위, 소장, 대장 등 외부와 통하는 모든 부위에 살고 있다. 그중 대다수는 장 속에 있고 그 무게만 2kg에 달한다.

미생물은 체내대사, 영양물질과 에너지 이용, 선천면역과 적응면역조절, 점막 상피의 발달과 생성, 병원체 침입 방지 등 인체를 보호해 주는 역할을 담당한다.

미생물은 생태계의 물질 순환에서도 중요한 역할을 한다. 모든 생물은 물질대사와 방어 기능을 수행하는 자신만의 미생물 집단과 서로 협력하며 진화했다. 사자는 사자를 위해 일하는 사자미생물, 고래는 고래를 위해 일하는 고래미생물, 펭귄은 펭귄을 위해 일하는 펭귄미생물이 존재한다. 사람의 몸에 사는 미생물은 사람을 위해 일을 한다. 사람과 같이 살다가 사람이 죽으면 몸을 분해해 자연으로 되돌려주는 마지막 역할까지 한다.

결국, 몸을 보호하고 중요한 일을 하는 미생물에 문제가 생기면 사람은 육체적 정신적으로 문제를 겪을 수밖에 없다.

> 갑상선질환이 있는 사람들은 몸을 위해 일하는
> 미생물생태계가 무너지면서 문제가 발생했다.

장내 미생물은 면역기능과 대사기능을 담당한다

우리 장내에는 무려 350만 개의 유전자를 가진 장내 미생물이 존재한다. 장내 미생물은 장 안에 사는 세균을 말하며 4,000여 종의 수조개에 이른다.

장내 미생물은 인간 세포와 끊임없이 소통하며 서로 기능을 극대화하는 방향으로 진화해 왔다.

첫째, 장내 미생물은 면역세포와 신호를 주고받으며 면역 시스템을 강화한다. 장내 미생물은 면역 시스템을 교육하고 훈련한다. 따라서 우리 몸에 있는 나쁜 균을 없애고, 염증을 잡아 건강을 유지한다.

둘째, 사람이 소화하지 못하는 물질을 분해하여 흡수할 수 있도록 돕는다. 장내 미생물 중 유익균은 사람이 소화하지 못하는 전분이

나 다당류를 분해하고 비타민, 엽산, 단쇄지방산 등 우리 몸에 필수적인 영양소를 배출한다. 특히 단쇄지방산은 면역 시스템과 염증반응 조절과 암 발생을 억제한다.

셋째, 장내 미생물은 유전자 발현 스위치를 조절한다. 부모로부터 물려받은 유전자는 바꿀 수 없다. 하지만 장내 미생물로 인하여 유전자 발현 조절은 가능하다. 예를 들어 위암 유전자를 가지고 태어났다고 해서 꼭 위암에 걸리는 것은 아니다. 위암 발현 스위치가 켜

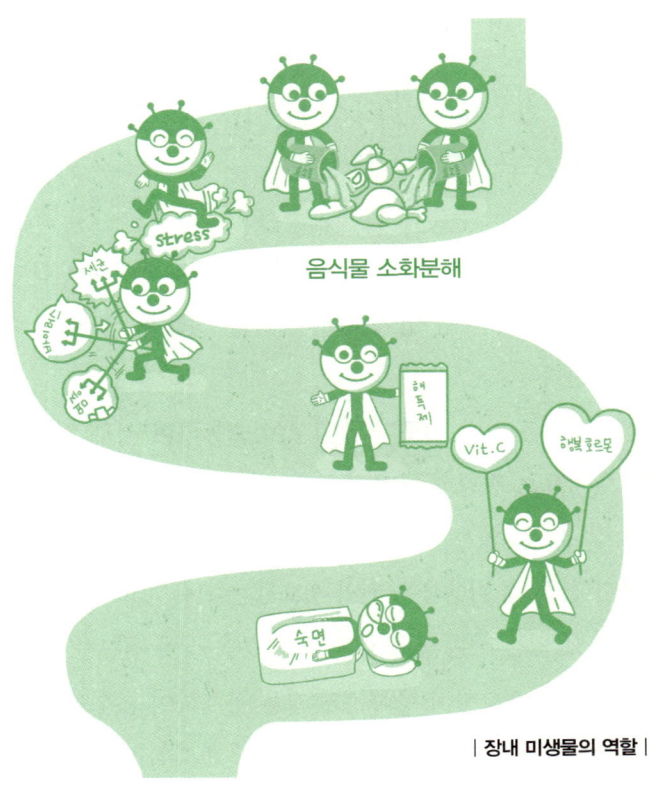

| 장내 미생물의 역할 |

지면 위암에 걸리고 위암 발현 스위치가 켜지지 않으면 위암에 걸리지 않는다. 발암 유전자를 가지고 있더라도 유익균이 많으면 발암 유전자 스위치를 꺼서 암을 억제한다.

장내 미생물의 역할

① 소화와 영양소 흡수를 돕는다.
② 나쁜 세균, 해로운 바이러스, 기생충과 같은 잠재 침입자에 대항한다.
③ 면역계의 반응에 깊이 관여한다.
④ 인체와 협업하는 중요한 효소와 물질뿐만 아니라 비타민과 신경전달물질을 포함해 뇌 화학물질을 생산하고 방출한다.
⑤ 내분비계에 영향을 미쳐 스트레스를 처리한다.
⑥ 모든 종류의 만성 질병에 영향을 미치는 염증 경로를 통제하는 데 도움을 준다.
⑦ 해독작용을 한다.
⑧ 숙면을 돕는다.

장내 미생물에 좋은 환경은 다양한 장내 미생물이 존재하고, 유익균의 구성 비율이 유해균보다 높은 상태를 유지하는 것이다.

장내 미생물은 각각 다른 균들이 군락을 이루고 서로 균형을 맞춰 건강을 유지한다. 장내 미생물은 몸에 유익한 일을 하는 유익균, 몸에 해로운 영향을 끼치는 유해균, 때에 따라 유익균이 되기도 하고 유해균이 되기도 하는 중간균이 있다.

가장 이상적인 장내 미생물 환경

유익균 30% + 유해균이 5~10% + 중간균이 60~65%

그런데 여기서 문제는 중간균이다. 중간균은 유익균이 우세하면 유익균을 도와주지만, 유해균이 우세하면 유해균을 도와준다. 장내 환경이 안 좋으면 유해균과 중간균이 합쳐져 75% 이상이 될 수 있다.

유익균이 줄어들면 장내 미생물이 만드는 면역물질에 악영향을 미친다. 면역물질 생성 기능이 망가져 면역체계가 정상적으로 작동하지 않는다. 면역물질이 줄고 비타민 생성이나 합성, 소화를 돕는 게 힘들어진다.

따라서 유익균이 줄어들면 장내 유해균 비율이 높아지면서 유해균이 주도권을 잡아 우리 몸에 이상 징후가 나타난다. 독소 발생이 많아지고 염증물질이 많아지면서 만성염증이나 이상 과민반응이 생긴다. 이 상태가 계속되면 갑상선기능저하증·갑상선결절·갑상선암으로 넘어간다.

갑상선기능저하증·갑상선결절·갑상선암은 장내 미생물의
면역기능과 대사기능에 문제가 생겼기 때문이다.

세포와 미생물은 기혈순환으로 생명활동을 이어 나간다

이제까지 세포와 미생물에 대해 알아보았다. 이들이 활동하는 데 있어 또 하나의 중요한 개념이 있다.

우리 몸은 세포와 미생물로 이루어졌지만 이들이 끊임없이 움직이고 상호작용하며 생명활동을 할 수 있는 것은 기혈(氣血)순환 덕분이다.

기혈(氣血)이란 생명활동의 원동력인 에너지, 영양물질, 생체 신호와 세포의 정보 등 체내에서 정상적으로 가동할 수 있는 것의 총합으로 기(氣)에너지와 혈(血)을 포함한 개념이다.

기(氣)에너지는 자연계를 구성한 모든 사물의 기본 물질로 빛, 소리, 파장, 에너지로 존재하는 생명에너지이다. '기(氣)'는 우리에게 익숙한 개념으로 우리가 흔히 '기가 막히다', '기가 차다', '기똥차다' 등 일상에서 에너지가 막히거나 부족하거나 넘쳐흐를 때 자주 사용한다.

눈으로 볼 수 없는 기는 우주의 생명에너지로 파동의 형태로 모든 생명을 움직이게 하고 활기를 불어넣는다. 사람도 역시 이 우주의 파동을 받아 생명력을 이어가기 때문에 기가 강한 사람은 활력이 넘치고 건강하다고 할 수 있다.

기는 마음과 혈관 사이에서 정신과 육체의 교량 역할을 한다. 기가 좋지 않거나 부족하면 생명에너지가 약해지면서 마음과 정신에 영향을 미치게 되어 마음과 몸에 질병이 생긴다. 또한 마음 역시 중요한 에너지이다. 마음이 심란해지면 기 흐름에 장애가 생겨서 질병이 온다. 따라서 건강을 위해서는 마음 살핌도 중요하다.

혈(血)은 심장에서 동맥과 정맥을 타고 말단세포까지 산소와 포도당 등을 공급하는 중요한 역할을 하는 혈액과 체액, 진액, 분비물, 호르몬 등 액체성 물질을 말한다.

따라서 동양의학에 의하면 만병의 원인은 기혈순환장애로 귀결된다. 즉, 기혈순환에 장애가 생기면 세포와 미생물의 활동에 장애가 생겨 질병이 오는 것이다.

우리 몸은 세포와 미생물로 이루어졌지만, 이들이 끊임없이
생명활동을 할 수 있는 것은 기혈(氣血)순환을 하기 때문이며,
이 기혈(氣血)순환에 문제가 생기면 갑상선기능저하증
갑상선결절·갑상선암이 나타난다.

2장
갑상선질환이란?

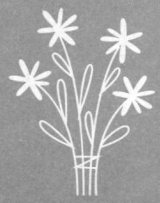

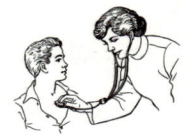

갑상선이란?

갑상선도 세포들이 모여 이루어진 하나의 기관이다. 따라서 갑상선 질환을 앓고 있다면 갑상선 세포가 어떤 상태인지 살펴봐야 한다.

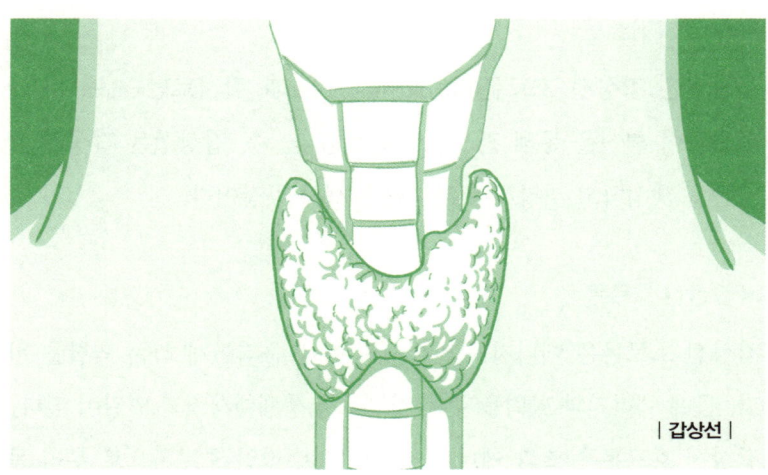

| 갑상선 |

■ 갑상선이란

'갑상선'은 병명이 아니라 우리 몸의 한 부분이다. 갑상선은 목 한가운데 앞으로 튀어나온 물렁뼈 아래 위치하며, 마치 날개를 펼친 나비 모양으로 기관지를 감싸고 있다. 크기는 가로 4cm, 무게는 15g~20g 정도이다.

갑상선은 뇌에 있는 뇌하수체에서 분비되는 갑상선 자극 호르몬의 신호를 받아 갑상선 호르몬을 만들고 분비시키는 중요한 내분비기관이다.

최근에는 갑상선 호르몬을 분비하는 샘 조직이라는 의미로 갑상샘이라 부르며, 병명도 갑상샘저하증, 갑상샘결절, 갑상샘암이라고 한다.

* 내분비기관이란 뇌하수체, 췌장, 부신 등과 같이 호르몬을 만들어 혈액 내로 분비하여 신체의 성장과 발달, 대사 및 항상성을 유지하는 신체기관을 말한다.

■ 갑상선기능

갑상선은 갑상선 호르몬(thyroid hormone)과 칼시토닌(calcitonin)을 생산하여 혈액을 통해 전신으로 운반한다. 즉, 갑상선은 갑상선 호르몬을 생성하고 저장하며 분비하는 생산 공장이다.

■ 갑상선 호르몬

갑상선 호르몬은 에너지를 발생시켜 몸을 움직이게 하는 역할을 한다. 몸에 에너지와 활력을 주는 것으로서 생체대사력과 연관이 깊다. 갑상선 호르몬은 열과 에너지 생성에 필수적인 호르몬으로 우리 몸이 정상적으로 활동할 수 있도록 모든 신진대사를 조절한다.

갑상선 호르몬의 종류는 요오드 원소 4개를 가진 티록신(T4)과 3개를 가진 삼아이오딘티로닌(T3), 칼시토닌이 있다.

티록신이 분비되면 세포 내에서 이화작용이 일어나 포도당이 분해되고 세포호흡의 속도가 빨라져 물질대사가 촉진된다. 쉽게 말하면 체온이 올라가고 심장박동이 빨라진다. 삼아이오딘티로닌은 티록신과 함께 체온 유지와 신체대사의 균형을 유지하는 데 쓰인다. 칼시토닌은 혈액의 이온 농도와 관련 있는 호르몬으로 뼈와 신장에 작용하여 혈중 칼슘 수치를 조절한다.

갑상선 호르몬 종류	
티록신(T4)	포도당이 분해되고 세포 호흡의 속도가 빨라져 물질대사를 촉진 체온이 올라가고 심장 박동이 빨라짐 체온 유지에 관여
삼아이오딘티로닌(T3)	티록신과 함께 체온 유지와 신체대사의 균형 유지
칼시토닌(calcitonin)	혈액의 이온 농도와 관련 있는 호르몬으로 뼈로부터 칼슘이 녹아 나오는 것을 억제

갑상선 호르몬은 혈액을 통해 운반되며 세포 안으로 들어가 에너지를 공급하여 우리 몸의 심박출량, 기초대사율 증가, 체온 올리기, 신체 대사량 등을 조절해 인체 모든 기관의 기능이 정상적으로 움직일 수 있도록 윤활유 역할을 한다.

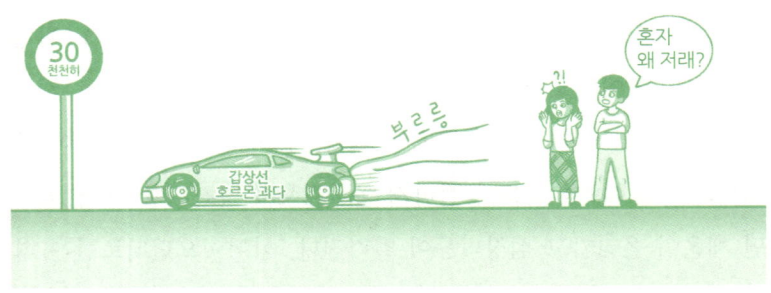

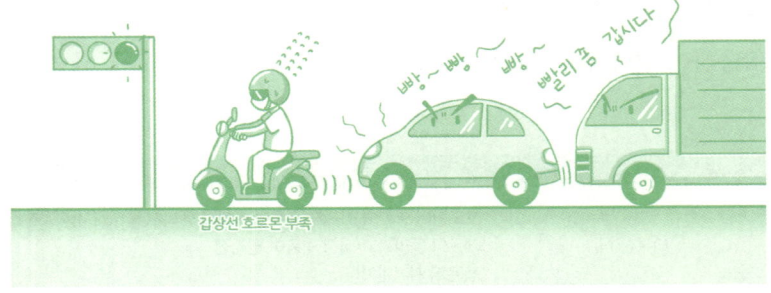

| 갑상선 호르몬 분비가 너무 많을 때 vs 너무 적을 때 |

　갑상선기능에 이상이 생기면 몸 전체 호르몬 균형이 흐트러지기 쉽다. 갑상선 호르몬이 너무 많이 분비되면 과열된 자동차가 되고, 적게 분비되면 속도가 느린 이륜자동차가 된다. 이유는 갑상선 호르몬이 많이 나오면 신진대사가 빨라지고, 적게 나오면 신진대사가 느려지기 때문이다. 따라서 우리 몸의 갑상선 호르몬 양을 일정하게 유지하는 것이 중요하다.

갑상선 호르몬 기능

- 정상적인 신진대사로 생명 유지
- 모든 장기 기관의 기능을 적절하게 유지
- 모든 조직을 수리하고 성장시키는 데 영향
- 임신·출산 전반에 영향
- 태아 및 신생아 중추신경계 발육(정상적인 골 성장과 발육에 결정적 역할)
- 어린이 뇌기능 향상과 성장발육 촉진
- 체세포의 에너지원인 미토콘드리아의 기능을 도움(세포 내 미토콘드리아 수·크기 증가, 에너지 생산과 관련된 효소 증가)
- 소화를 도움
- 적정 체온 유지
- 호르몬 생산 및 배출
- 체내에서의 산소 활용을 통제
- 혈류량 조절
- 탄수화물, 단백질, 지방의 신진대사를 조절
- 근육과 신경의 활동을 조절
- 성기능 조절
- 에너지 대사와 열 생산을 조절
- 비타민 사용을 조절
- 인슐린 저항성
- 콜레스테롤 합성과 분해
- 혈압·심장의 수축력 및 심박수 증가
- 근육의 긴장과 강도 조절
- 성장 호르몬의 분비
- 정서 상태 조절
- 맥박을 빠르고 강하게 뛰게 함
- 집중력과 빠른 반사신경 능력 활성화

■ 갑상선 호르몬이 만들어지는 과정

갑상선은 음식으로(주로 해초류) 섭취한 요오드를 원료로 하여 갑상선 호르몬을 생성한다. 갑상선에서는 주로 T4라는 호르몬이 분비되며 T4 호르몬은 간장 등 장기를 통하여 T3으로 전환되어 갑상선 호르몬 역할을 한다.

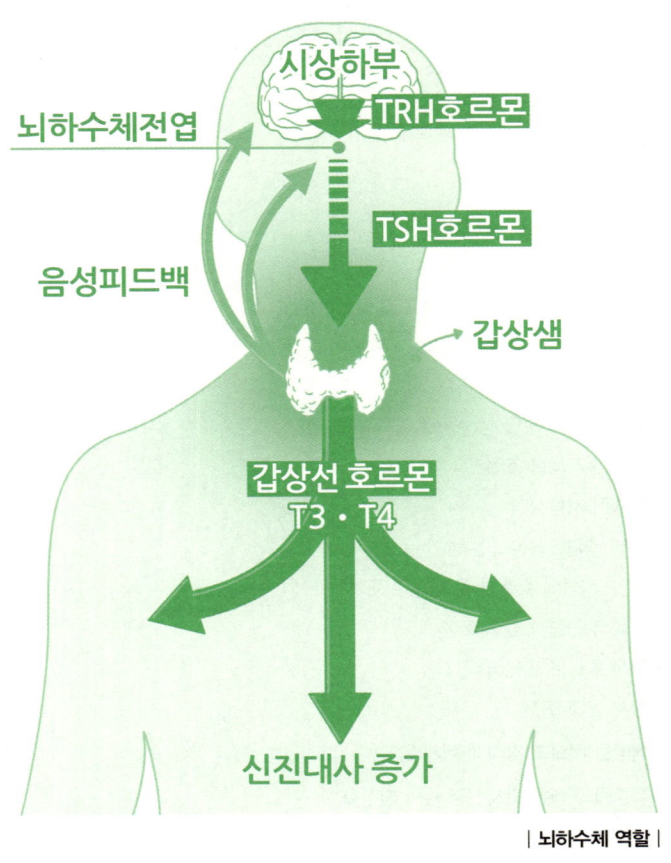

| 뇌하수체 역할 |

■ **뇌하수체의 역할**

갑상선 호르몬(T4, T3)은 갑상선에서 생산되며, 뇌하수체에서 분비되는 갑상선자극호르몬(TSH)에 의해 조절된다.

혈액 속의 갑상선 호르몬 농도가 낮을 때, 뇌하수체는 갑상선자극호르몬을 분비하여 갑상선 호르몬 분비를 증가시킨다. 반대로 갑상선 호르몬의 농도가 높아졌을 갑상선자극호르몬의 분비를 억제함으로써 갑상선 호르몬도 억제되어 혈액농도를 정상상태로 유지한다. 이런 구조를 피드백 메커니즘이라고 하며, 이를 통해 혈액 속의 갑상선 호르몬은 항상 일정한 수준을 유지한다.

하지만 갑상선기능저하증의 경우 혈액 내 갑상선 호르몬이 비정상적으로 감소한 상태이므로 갑상선 호르몬 분비를 늘리기 위하여 뇌하수체에서 갑상선자극호르몬 분비가 증가한다. 반대로 갑상선기능항진증의 경우 혈액 속의 갑상선 호르몬이 비정상적으로 증가한 상태이기 때문에 뇌하수체의 갑상선자극호르몬 분비는 억제된다.

갑상선 질환이란?

갑상선질환에는 갑상선기능저하증, 갑상선기능항진증, 갑상선염, 갑상선낭종, 양성결절, 악성결절 등 다양한 종류가 있다. 그중 악성결절이 우리가 흔히 알고 있는 '갑상선암'이다.

음식치유의 관점에서 갑상선질환은 세포의 정보력과 관련이 깊다.

갑상선세포의 정보력에 문제가 생기면 갑상선 호르몬이 비정상적인 상태가 되는 갑상선기능저하증이나 갑상선기능항진증, 갑상선세포가 부풀어 오르는 갑상선결절, 갑상선세포가 돌연변이가 되는 갑상선암으로 나타난다.

음식치유의 관점에서 갑상선질환은 갑상선세포의 정보력을 잃게 되면서 나타난 증상이다.

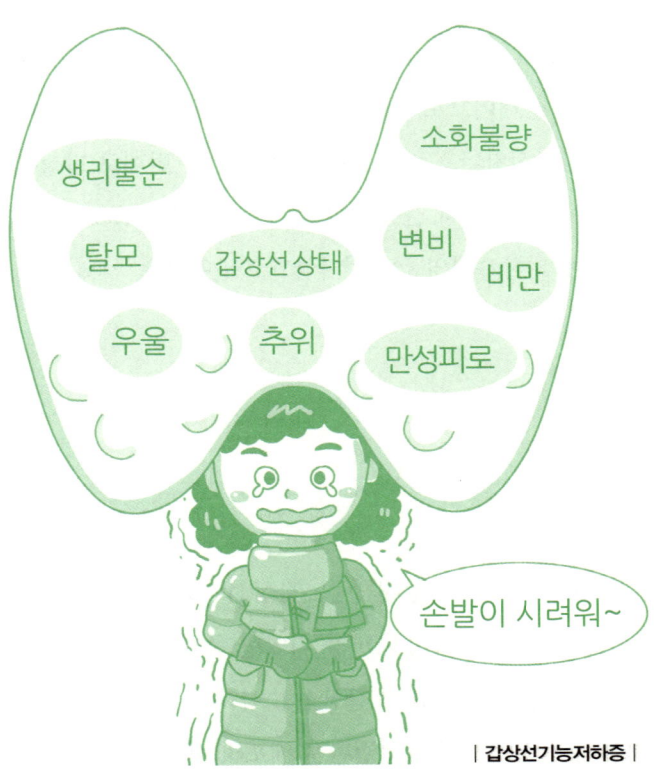

| 갑상선기능저하증 |

갑상선기능 저하증이란?

갑상선기능저하증(갑상샘저하증)은 갑상선기능의 변화로 갑상선 호르몬이 적게 분비되어 신진대사가 저하된 상태를 말한다.

예를 들어 갑상선을 가스버너로, 갑상선 호르몬을 가스로 비유한다면 요리를 할 때 가스가 많으면 가스버너의 화력을 충분히 세게 해 냄비를 빨리 데울 수 있다. 하지만 가스가 적으면 화력도 약해 냄비를 데우는 데 시간이 오래 걸리는 것과 같다.

음식치유의 관점에서 갑상선기능저하증은 갑상선세포가 만성염증 상태로 세포의 정보력을 잃은 결과 갑상선 호르몬의 분비가 적어져 몸의 신진대사가 저하된 상태를 말한다.

갑상선기능저하증은 몸이 굳어간다고 표현할 수 있다. 심장이 뛰고, 뇌가 생각하며, 폐가 숨 쉬는 것 모두 에너지가 필요하다. 하지만 세포의 정보력이 약해져 갑상선 호르몬이 부족해지면, 결국 에너지 부족으로 세포와 근육이 잘 움직이지 못해 우리 몸 전체 대사에 문제가 생긴다. 마치 돈이 없어 자동차에 기름을 넣지 못하여, 움직이지 못하는 상황과 같아진다.

갑상선기능저하증 증상은 만성피로, 추위에 민감, 수족냉증, 오한, 비만, 변비, 식욕 저하, 피부건조증, 탈모, 기억력 감퇴, 잦은 소화불량, 안구건조증, 쉰 목소리, 근육 경련과 경직, 우울증, 잦은 감정 기복, 생리나 심장기능에 문제 발생 등이 있다.

갑상선기능저하증 대표적인 증상

- 항상 피로하고 무기력
- 추위에 민감
- 수족냉증
- 오한
- 식욕 저하
- 체중 증가
- 심한 변비
- 건조한 피부
- 탈모
- 기억력 감퇴
- 잦은 소화불량
- 안구건조증
- 우울감
- 감정 기복이 심함
- 쉰 목소리나 허스키한 목소리
- 근육 경련과 경직
- 생리나 심장기능에 문제 발생

그 외 아무런 증상이 없어 우연히 발견되는 경우도 많음

갑상선기능항진증(갑상샘항진증)은 갑상선기능의 변화로 갑상선 호르몬이 과도하게 분비되어 신진대사가 활발해진 상태를 말한다.

갑상선기능항진증 증상은 이유 없는 심박수 증가, 호흡곤란, 식욕 증가, 땀 배출량 증가, 더위를 심하게 탐, 많이 먹어도 체중 감소, 잦은 배변활동, 목이 부어오름, 안구돌출, 손떨림, 마비, 탈모 등이 있다.

갑상선기능항진증 대표적인 증상

- 이유 없는 심박수 증가
- 호흡곤란
- 식욕 증가
- 땀 배출량 증가
- 더위를 심하게 탐
- 많이 먹어도 체중 감소
- 잦은 배변활동
- 목이 부어오름
- 안구돌출
- 손떨림
- 마비증상
- 탈모

■ **갑상선질환 자가진단리스트**

갑상선기능저하증 자가진단

❶ **주요증상** [각 5점]

남들보다 추위를 많이 탄다
쉽게 피로하고 늘 무기력하다
식욕 저하인데 체중이 늘고 잘 빠지지 않는다
(최근 몇 달 새 5kg 이상 늘었다)
최근에 목이 많이 튀어나왔다

❷ **보조증상** [각 1점]

자주 체하고 소화가 잘 안된다
변비가 있다
구취가 있다
충분히 잤는데도 피로가 회복되지 않는다
감기에 잘 걸린다
면역력이 저하된 느낌이 든다
갑상선질환 가족력이 있다
머리카락이 건조하고 남들보다 많이 빠진다
피부가 건조하다
저혈압이거나 맥박수가 정상보다 적다
손톱이 쉽게 부러지고 건조하다
목소리가 허스키하고 잘 쉰다
전신에 근육통이나 관절통이 쉽게 생긴다
우울증이 있다
감정 기복이 심하다
생리가 불순하다
임신이 잘되지 않거나 쉽게 유산된다
건망증이 심하거나 집중이 잘 안된다
안구건조증이 있다
안구 주위, 얼굴, 손발이 자주 붓는다
부기가 잘 빠지지 않는다
목 안이 답답하고 무엇인가 걸린 느낌이 있다
사탕, 초콜릿 등 단 음식을 자주 먹는다
커피 없이 지내기 힘들다

25점 이상 : 갑상선기능저하. 피검사와 초음파검사 요구
11~24점 : 갑상선기능저하 가능성. 병원에서 상담 및 진단
10점 이하 : 다른 질환의 가능성이 높음

갑상선기능항진증 자가진단

❶ 주요증상 [각 5점]

맥박이 빨라지고 가슴이 두근거린다
늘 피로하다
안구가 돌출되고 잘 충혈된다
많이 먹어도 체중이 감소한다
더위를 참기 어렵다

❷ 보조증상 [각 1점]

땀을 많이 흘린다
가슴이 답답하고 숨 쉬기 힘들다
목 주위가 답답하고 이물감이 있으며 목에 무언가 걸린 느낌이 있다
식욕이 증가한다
이유 없이 불안하고 초조하다
신경이 예민하다
화를 잘 내고 성격이 급하다
잠을 잘 이루지 못한다
대변 횟수가 잦고 설사를 한다
피부가 얇아지고 발진이 잘 생긴다
머리카락이 가늘어지거나 쉽게 빠진다
안면 근육이나 손의 근육이 잘 떨린다
20~40대 여성이다
갑상선질환 가족력이 있다
여성의 경우, 생리량이 줄어들고 불규칙한 월경이나 무월경이 있다
노인의 경우, 부정맥이 발생하기도 한다

25점 이상 : 갑상선기능항진. 피검사와 초음파검사 요구
11~24점 : 갑상선기능항진 가능성. 병원에서 상담 및 진단
10점 이하 : 다른 질환의 가능성이 높음

음식치유에서 갑상선기능저하증(갑상샘저하증)은
갑상선세포가 정보력을 잃어 갑상선 호르몬 양이 적어지면서
신진대사가 느려지는 증상이다.

갑상선 결절이란?

갑상선결절은 갑상선 형태의 변화로, 갑상선의 일부분이 커져서 혹을 만드는 경우를 말한다. 갑상선결절은 흔한 내분비질환으로 성인의 4~7%가 발생하며 여자가 남자보다 3~4배 더 많다. 대부분 갑상선 호르몬의 양은 정상이다.

갑상선결절은 자라는 속도가 빠르지 않아 증상이 나타나지 않는 경우가 많다. 그러나 결절로 인해 식도나 기도 압박, 삼킴곤란, 호흡곤란이 나타날 수 있으며, 통증이 동반되면서 갑자기 결절이 커지면 결절 안에서 출혈성 괴사가 나타날 수 있다. 수개월 사이에 갑자기 크기가 커진 경우는 갑상선암으로 의심해 볼 수 있다.

음식치유의 관점에서 갑상선결절은 갑상선세포가 열로 인해 부풀고 뭉치고 붉어져 조직이 변형된 상태를 말한다.

음식치유에서 갑상선결절은 갑상선세포가 화상을 입어
부풀고 뭉치고 붉어진 증상이다.

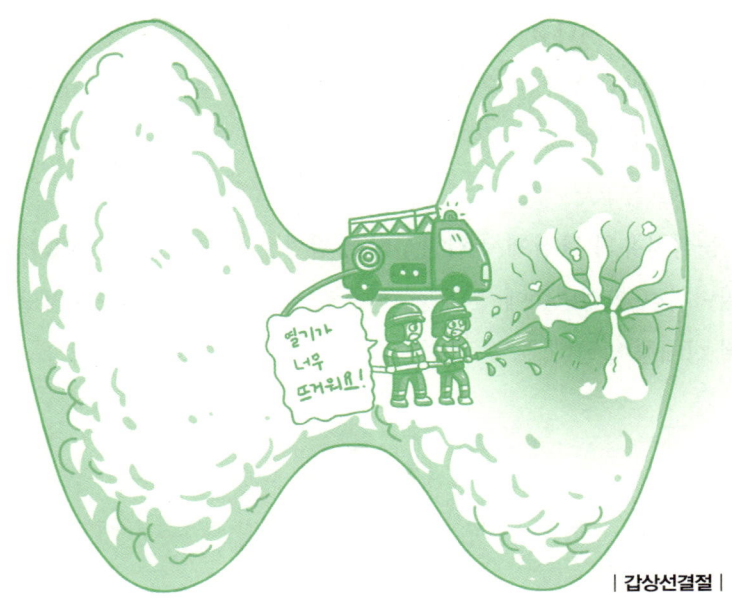

| 갑상선결절 |

갑상선암이란?

갑상선암은 갑상선에 생긴 혹을 갑상선결절이라고 하는데, 크게 양성과 악성으로 나뉜다. 이중 5~10%가 악성 결절이고, 이를 갑상선암이라 한다. 갑상선암은 양성 결절과 다르게 암이 커지면서 주변 조직을 침범하거나 림프절 전이, 원격 전이를 일으킨다. 갑상선암 95% 이상은 유두암이며 이외 여포암, 저분화암, 미분화암, 수질암 등이 있다.

갑상선암의 증상은 대부분 아무런 증상이 없다. 목에 뭐가 걸린 느낌이나 음식을 삼킬 때 불편함 등이 있지만 대부분 그것이 갑상선암인지 모르고 지나쳤다가 건강검진에서 우연히 발견되는 경우가 많다.

갑상선암일 경우 대부분 수술요법인 갑상선 절제를 한다. 절제하면 갑상선에서 호르몬을 생성할 수 없으므로 평생 호르몬제를 복용해야 한다.

음식치유의 관점에서 갑상선암은 갑상선세포가 세포의 정보력을 잃어버려 만성염증에서 악성종양으로 넘어가거나 돌연변이세포로 된 상태를 말한다.

음식치유에서 갑상선암은 갑상선세포가 세포의 정보력을 잃어
악성종양이나 돌연변이세포로 변한 증상이다.

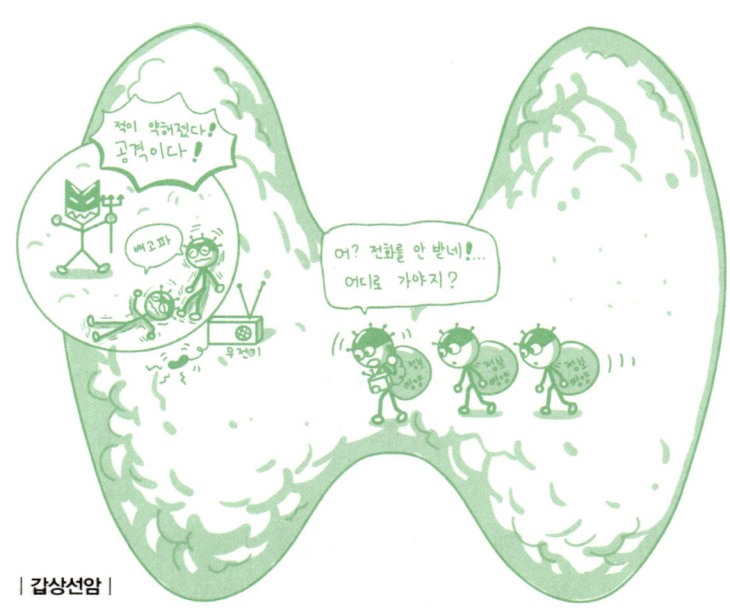

| 갑상선암 |

3장

갑상선질환이 생기는 다양한 원인

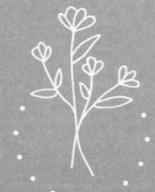

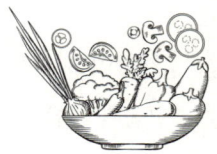

갑상선질환은 증상이 비슷하더라도 사람마다 원인과 영양 상태가 다르기에 원인을 아는 것이 치료법보다 먼저 이루어져야 한다. 미네랄 식이요법에서는 원인을 파악하고 그에 맞는 음식으로 치유력을 높인다.

갑상선기능 저하증

갑상선기능저하증의 원인은 갑상선 호르몬 합성물질 과정의 결함, 자가면역으로 인한 갑상선세포 손상, 요오드 대사를 방해하는 물질의 과다 섭취, 수술이나 기타 방사선요오드요법 등 여러 가지가 있다.

 이중 대표적인 갑상선기능저하증의 원인은 하시모토 갑상선염에 의해 발생한다. 하시모토 갑상선염은 자가면역질환으로 면역세포가 갑상선조직을 다른 조직으로 오판하여 끊임없이 공격하면서 갑상선이 호르몬을 생성하지 못해 갑상선기능저하증이 된다.

음식치유의 관점에서 갑상선기능저하증의 원인은 소장이 망가진 상태에서 갑상선세포가 열로 인해 만성염증이 되어 세포의 정보력을 잃게 되면서 갑상선 호르몬 합성물질 과정의 결함 또는 자가면역질환을 유발했기 때문이다.

갑상선 호르몬 합성물질 과정의 결함

갑상선 호르몬 합성물질 과정의 결함은 세포의 정보력과 연관이 깊다. 세포는 표면에 당사슬로 된 안테나를 통하여 정보력을 입력하는데, 소장기능이 떨어져 염증이 많아지거나 나쁜 당으로 된 음식에 길들여지면 이 안테나가 제대로 만들어지지 않아 세포의 정보력이 약한 불량세포가 된다.

불량세포가 만든 호르몬이나 영양물질은 상태가 좋지 않아 제 기능을 못 한다. 갑상선도 갑상선 호르몬을 제대로 만들지 못하기 때문에 그 기능이 떨어져 갑상선기능저하증으로 이어지게 된다.

자가면역질환

몸에 열이 많거나 스트레스가 심한 사람들을 보면 목 부위로 피부 발진이나 붉어지는 현상이 자주 나타나는데 이것은 갑상선이 머리로 오르는 열을 일차적으로 막아주는 역할을 하기 때문이다. 이 열은 체질 문제, 스트레스 문제, 식생활 문제, 환경적인 문제, 유전적인 문제 등 여러 가지로 발생한다.

이렇게 열의 방어를 담당하는 갑상선세포는 태생적으로 염증에 잘 노출될 수밖에 없다. 이때 소장 상태가 좋지 않으면 면역력 저하로 염증을 해결할 수 없어 만성염증이 된다. 만성염증 상태가 되면 세포의 정보력에 혼란이 온다. 몸속의 면역세포는 염증에 걸린 갑상선세포를 적으로 오인해 공격하는 자가면역질환을 일으킨다. 결국 갑상선이 제 기능을 못하여 갑상선기능저하증이 발병된다.

한방에서 혈(血)이라는 것은 단순한 피가 아니라 호르몬, 체액 등 다양한 것을 포괄하는 개념으로 이 혈은 신장과 관련이 깊다.

신장 기운이 약하면 이런 호르몬이나 혈액의 생성에 문제가 생기고 성장에도 방해를 받는다. 신장은 한방의 관점에서 보면 물과 관련이 있어 인체의 심장열을 비롯한 각종 열을 조절해주는 역할도 한다.

그러나 신장 기운이 약하면 열 조절을 못하여 상기(기운이 위로 솟구침)증상으로 몸의 열이 위로 많이 올라가고, 그 결과 갑상선을 계속 자극해 갑상선질환이 잘 생긴다. 또한 신장 기운 저하로 인하여 혈, 진액, 호르몬 등의 생성이 원활하지 않아 갑상선기능저하증과 같은 증상이 생긴다고 본다.

갑상선기능항진증

갑상선기능항진증은 여러 원인에 의해 일어나지만, 대부분은 면역세포가 갑상선을 공격하여 갑상선 호르몬을 과도하게 분비하도록 하는 자가면역질환인 그레이브스병에 의해서 발생한다고 본다. 그레이브스병은 갑상선질환으로 가족력을 가지며, 여성에서 흔하고, 20대에서 40대에 가장 많이 발병한다. 임신과 관련하여 면역기능이 변화되면서 출산하고 1년 만에 그레이브스병에 걸리는 산모도 있다. 그 밖에도 갑상선결절, 과도한 요오드의 섭취, 갑상선염, 갑상선 호르몬제 과다복용 등이 있다.

*미네랄 식이요법에서는 갑상선기능저하증과 갑상선기능항진증을 기능 변화에 의해 증상이 다르게 나온 것일 뿐 원인은 소장이 망가진 상태에서 열과 염증에 의한 세포의 정보력 상실로 동일하게 본다.
따라서 미네랄 식이요법은 소장을 회복해 면역력을 되살리고 염증을 제거하며 세포의 정보력을 살리는 데 초점을 맞춘다. 그 과정에서 갑상선기능저하증이나 갑상선기능항진증과 상관없이 요오드를 섭취한다. 양질의 요오드를 적당히 먹으면 양질의 갑상선 호르몬 생성에 도움을 주기 때문이다.
하지만 두 증상이 너무 다르고 요오드 섭취의 문제로 오해를 일으킬 수 있어서 미네랄 식이요법에서는 갑상선기능저하증을 대상으로 음식치유를 한정한다.

갑상선결절

갑상선결절 원인은 일부 유전성 질환 및 방사선 노출과 연관된 갑상선암을 제외하면, 다양한 환경적 소인과 유전적 소인이 복합적으로 작용하여 발생에 영향을 미칠 것으로 추정되고 있을 뿐 아직 명확히 알려진 바가 없다.

음식치유의 관점에서 갑상선결절 원인은 갑상선세포가 열로 인해 화상을 입어 물집이 생기거나 부풀어 오른 것이다. 이 열은 체질 문제, 스트레스 문제, 식생활 문제, 환경적인 문제, 유전적인 문제 등 여러 가지로 발생한다. 화상은 실제로 불에 닿아 생기는 것이 아니라 반복되는 만성염증으로 갑상선세포가 손상을 입거나 치밀어 오르는 열을 방어할 때를 말하며, 열 반응 결과와 유사하게 본다.

갑상선암

갑상선암의 원인도 유전적 요인과 방사선 노출을 위험인자로 볼 뿐 아직 정확한 원인이 밝혀져 있지 않다.

음식치유의 관점에서 갑상선암의 원인은 소장이 망가진 상태에서 계속되는 열과 염증으로 갑상선세포의 정보력이 상실되어, 만성염증이 악성종양으로 넘어가거나 돌연변이세포로 변한 상태로 본다.

만성염증에서 악성종양으로 넘어간 상태

장은 우리 몸의 면역 물질의 70%를 담당하는데, 장기능에 문제가 생기면 면역물질을 제대로 못 만들어 염증질환이 잘 생긴다. 그리고 장누수증후군과 같이 장 자체에 문제가 생기면 음식물 찌꺼기가 벌어진 장벽 틈을 통해 바로 혈액으로 들어가 혈액 내 염증을 일으키는 물질이 많아져 만성염증이 된다. 이런 만성염증의 일부가 몸의 약한 곳에서 악성종양이 되기 때문에 장 문제로 인해 갑상선암이 생길 수 있다.

돌연변이세포

소장이 망가진 상태에서 계속되는 열과 염증은 갑상선세포에 정보교란을 일으킨다. 그러면 세포분열 정보가 제대로 전달되지 않아 갑상선세포는 정상세포가 아닌 돌연변이세포로 자라 결국 암세포가 된다.

현대처럼 화(火)를 많이 부르는 사회에서는 갑상선질환이 계속 증가할 수밖에 없는데, 시군구 암 통계를 보면 갑상선암은 대도시에 집중되어 있고 최대 15배 정도 차이가 난다. 그만큼 스트레스, 즉 열과 갑상선암은 밀접하다.

음식치유의 관점에서 갑상선질환은 갑상선세포가 태생적으로
열과 염증에 많이 노출된 결과로 본다. 이는 갑상선이 열을 방어하는
역할을 하는데, 소장이 안 좋은 경우 열로 인해 갑상선세포가 만성염증
상태로 변해 세포의 정보력을 잃어 갑상선기능저하증
갑상선결절·갑상선암 등이 발생한다.

> 그러면 왜 열과 만성염증이 생기고
> 세포의 정보력이 문제가 될까?
> # 열과 염증 때문이다

| 열과 염증이란?

기본적인 몸의 열(체열)은 세포가 움직이고 활동할 때 나온다.

그 외 비정상적으로 몸이 열을 내는 경우는 크게 두 가지이다. 하나는 감기와 같은 바이러스를 죽이기 위해 중추 체온이 오르면서 열이 난다. 또 다른 하나는 급성염증일 때 다친 세포가 염증을 일으키는 물질을 내뿜고 혈압이 오르면서 혈관이 팽창하여 느껴지는 열감이다. 이렇듯 열은 바이러스를 죽이거나 염증이 날 때도 발생한다. 그리고 열과 염증 중에 열이 더 큰 개념이다.

염증이란?

생체 조직이 손상을 입었을 때 체내에서 일어나는 방어적 반응으로 조직 변질, 순환장애와 삼출, 조직 증식이다. 열, 부어오름, 통증 등의 증상이 나타나는 비특이적 면역 작용이며, 손상된 세포가 회복되지 않고 사멸하면서 나타나는 반응이기도 하다. 더위를 먹거나 스트레스, 체질 문제, 식생활 문제, 환경적인 문제, 유전적인 문제, 타박상, 화상 등의 경우에 세포가 쉽게 망가지고 손상을 입어 염증으로 변하기 쉽다.

독소에 의한 몸의 변화

열과 염증은 몸에 세균, 바이러스, 유해물질 등 독소가 들어와 세포가 반응하는 과정이다. 이때 세포의 정보력에 문제를 일으켜 갑상선에도 악영향을 끼친다. 열과 염증이 일어나는 과정을 알면 이해하기가 더 쉬워진다.

독소에 의한 몸의 변화

① **피곤하고 나른함** 몸에 세균, 바이러스, 유해물질 등 독소가 침투하면 우리 몸의 에너지는 독소와 싸우고 저항하는 데 쓰인다. 이 과정에서 세포의 치유와 재생이 느려지면서 몸은 피곤하고 지치고 나른하게 된다.

② **열** 신진대사로 몸속 독소 배출이 한계에 다다르면 몸에는 독소가 쌓인다. 세포는 이를 배출하기 위해 몸의 온도를 높여 열을 발생시킨다. 고열로 독소를 녹여 액체 상태로 만든 후 혈관으로 보내 땀, 소변, 대변 등으로 배출시킨다.
따라서 신체활동, 식사, 체질 등이 아닌, 이유 없이 몸에 열이 나는 이유는 몸에 독소가 많다는 신호이다. 갑상선질환 사람들은 신진대사 자체가 잘 안되기 때문에 몸에 열은 없지만, 독소는 많을 수 있다.

③ **알레르기** 쉬거나 고열로 독소가 해결이 안 될 때, 세포는 우리 몸에 들어 온 독소를 차단하기 위해 해당 물질에 대한 알레르기 반응을 시작한다. 재채기, 피부 반응, 짜증, 설사 등 몸에 과민반응이 나타난다.

④ **염증** 세포가 독소와 싸우면서 파괴되는 상태이다. 이때 통증이 생기는데, 이는 세포가 문제가 생겼다는 걸 적극적으로 알리기 위해서 나타나는 것이다.

⑤ **궤양** 세포 스스로 더 이상 독소 분해가 힘들 때, 세포 수준이 아닌 기관으로

해결하는 상황. 마치 4대강 녹조현상이 심해 댐을 헐어버려 맑은 강을 되찾았듯이 장기의 벽을 헐어 독소를 적극적으로 버린다. 독소가 있던 기관에 구멍을 내어 진물을 통해 독소를 밖으로 내뿜는다. 염증의 진화로 볼 수 있다.

⑥ **경화증** 세포를 궤양 시켜 독소를 버려도 독소를 다 처리하지 못할 때, 마치 시멘트로 덮어 버리듯, 해당 부위를 굳혀 격리하여 독소가 더 퍼지지 않도록 한다.

⑦ **암** 경화증까지는 뇌와 세포의 정보력에 따라 자가치유가 되지만, 독소가 계속 유입되어 더 세포가 버티지 못하고 미치면 세포는 세포의 정보력을 상실해 뇌의 명령체계를 벗어나 버리는 상황이 된다. 세포의 정보력을 잃은 세포는 뇌의 통제를 받지 않고 자기 마음대로 계속 커지는 상태이다.

염증을 유발하는 환경문제 미세먼지

미세먼지가 신체 내부로 들어오면 면역 담당 세포가 미세먼지와 싸우기 시작하고, 이때 염증반응이 일어나면서 인체의 중요한 효소반응을 무력화하고, 세포막을 산화시켜 세포나 조직의 기능을 손상해 다양한 염증 질환을 유발한다.

기도, 폐, 심혈관, 뇌, 피부 등 우리 몸의 각 기관에서 이러한 염증반응이 발생하면 기침, 가래, 천식 등 호흡기 질환뿐만 아니라 혈관까지 침투하여 협심증, 뇌졸중, 심근경색 등 각종 심혈관계 질환을 유발한다. 또 몸속 깊숙이 흡수되어 호르몬을 생산·분비하는 내분비계마저 교란한다.

미세먼지로 인해 발생할 수 있는 질병

- **눈** 알레르기성 결막염, 각막염
- **코** 알레르기성 비염
- **기관지** 기관지염, 폐기종, 천식
- **폐** 폐포 손상 유발
- **뇌** 뇌출혈, 뇌경색, 치매
- **내분비계** 성호르몬 교란

미세먼지는 다양한 신경정신질환 위험성을 높인다. 뇌에도 염증 반응을 일으켜 혈전을 만들어 뇌졸중을 일으킨다. 또한, 뇌의 신경세포를 손상시켜 치매를 유발하고 신경전달물질의 균형을 깨며 중추신경계에 악영향을 준다.

미세먼지는 체내에서 강력한 산화적 공격인자로 작용해 전신에 걸쳐 생리적 반응, 생화학적 반응, 심지어 행동 반응까지도 파괴하거나 변화시킨다. 즉, 예전보다 갑상선기능저하증·갑상선결절·갑상선암의 회복이 늦어지는 이유도 미세먼지로 인해 숨을 쉴 때마다 전신에 염증이 가중되면서 세포와 미생물의 회복이 늦어지기 때문이다.

갑상선질환 원인은 우리 몸이 비정상적 열과 염증으로 만성염증 상태가 되면서 갑상선세포가 망가지고 손상됐기 때문이다.

갑상선질환은 몸속이 만성염증 상태이다

몸속이 전쟁 중인 상태

지금 전쟁이 일어난다면 어떤 사람도 침착하게 자기 할 일을 하지 못할 것이다. 적군에게 들키지 않도록 늘 긴장하여 마음에 여유가 없고, 생존이 달린 일이 아니라면 남의 말을 주의 깊게 듣고 싶지도 않을 것이다. 오직 살아남기 위해 예민해지고 본능만 강해질 것이다.

또한 전쟁 때 적군은 승리를 위해 아군의 힘이 가장 약한 곳을 먼저 파고든다. 자신들이 이길 수 있다고 판단이 서면 동시다발적으로 아군을 공략해 항복하게 만든다.

염증 역시 몸속의 전쟁 상태로 최대한 인체의 약한 곳을 공략한다. 폐기운이 떨어지는 사람은 폐렴이나 비염 혹은 아토피 백반증 건선으로, 장이 안 좋다면 크론씨병이나 당뇨로, 평소 스트레스가 계속된다면 유방 자궁 갑상선 간 전립선질환 등이 온다.

만성염증은 이미 몸 여기저기가 적군에게 공격당해 무너진 상태여서 질환이 하나만 생기는 것이 아니라 여러 개가 한꺼번에 같이 오기도 한다. 갑상선질환과 비염, 알레르기, 고혈압, 당뇨, 만성통증, 순환장애 등이 같이 나타나기도 한다.

또 만성염증이 진행될 정도면 세포의 정보력에 문제가 생겨 아군을 적으로 인식하고 공격하는 자가면역질환까지 생긴다. 자가면역질환이 되면 다시 세포의 정보력을 바꾸는 게 어렵고 시간이 오래 걸리기 때문에 치료가 힘들어진다.

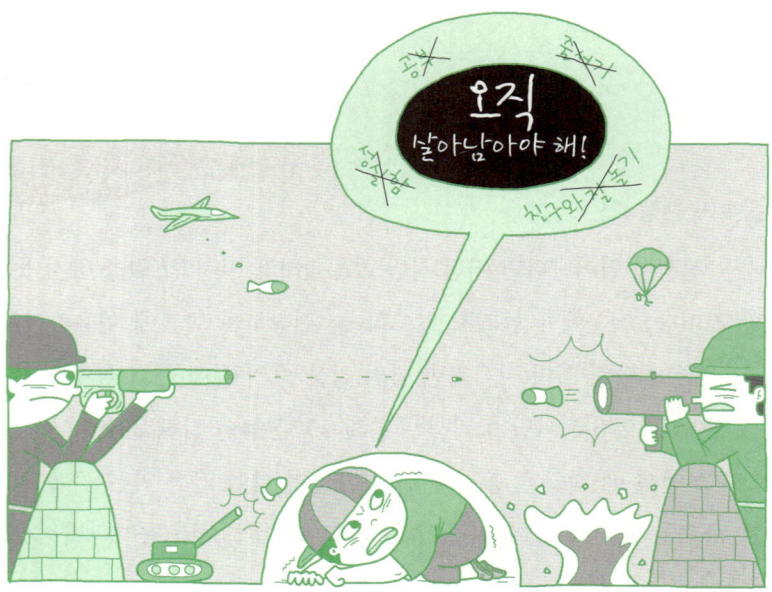

| **몸속이 전쟁 중인 상태** | 전쟁 중에는 모든 게 혼란스럽고 일상생활이 불가능하듯, 만성염증 상태라면 몸속은 정상적인 건강 상태를 유지하기 어렵다.

　만성염증 상태라면 이미 소장이 망가지고 지속적인 열과 염증으로 인해 갑상선세포의 정보력이 손상된 상태이다. 따라서 갑상선세포가 자신의 임무를 수행하지 못해 기능과 형태에 따라 다양한 갑상선질환이 발병한다.

　게다가 세포의 잘못된 정보력은 암세포를 키워 암이 된다. 만성염증은 암의 직간접적인 원인이 되기 때문에 그 위험성을 과소평가해서는 안 된다.

만성염증은 몸속이 전쟁이 난 상태로 자가면역질환뿐 아니라
암으로 발전시킬 수 있다.

간에 문제가 생겼다
간은 왜 갑상선질환에 문제가 될까?

간이 망가지면 갑상선에 악영향을 미치는 이유

간은 갑상선과 직결된다. 간에서 받은 열은 뇌로 올라가려고 하는데, 갑상선에서 이 열을 막아 뇌의 손상을 막는다.

다시 말해 간과 갑상선은 거의 형제자매처럼 매우 가까운 관계이다. 간에 문제가 생기면 갑상선에 문제가 생기고, 갑상선에 문제가 생기면 간에도 문제가 생긴다. 따라서 감당할 수 없는 스트레스를 받으면 간이 힘들어지고 갑상선도 힘들어져 회복력이 떨어진다.

또한, 간은 근육과 연결되어 있는데, 스트레스(열)로 간이 힘들면 아무리 혈압을 높여도 위장과 다른 근육들이 움직이지 못한다. 위장과 다른 근육들을 움직이기 위해 생체대사를 주관하는 갑상선 호르몬이 필요하다. 이때 갑상선 호르몬이 많이 만들어지면 갑상선기능항진증이 되고, 반대로 갑상선 호르몬이 고갈되면 갑상선기능저하증이 된다. 갑상선기능저하증이나 갑상선암이면 생체대사가 떨어져 세포나 근육이 잘 못 움직여 위장 근육도 움직임이 둔해진다.

따라서 갑상선기능저하증·갑상선결절·갑상선암인 사람들은 간질환과 소화장애가 많다.

간이 망가지면 간과 형제자매 관계인 갑상선도 극심한 스트레스(열)를 받고 염증이 많아지면서 갑상선질환에 악영향을 끼친다.

간이 망가지는 이유

과도한 스트레스

과도한 스트레스로 간이 망가진다. 간은 스트레스와 관계가 깊다. 간은 스트레스와 열을 직접 상대하는 장기이다. 스트레스로 인해 몸에 열이 가해지면, 화와 짜증이 나고 피는 금방 더러워진다. 아드레날린이 분비되면서 혈관은 수축되고 혈압은 올라간다. 스트레스가 심하거나 계속되면 인체의 열을 처리할 간에 문제가 생긴다. 달리는 자동차가 과부하로 인해 불이 난 상태가 된다. 그래서 스트레스를 많이 받은 사람들이 간염, 간경화, 간암 등 간질환에 많이 걸린다.

간이 망가지는 원인은 과도한 스트레스 때문이다.

불량음식과 식습관, 약, 술, 기타 독성물질

불량음식과 식습관, 약, 술, 기타 독성물질로 간이 망가진다.

간은 에너지관리, 합성, 해독작용, 호르몬의 분해와 대사, 담즙 생성으로 지방 소화, 배설, 살균작용, 면역력 관리 등 다양한 역할을 한다. 간은 우리 몸에 에너지관리센터 역할을 한다.

간은 소장에서 흡수된 영양소를 저장하거나 다른 필요한 물질로 가공해 온몸의 세포로 분배한다. 간은 몸에 들어온 음식, 각종 약물이나 술, 기타 독성물질을 분해하고 산화, 환원하며 해독하거나 대사를 일으키고 영양소로 필요 없다면 변으로 내보낸다. 이 과정에서 독소의 양이 많다면 간에 과부하가 걸려서 기능이 나빠질 수밖에 없다. 활성산소도 독소라서 간에서 해독한다. 이때 간이 하는 일이 많아져서 쉽게 피로해지는 것이다.

불량음식, 약, 술, 독성물질 외에도 과식, 폭식, 야식의 나쁜 식습관도 간에 무리를 준다.

간이 망가지는 원인은 불량음식과 식습관, 약, 술, 기타 독성물질을 해독하기 위해 간에 무리를 줬기 때문이다.

소장에 문제가 생겼다
소장은 왜 갑상선질환에 문제가 될까?

음식물 독소가 소장을 통해 온몸으로 퍼진다

소화장애뿐 아니라 아토피와 같은 자가면역질환이나 만성질환으로 병원에 갔다가 '장누수증후군'이라는 진단을 받는 사람들이 있다.

장누수증후군은 소장점막이 손상되면서 나타나는 여러 증상을 총체적으로 일컫는다. 소장점막은 음식물의 소화와 흡수가 일어나는 곳이며, 세포들이 일정한 간격으로 연결돼 일종의 방어벽을 이룬다.

그런데 소장점막에 손상이 생기면 세포의 간격이 느슨해지면서 이 세포들 사이로 음식물 속 독소, 세균 및 부산물 등 고분자 물질들이 혈관으로 바로 넘어가게 된다. 독성물질이 온몸을 돌면서 염증반응을 일으켜 복통, 소화불량, 변비 등 소화기증상, 아토피와 같은 자가면역질환, ADHD, 틱, 자폐증, 무기력, 우울증과 같은 정신질환, 알레르기, 천식, 만성피로 등 각종 증상을 유발한다.

나쁜 음식과 소장의 망가짐으로 인해 온몸에 염증반응을 일으킨다.

세포의 정보력을 망가뜨린다

소장이 망가지면 '세포의 정보력'도 망가진다.

세포들은 세포막 사이로 흐르는 체액을 통해 영양분과 산소를 흡수하고, 세포 안의 노폐물을 밖으로 버리면서 활발한 생명활동을 한다. 그런데 체액 속에 떠돌아다니는 물질 중 몸에 필요한 것과 버릴 것을 어떻게 구분할까? 바로 '세포의 정보력'이다.

세포의 건강에서 중요한 것은 바로 아군과 적군을 알고 나와 너를 구분하는 일이다. 세포는 정보력에 의해 서로 정보를 주고받으면서 나한테 좋은 것과 나쁜 것, 아군과 적군을 판단한다.

외부에서 들어온 음식물 중 아군과 적군의 구분은 소장점막의 면

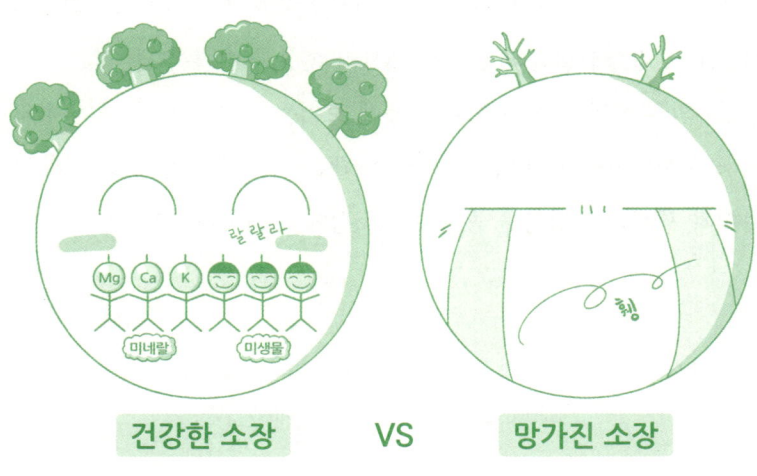

| 건강한 소장 VS 망가진 소장 |

역세포들이 구분하여 흡수할 자격을 부여한다. 그런데 소장이 망가지면 면역세포들이 정보력을 잃어 아군과 적군을 구별하지 못해 몸의 균형이 깨지면서 병이 생긴다.

세포의 정보력에 대해서, 이번엔 우리 몸을 확장해서 지구로 바라보자. 세포 하나하나가 나무라고 생각하고 소장은 땅으로 보자. 땅에서 뿌리를 통해 나무에 필요한 영양분이 잘 공급되면 튼실한 열매를 맺을 수 있다. 하지만 땅에서 영양분이 제대로 공급되지 않는다면 나무에 열매가 맺기 어렵다.

이렇듯 우리 몸속 세포 하나하나를 나무와 같은 생명체로 볼 때, 땅에 해당하는 소장이 건강하다면 영양분을 잘 공급받은 세포는 기분이 좋아지고, 활력이 생기고, 혈색이 돌며 자신의 정보력을 충실하게 이행하여 건강한 몸을 만든다. 반대로 소장이 건강하지 못하면 세포는 병들고 정보력이 망가진다.

세포로 이루어진 인간은 세포의 건강 상태에 따라 건강도 좌우된다. 결국, 갑상선질환의 원인은 세포의 손상과 변질이다.

세포의 손상과 변질의 이유는 눈에 보이는 경우와 눈에 보이지 않는 경우까지 굉장히 다양하지만, 이 책은 음식물이 통과하는 첫 관문이자 세포의 영양분을 공급하는 소장에 주목하기로 한다.

갑상선질환의 원인은 소장이 건강하지 못해 세포가 병이 들고
세포의 정보력이 망가졌기 때문이다.

세포 손상과 변질

세포 손상
- **저산소증** 세포에 산소 공급이 저하되거나 중단
- ★**영양불균형** 영양결핍과 과식
- **면역 또는 염증** 화학적 인자들로 인해 발생
- **감염성인자** 바이러스 등을 통한 감염
- **물리적인자** 외상, 극심한 온도 변화, 방사선, 전기쇼크 등
- **화학물질과 약물** 각종 치료제, 담배, 농약(짧은 시간에 빠르게 손상을 초래)
- **유전자 손상, 스트레스**

세포변질 원인
- ★**복합당 부족** 복합당 부족으로 세포 표면의 안테나가 줄어 통신망이 무너진 형상

장내 미생물 생태계를 무너뜨린다

소장이 망가지면 '장내 미생물생태계'도 망가진다.

의학의 아버지라고 불리는 히포크라테스는 '모든 질병은 장에서부터 시작된다.'라고 했다. 이 말은 사실로 속속 밝혀지고 있다.

워싱턴대학교 제프리 고든 교수 연구팀은 2006년 비만을 일으키는 장내 미생물을 발견해 국제 학술지 네이처에 발표했다. 벨기에 연구진은 장내 미생물이 우울증과도 관련 있음을 밝혔다. 신경을 활성화해 기분이 좋아지게 하는 뇌 속 '도파민'을 생산하는 장내 미

생물 두 종이 우울증 환자에게는 없었다는 내용이다. 이 외에도 장내 미생물이 장 건강은 물론 당뇨, 노화, 암, 우울증, 자폐, 치매 등 수많은 질병의 발병에 관여하고 있다는 사실이 수많은 연구를 통해 밝혀졌다.

갑상선기능저하증·갑상선결절·갑상선암의 근본 원인은 장내 미생물 불균형에서 시작한다. 장내 미생물은 체내 염증성 화학물질을 생성하고, 정신건강에 영향을 미치는 물질도 생성한다. 신경전달물질인 세로토닌의 전구물질인 트립토판과 오메가-3 지방산과 같은 특정 영양소를 흡수하고, 비타민도 만든다.

장내 미생물의 건강은 소장에 뿌리를 둔다. 소장이 건강하면 장내 미생물은 독소를 차단하고 영양소를 흡수한다. 하지만 소장이 망가지면 장내 미생물생태계가 무너지면서 영양소 대신 독소를 흡수한다. 독소는 도파민과 세로토닌의 생산을 방해하여 중요한 신경전달물질의 수치를 변화시키고, 대신 뇌기능을 손상할 수 있는 염증성 화학물질의 생산을 늘린다. 이로 인하여 장내에 많아진 독소와 염증은 혈액을 타고 온몸을 돌아다니며 갑상선 세포를 손상하고 갑상선질환과 그 외 다양한 질병을 만든다. 사람은 많은 독소와 염증으로 인해 늘 기분이 우울하고 화나고 불안정해진다.

갑상선기능저하증·갑상선결절·갑상선암의 원인은 소장이
건강하지 못해, 장내 미생물생태계가 무너져 유해균이 독소와 염증,
이상 과민반응이 생겼기 때문이다.

면역력이 저하된다

소장이 망가지면 '면역력이 저하'된다.

면역은 자신의 몸을 지키는 수호신(항체)이다. 몸을 공격하는 외부 병균에 대항하는 일종의 내 몸 안의 군대라고 볼 수 있다. 그런데 면역질환 중 자가면역질환에 걸리면 나의 면역세포가 적군과 아군을 구분하지 못하게 되어 외부 병균과 싸우지 않고 내 몸의 군대를 공격한다.

소장은 면역세포(면역력)의 70%가 있는데, 면역세포는 소장점막에 살면서 우리 몸에 문제가 발생하면 그곳에 가서 문제를 해결하고 다시 소장점막으로 되돌아온다. 그런데 소장점막이 부실해지고 소장기능이 저하되면 면역세포가 살 수가 없다. 결국 면역력이 떨어져 몸은 만성염증 상태가 되고, 세포의 약한 부위부터 질병이 발생한다.

음식치유의 관점에서 갑상선질환 대부분의 원인은 자가면역질환으로 볼 수 있는데, 이는 소장이 망가져 면역세포가 줄고 면역력이 약해져 몸이 만성염증 상태와도 같기 때문이다.

갑상선기능저하증·갑상선결절·갑상선암의 원인은 소장이
건강하지 못해, 면역세포가 살 수 없어 면역력이 떨어졌기 때문이다.
그 결과 몸은 만성염증 상태가 되고 질병이 나타난다.

소장이 망가지면 갑상선에 악영향을 미치는 이유

신경전달물질의 질이 떨어지고 열에 민감해진다

최근 연구들은 행복호르몬인 도파민과 세로토닌 등 신경전달물질을 주목한다. 도파민은 의욕, 행복, 기억, 인지, 운동 등을 조절하는 역할을 한다. 세로토닌은 감정, 식욕, 수면 등을 조절하는 역할을 한다. 따라서 이런 물질이 잘 생성되지 못하면 우울증, 자폐증, ADHD 등을 잘 일으킨다. 신경전달물질인 도파민과 세로토닌은 뇌에서도 만들어지지만, 소장에서 95%가 생성될 정도로 소장기능이 더 중요하다.

그런데 소장이 좋지 않으면 이 행복호르몬의 질이 현저하게 떨어진다. 늘 우울하고 불안하며 분노에 싸여 간이 힘들어지고 몸은 스트레스로 화(火)인 열을 쉽게 받는다. 따라서 열로 인해 형태가 변하는 갑상선결절이 나타나거나, 열로 인한 염증으로 세포가 손상을 입고 세포의 정보력을 상실하여 갑상선기능저하증·갑상선암이 나타난다. 더불어 간도 병이 든다.

쉰밥 현상

소장은 인체의 밥통으로 영양분을 각각의 장기에 전달하는 건강의 베이스캠프이다.

소장에서 나온 다양한 효소가 음식물을 소화분해해 영양분을 만든다. 그런데 소장이 제대로 작동하지 않으면 소화효소가 나오지

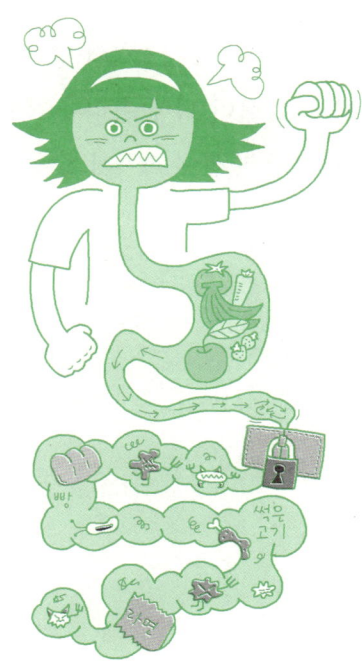

| 만성염증에 의해 움직이는 몸 | 소장이 망가지면 증가한 유해균과 만성염증이 갑상선에 악영향을 준다.

않는다. 마치 '쉰밥 위에 새 밥을 올리면 쉰밥'이 되듯이 섭취한 음식이 영양분이 아닌 독소가 돼 염증을 일으킨다.

이 상황에서는 음식을 먹어도 몸에는 필요한 영양이 부족하고, 음식물 독소로 인해 몸에는 염증이 계속 돌아다니면서 각종 질병이 나타난다.

구멍 난 하수도관 현상

소장점막세포는 외부 자극으로 인해 점막이 파괴되면 그 손상이 매우 빠르게 염증으로 진행된다. 소장점막이 방어 역할을 못 하면 하수도관에 구멍이 생겨, 오물이 땅에 흘러가듯이 음식물 찌꺼기와 독소가 혈액으로 들어가 우리 몸에 퍼지게 된다.

소장이 망가지면 세포는 영양분이 부족하고,
열에 민감하고, 염증이 쉽게 생겨 결국 세포의 정보력이
상실되면서 갑상선질환에 악영향을 끼친다.

소장이 망가지는 이유

그렇다면 소장이 망가지는 원인은 무엇일까? 소장 내 정상적인 세균 층이 파괴되면 소장점막이 손상된다. 자극적이거나 첨가물이 들어간 음식, 복합당이 부족한 음식, 상한 음식, 알코올, 스트레스, 항생제, 비스테로이드성항염증제, 항암제 등이 원인으로 꼽힌다.

1. 과도한 스트레스

과도한 스트레스로 소장이 망가진다.

속담에 '사촌이 땅을 사면 배가 아프다'라는 말이 있다. 그만큼 생각은 소장에 영향을 미친다. 마음이 불안하거나 흥분하거나 갑자기 큰 충격을 받으면 식욕을 잃는 것도 마찬가지다.

과도한 스트레스(가족의 병이나 죽음, 부도, 인간관계 배신, 사회관계 파

괴)는 소화를 막아 영양분 공급에 차질을 일으키고 유익균을 불안정하게 만든다. 따라서 유해균의 힘이 강해져 유해 독소를 만들고 염증을 증가시켜 소장을 망가뜨린다.

장이 튼튼해야 스트레스에 강하다

미국 코넬대 연구진은 장과 뇌는 밀접한 관계이며 스트레스가 장의 기능을 떨어뜨린다는 사실을 동물 실험서 입증했다.

뇌는 강한 전기로 자극하면 두려움을 느끼는데 이때 전기 자극이 사라지면 두려움을 잊게 하는 회로가 가동된다. 두려움이 계속 남아 뇌세포 기능을 떨어뜨리는 것을 방지하는 장치이다.

그런데 쥐에게 항생제를 먹여 장내 세균을 제거했더니 장에서 염증이 생겼고 뇌에서는 두려움을 소멸시키는 회로가 고장 났다.

장이 나쁘면 두려움에 더 오랫동안 시달린다는 것인데 연구팀은 장내 세균이 뇌 신경세포 유전자를 직접 조절하기 때문이라고 분석했다.

프랭크 슈뢰더 화학 생물학과 교수는 이와 관련, "우리가 어떻게 느끼고, 어떻게 환경에 반응하는지는 본질적으로 뇌의 화학 작용이 좌우한다"라면서 "장의 미생물에서 유래한 화학물질이 중요한 역할을 한다는 증거가 축적되고 있다"라고 말했다.

논문의 공동 수석저자인 데이비스 아티스 면역학 석좌교수는 "장-뇌 축(gut-brain axis)은 모든 인간의 일상적 삶에 영향을 준다"라면서 "이번 연구를 계기로, 어떻게 내장이 자폐증, 파킨슨병, 외상 후 스트레스장애, 우울증 등에 영향을 미치는지를 더 많이 이해하게 됐다"라고 강조했다.

출처: 과학저널 네이처 (2019년)

'장이 튼튼해야 스트레스에 강하다'라는 위 논문처럼, 장과 뇌의 밀접한 관계는 속속 드러나고 있다.

갑상선질환이 있는 사람들은 마음에 담아두는 습성이 있어서 늘 과도한 스트레스에 놓여 있다.

몸의 스트레스 상태를 자동차로 비교하면, 자동차를 관리도 안 하고 수리도 안 하면서 매일 과속해서 달리는 것과 같다. 스트레스를 많이 받으면 몸을 구성하고 있는 기관들이 빨리 망가진다.

스트레스를 받을 때 몸의 변화

몸은 스트레스를 받으면 바짝 긴장하여 산소를 많이 필요로 한다. 이 때문에 심장박동수가 평소보다 월등히 높고, 폐도 산소가 필요해져 덩달아 더 움직인다. 혈압이 올라가 고혈압이 된다.

따라서 몸은 평소보다 많은 에너지로 움직인다. 필요한 에너지를 공급하기 위해 간이나 여러 기관도 쉴 새 없이 움직인다.

이것보다 더 큰 문제는 뇌로 많은 피가 몰리면서, 뇌는 발생하는 찌꺼기들을 감당할 수 없다. 그래서 스트레스가 지속되면 뇌에 산소나 영양분은 부족하고, 찌꺼기들만 많아져 사람은 짜증, 분노가 많아지고 성격도 급하게 바뀐다.

달리 말하면, 도시에 빌딩이 많이 생겼는데, 하수도관이 부족해 하수처리가 안 되는 상태이다. 이런 상황은 하수도가 넘쳐 오물이 발생하고 급기야 도시 전체가 오물로 가득 차 도시 기능이 마비된다.

즉, 뇌에서 많아진 스트레스를 적절하게 처리를 못 하면 스트레스를 더 빨리 받고 더 극심하게 반응해 정상적인 생활이 어려워진다. 또 계속 스트레스가 누적되면 도시에 오물이 발생하듯, 몸의 어느 한 부분에서부터 문제가 발생하기 시작한다. 일반적으로 스트레스가 심하면 위가 멈추면서 소화를 막아 영양분 공급에 차질을 일으켜 유익균이 불안정해진다. 반면 유해균의 힘이 강해져 유해 독소가 만들어지고 염증이 증가하고 소장이 망가진다. 몸은 만성염증 상태가 되고, 세포가 망가지면서 갑상선기능저하증·갑상선결절·갑상선암은 물론 각종 질병이 생긴다.

소장이 망가지는 원인은 스트레스다.
만병의 근원인 스트레스를 받는 순간 소장이 무너지기
시작하면서 염증과 독소를 만든다.

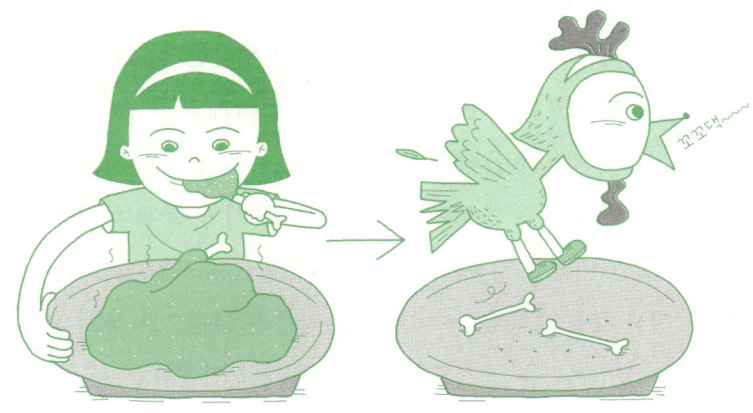

| **치킨세포로 변하는 몸** | 우리가 먹는 음식에 따라 세포는 변하게 된다. 채소를 즐겨 먹는 사람은 대체로 온순하지만 육식을 주로 먹는 사람은 거칠고 쉽게 화를 내는 경향이 있다.

2. 불량음식과 식습관

불량음식과 식습관으로 소장이 망가진다.

옛말에 '먹는 대로 된다'라는 말이 있다. 음식에 따라 우리 몸은 변한다는 말이다.

우리 몸은 완벽한 방어 시스템으로 이루어져 있다. 소화기관은 상한 음식을 먹으면 바로 설사나 구토를 일으켜 상한 음식을 몸 밖으로 내보낸다. 그래서 처음 프라이드치킨을 먹었을 때 맛있다기보다는 느끼하고 속이 더부룩했던 경험을 했을 것이다. 하지만 계속해서 먹다 보면 맛도 좋고 속이 편안해진다.

이것은 처음에는 소장에서 프라이드치킨이 몸에 좋지 않다며 거부하지만, 자꾸 들어오면 소장은 치킨을 친구라고 인식하게 된다.

장의 미생물생태계가 바뀐 것이다. 따라서 프라이드치킨을 먹으면 맛있고 느끼하지 않으며 소화도 잘된다고 생각한다. 하지만 그러는 사이 인간의 세포는 치킨의 정보력을 가득 담게 된다.

맵고 짠 자극적인 음식이 몸에 들어오면, 몸에 해롭지 않게 음식을 해독해야 하므로 소화기 특히 간과 장, 신장 등에 무리를 준다. 소화효소와 미네랄 낭비가 많아지면서 졸음, 피로감, 기억력, 수행능력 저하 등을 초래한다. 이런 식습관을 반복적으로 하게 되면 소화기뿐 아니라 다른 장기도 과부하가 증가해 만성염증이 돼서 각종 병이 유발되고 암 발생 위험도가 증가한다.

요즘 사람들은 곡물사료로 사육된 육류와 정제된 곡류, 인스턴트 식품, 잦은 외식, 편식 등 불량음식과 불량식습관의 패턴을 유지하기 때문에 영양 편중이 심각하다. 영양불균형으로 인한 세포 손상이 이어지고 세포의 정보력도 변질된다. 또 장내 미생물의 다양성이 점점 줄어들어 유익균의 수도 줄어든다.

특히 염증을 줄이는 비피도박테리아와 같은 유익균은 감소하고 염증을 일으키는 포도상구균과 같은 유해균이 증가한다. 몸은 염증 상태가 돼 질병을 일으킨다.

소장이 망가지는 원인은 불량음식 섭취와 잘못된 식습관으로 세포가 손상되고 세포의 정보력이 변질되어, 염증을 줄이는 비피도박테리아 같은 유익균이 감소하기 때문이다.

3. 육종씨앗과 GMO식품

육종씨앗과 GMO식품으로 소장이 망가진다.

씨앗에는 정보력이 있다. 그 정보력에 따라 씨앗은 검정콩, 토마토, 감자, 귤 등 다양한 형태로 나타난다. 이 식품들은 각각의 성질대로 우리 몸 안에서 영향을 준다. 검정콩과 토마토는 신장을 살리고, 감자는 열을 낮추고 통증을 제거한다.

그런데 시중에 유통되는 씨앗 중에는 방사선 핵을 쏘여서 염기서열을 교란시킨 F1 돌연변이 육종 씨앗이거나 또는 유전자를 조작한 GMO식품이 많다.

육종씨앗의 1대에서는 모양과 맛뿐만 아니라 수익성까지 좋은 열매가 나오지만 2대에 내려가면 모계나 부계를 전혀 닮지 않은 이상한 모습의 종자들로 나오거나 아니면 불임 종자들로 나온다. GMO식품 역시 품질과 생산성이 탁월하게 좋지만 유전자 조작으로 콩에 개구리 유전자, 토마토에 넙치 유전자, 옥수수에 뱀 유전자를 넣어 만들어졌다.

여기서 우리는 씨앗과 식품에 대해 신중하게 생각해봐야 한다. 인간을 포함해서 모든 살아 있는 것들은 종족 번식을 목표로 살아간다. 그런데 씨를 맺지 못하는 식물들이 정상적인 농산물일까? 그리고 우리는 분명히 콩을 먹고 옥수수를 먹지만 실제는 계속 개구리를 먹고, 뱀을 먹는다면 정상적인 인간의 몸과 마음으로 살아갈 수 있을까?

현재 우리나라는 GMO식품 수입 세계 1위를 차지하며 국민 1인당 매년 200kg을 소비하고 있다. 사람은 먹는 대로 만들어진다. 우리가 별 의식 없이 먹는 음식이지만 몸에는 많은 영향을 준다. 육종씨앗이나 GMO식품으로 만들어진 농산물을 먹으면 사람의 몸속에서도 돌연변이를 일으켜 감기부터 비염, 아토피, 갑상선질환, 면역질환, 암 등 각종 병이 발생할 수 있다.

소장이 망가지는 원인은 세포의 정보력을 담은 씨앗의 변형 때문이다.
'콩 심은 데 콩 나고, 팥 심은 데 팥 난다'라는 속담이 있다.
음식의 씨앗 정보는 사람에게 영향을 준다. 그렇기에 육종씨앗과
유전자변형 식품이 몸속에서 돌연변이를 일으켜 사람에게
각종 병을 일으킬 수 있다.

4. 5대 영양소의 역습

현대는 먹거리가 풍부하고 사람들은 건강을 위해 단백질, 탄수화물, 지방 등 5대 영양소를 골고루 먹지만 건강하지 못한 사람들이 많다. 이것은 땅의 영양분 부실로 현재 식물의 영양분이 과거보다 턱없이 부족하기 때문이다.

따라서 음식을 골고루 먹음에도 불구하고 영양분 부족으로 인해 세포의 손상이 계속되고 소장과 세포의 정보력이 망가진다.

소장이 망가지는 원인은 영양소의 부족 때문이다.
5대 영양소의 개념으로 건강한 음식을 고집한다면 건강은 장담할 수
없다. 이제는 세포를 살리는 9대 영양소를 먹어야 한다.

미네랄 섭취율		
	기준	추후
토마토	6.25 때 1개	현재 25~30개
시금치	1952년 1단	1993년 19단
당근	1952년 1개	1993년 10개
귤	1952년 1개	2001년 20개

〈출처: 한국식품연구원 외〉

5. 몸을 망가뜨리는 단순당(나쁜 당)

단순당으로 소장이 망가진다.

그렇다면 우리가 먹는 음식 중 무엇이 문제일까? 바로 '단순당'이다. 먼저 몸을 망가뜨리는 단순당의 원료가 되는 탄수화물을 알아보기로 하자.

■ 탄수화물이란 무엇인가?

탄수화물이란?

탄수화물은 당분과 섬유소 및 전분으로 나누어지는 유기화합물이다.
 요즘 다이어트나 건강을 위해 탄수화물을 기피하는 사람들이 많다. 하지만 탄수화물은 우리가 하루에 먹는 영양소의 55~70%를 차지할 정도로 몸에 중요한 에너지원으로써 근육 수축 등 모든 활동 에너지로 전환된다. 탄수화물은 뇌가 사용하는 유일한 에너지원으로 많은 양이 필요하다. 탄수화물은 혈액 속에서 돌아다니는 영양소이고, 온몸을 돌아다니며 세포에 활동 원력인 당을 나눠준다. 그리고 탄수화물은 단백질의 일시적인 감소를 막는 단백질 절약작용, 면역체계의 최적화, 뇌기능 활성화, 혈당 정상 유지 및 심신을 편안하게 해주는 역할도 한다.

 탄수화물이 부족하게 되면 쉽게 피곤해지고 뇌의 활동과 집중력이 저하된다.

탄수화물은 단순당과 복합당으로 나뉜다

우리가 섭취하는 탄수화물은 당류로 크게 1당 형태의 단순당과 3가지 이상의 당 형태의 복합당으로 나뉜다. 대표적인 단순당은 설탕·흰밀가루·흰쌀·초콜릿·사탕·콜라·인스턴트음료·식품에 첨가된 과당 그리고 포도당도 해당된다. 이런 단순당은 맛은 기본이고 기분까지 좋아지게 만드는 성질이 있어 사람들은 과자, 라면, 빵 등을 계속 먹는다.

대표적인 단순당

흰설탕·흰밀가루·흰쌀·라면·국수·빵·정제된 곡류
초콜릿·사탕·시럽·탄산음료·과자·아이스크림·가공식품에 첨가된 정제당·과당
(감자, 고구마는 복합당이지만 단순당으로 분해되니 주의해야 함)

■ **그렇다면 단순당은 무엇이 문제인가?**

세포의 정보력을 망가뜨린다

라디오를 청취하려면 안테나를 세우고 채널의 주파수를 맞춰야만 프로그램을 들을 수 있다. 세포도 마찬가지다. 안테나를 세우고 주파수를 맞춰서 다른 세포들의 정보를 듣는다.

그렇다면 세포의 안테나는 무엇일까? 세포의 표면에 복합당이라는 당사슬이 세포의 안테나 역할을 한다. 그런데 우리가 먹는 음식의 당이 저질이거나 제대로 만들어지지 않았다면, 세포의 표면에 당사슬이 적어져 안테나가 부실해진다.

라디오 수신이 약하면 지지직거리는 소리만 들리는 것처럼, 세포도 수신기의 신호가 약해지면서 소통이 안 된다. 결국, 세포는 정보를 제대로 받지 못해 제 역할을 못 한다.

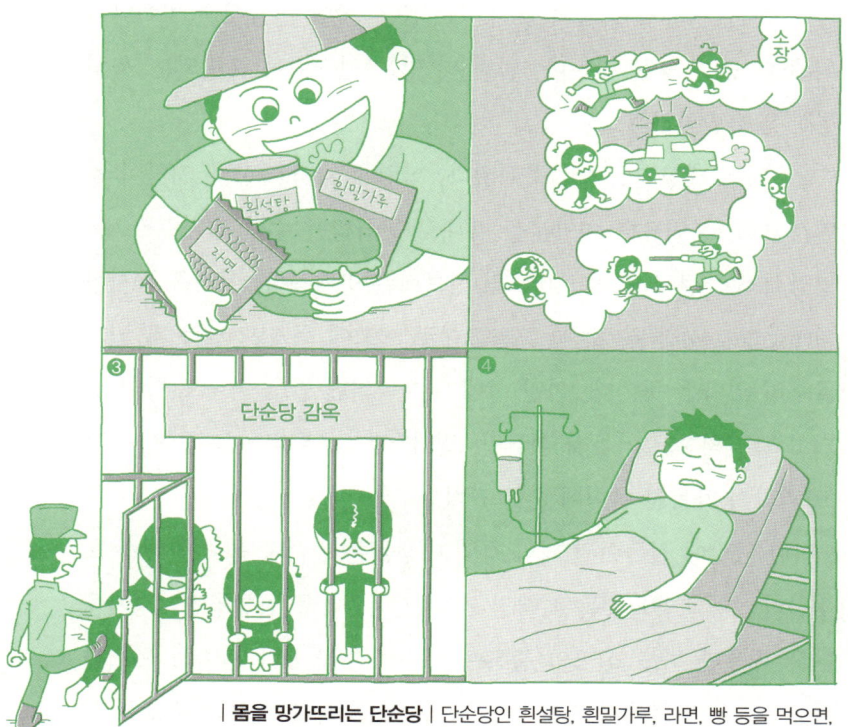

| 몸을 망가뜨리는 단순당 | 단순당인 흰설탕, 흰밀가루, 라면, 빵 등을 먹으면, 몸속에서는 단순당을 처리하기 위해 비상 상태가 된다. 췌장, 인슐린 등이 단순당을 처리하지만 단순당의 잦은 섭취는 결국 몸을 병들게 한다.

혈당을 올리고 세포는 영양실조가 되어 병들게 된다

단순당으로 만든 음식은 혈액 안으로 당이 바로 투입돼 혈액과 혈관에 무리를 줘 염증을 일으켜 만병의 원인이 된다.

우리 몸에 당이 들어오면 췌장에서 인슐린을 분비시켜 혈당을 조절한다. 그런데 단순당은 분해가 빨리 돼 소화 과정 없이 곧바로 혈액으로 흡수된다. 그렇게 되면 순간적으로 혈당이 많이 오르고, 췌장은 혈당을 낮추기 위해 인슐린을 과도하게 분비한다. 다시 말해 세포는 굶주리고 혈관은 당으로 차 있는 상태이다. 그 결과 다시 급격하게 혈당이 낮아지고 몸은 저혈당 상태를 벗어나기 위해 더 많은 당을 찾는다. 점점 더 많은 인슐린이 분비되는 '롤링 현상'을 유발한다.

단순당은 내장지방으로 축적된다. 이렇게 되면 세포에 지방이 차면서 세포는 필요한 영양분을 제대로 공급받을 수가 없다. 세포는 영양실조에 걸려 병들고 세포의 정보력은 망가진다. 이것을 톡시헝거(Toxihunger)라 부르는데, 말 그대로 세포에 독소만 가득 차 있고 굶주려 있다는 뜻이다. 이런 상태가 계속되면 밥을 먹어도 당이 당기고 단맛의 음료라든지 흰쌀밥, 밀가루음식, 튀김음식 등 열량 많고 과당이 가득한 음식에 손이 간다.

이런 단맛에 길들여진 뇌와 장내 미생물은 단순당 음식을 계속 요구한다. 마치 약물중독에 빠진 것과 같다. 미국 임상영양학회지에 나온 내용만 봐도 설탕의 중독성은 술이나 담배와 비슷하다고 한다. 특히 우리 몸에서 가장 많은 당을 소비하는 뇌세포는 필요한 당이 부족해 병들고 세포의 정보력이 큰 피해를 본다.

톡시헝거(Toxihunger)증상

1. 집중력이 떨어지고 몽롱하다.
2. 허기를 느낀다.
3. 체한 것을 자주 느낀다. 체한 것이라기보다 비정상적인 식도 수축으로 체기나 더부룩한 느낌을 받는다.
4. 신경이 예민해지고 과격해진다.
5. 우울감에 사로잡힌다.
6. 복부의 경련을 자주 호소한다.

염증성 장 질환을 유발한다

캐나다 앨버타대 매드슨 교수는 음식물과 염증성 장 질환의 연관성을 오랫동안 연구해 온 이 분야 전문가다.

그는 한주 내내 건강식을 먹다가도 주말에 당분이 많은 음식을 폭식하면 '염증성 장 질환(inflammatory bowel disease)'을 일으킬 수 있다는 연구 결과를 발표했다.

소장의 장관 점막은, 음식물의 부산물이나 독소, 미생물 등의 침투를 차단하는 방어벽 역할을 하는데, 어떤 자극이나 손상으로 이 방어벽이 약해지면 장 투과성이 높아져 여러 병리적 증상을 일으키는 '장누수증후군(Leaky Gut Syndrome)'을 가져 온다고 말했다.

생쥐 실험에서 단 이틀만 당분이 많은 먹이를 먹어도 생쥐는 화학적으로 유발되는 대장염에 걸릴 위험이 높아지는 것으로 나타났다.

그는 당분이 많은 음식은 며칠만 폭식해도 건강에 나쁜 영향을 미치는데, 꼭 염증성 장 질환뿐만 아니라 이틀 만에도 대장염을 일으킨다고 밝혔다.

출처: 사이언티픽 리포츠(Scientific Reports) 2019년

위의 내용을 음식치유 관점에서 해석하면 당분이 많은 음식 즉, 단순당은 열이 많은 음식이다. 그런데 당순당을 폭식하게 되면 펄

펄 끓는 열을 몸에 넣는 것과 같다. 음식을 소화하는 기관인 소장의 세포는 뜨거운 열로 인해 화상을 입고 염증반응을 일으키게 된다.

단순당은 스트레스와 함께 소장을 망가지게 하는 주요 원인이다.

과잉 당이 몸에 미치는 영향

'인디펜던트' 자료를 토대로 과다한 당분 섭취로 인한 몸의 반응을 알아본다. 당(설탕)이 장으로 들어가 기관과 호르몬 등을 혹사하는 데 걸리는 시간은 45~60분이다.)

① 0~15분

설탕이 들어가면 가장 먼저 치아와 잇몸에 영향을 준다. 설탕은 침 속에 잠복해 있는 세균과 섞여 산성으로 변하면서 치아를 감싸고 있는 법랑질(에나멜)을 공격해 부식시킨다.

② 15~30분

장 속으로 들어간 설탕은 소장에서 '수크라아제'라는 효소에 의해 분해된다. 이후 이당류인 설탕에서 단당류인 포도당과 과당으로 변해 혈액으로 흡수된다.

췌장에서는 단당류를 대사분해하기 위해 인슐린을 만든다. 인슐린에 의해 분해된 단당류는 세포대사(에너지)에 이용되며 신체의 근육세포로 분배된다. 그러나 혈액 속에 너무 많은 양의 당이 있을 때는 전부 에너지로 변환되지 못한다. 나머지 단당류는 간으로 보내져 지방으로 변해 저장된다. 이런 이유로 단당류를 많이 먹으면 살이 찐다.

이 시간 동안 혈액 내 당수치가 최고조에 이르며, 스트레스를 받은 부신에서는 스트레스 호르몬인 코르티솔과 신경전달물질인 에피네프린이 생성된다. 이들 호르몬은 교감신경을 자극하여 혈압을 상승시키고 심장 박동 수를 높인다.

③ 30~45분

과잉 섭취된 당으로 인해 뇌의 보상중추에서는 도파민 수치를 증가시켜 잠깐 기분이 좋다. 하지만 곧 인슐린과 호르몬 수치가 치솟아 혈당을 현저히 떨어뜨린다. 결국 피로와 짜증이 몰려오고 두통이 생길 수 있다. 혈당 농도를 다시 정상으로 만들기 위해 간에 저장되어 있던 글리코겐이 글루코스(포도당)로 분해된 후 혈액으로 들어간다.

30분 정도 지난 후 소화기관에서 머물던 설탕이 팽창되면서 빠르게 빠져나가는데, 이때 복부 통증을 일으키고 때에 따라 속이 부글거리는 복부팽만증이 나타나기도 한다.

④ 45분 이후

설탕이 유발한 호르몬 교란으로 인해 세포의 정보력에 혼란이 오면서 식세포 기능도 방해를 받는다. 식세포란 체내에서 이물질이나 세균들을 없애는 정화작용을 하는 세포인데, 식세포 기능이 원활하지 않으면 면역 시스템도 제대로 작동하지 않는다. 몸은 상대적으로 설탕 섭취 1시간 전보다 탁해지고 해로운 세균에 영향을 받을 가능성이 커진다.

다시 말해 설탕, 단순당은 뇌, 장, 면역 시스템을 혹사하는 데 걸리는 시간이 45~60분 이내이다. 또한, 신체 기능과 면역 시스템이 다시 정상으로 돌아오는 데 보통 5시간이 걸린다. 당이 과잉으로 섭취되면 그만큼 몸의 회복 시간은 더 늘어나 질병 위험이 커진다. 건강을 생각한다면 당 섭취를 조절해야 한다.

우리가 즐겨 먹는 간식을 보자

- **떡볶이** 떡볶이떡(단순당), 흰설탕(단순당)
- **감자튀김** 감자(단순당), 흰밀가루(단순당), 기름(지방)
- **꽈배기** 흰밀가루(단순당), 흰설탕(단순당), 기름(지방)
- **호떡** 흰밀가루(단순당), 흰설탕(단순당), 기름(지방)
- **빵** 흰밀가루(단순당), 흰설탕(단순당), 가공버터(지방), 크림(지방)

떡볶이, 감자튀김, 꽈배기, 호떡, 빵 등 대부분 '단순당'과 '지방'으로 만들어진 간식이 맛있는 이유는 진화론적으로 사람은 음식이 풍부했던 적이 없어서, 음식을 먹으면 에너지를 비축하는 방향으로 진화했다. 이 중 빠르게 에너지로 만들 수 있는 단것, 고열량 음식 중 지방 많은 것이 우선순위가 되기 때문에 사람은 그런 음식을 찾고 맛있게 느끼게 세포의 정보력에 의해 프로그램되었다.

그래서 단순당, 고지방, 고열량 음식은 언제 누가 먹어도 맛있을 수밖에 없다. 대신 지방이 혈관 벽에 쌓여 콜레스테롤을 만들어 혈액순환을 방해하고, 지방이 몸에 계속 쌓이면서 살이 찐다. 또 혈관 안에 과잉 당들이 혈관 벽에 부딪히면서 혈관에 염증을 만들고, 독소와 염증은 혈관을 타고 돌면서 세포에 손상을 일으켜 몸을 병들게 한다.

소장이 망가지는 원인은 세포를 망가뜨리고 세포의 정보력을 상실하게 만드는 단순당 때문이다. 현대인들은 식생활 전반에 걸쳐 단순당을 많이 섭취하기 때문에 예전보다 더 많은 갑상선기능 저하증·갑상선결절·갑상선암에 노출된다.

6. 복합당(좋은 당)이 부족한 식사

복합당이 부족한 식사로 소장이 망가진다.

탄수화물 중 단순당을 많이 먹을수록 세포가 무너지는 것을 알았다.

그런데 현대인들의 식습관은 정제된 곡물, 인스턴트를 주로 먹어 많은 단순당을 섭취하고 있다. 즉, 복합당이 부족한 식사를 매일 반복한다.

복합당이란 무엇인가?

복합당이란?

당분자가 3개 이상 결합된 형태의 당으로 탄수화물의 종류이다. 탄수화물은 당이 여러 개 결합된 형태인데, 당분자가 3개 이상 결합된 것을 복합당이라 하며 좋은 탄수화물이라고 한다. 반면 당분자가 2개 이하로 결합된 것을 단순당이라고 하며 나쁜 탄수화물이라고 한다.

복합당은 세포의 환경을 정상적으로 세팅한다

세포의 안주인은 칼륨(K), 바깥주인은 나트륨(Na)이다. 칼륨과 나트륨의 비율은 5:1에서 16:1 정도가 정상적인 세포의 비율이다. 복합당을 매일 먹겠다는 것은 양질의 칼륨을 공급해서 세포의 비율을 정상적으로 맞춰 '세포 환경을 정상적으로 세팅해주겠다'라는 뜻이다. 이러면 어떠한 질환이라도 치료할 수 있는 기본 틀이 완성된다. 음식치료도 복합당을 먹음으로써 세포를 정상화하는 것이다.

복합당은 세포에 정보력을 입력하는 코드이다
그렇다면 세포의 정보력은 어떻게 입력되는 것일까? 바로 '복합당' 덕분이다.

복합당은 다양한 생리활성물질로 세포에 새로운 정보력을 입력해주는 코드다. 복합당은 세포의 표면을 감싸며 DNA정보, 식물에 대한 정보, 각종 인체 내부로 들어오는 정보를 입력한다. 다시 말해 우리 몸은 세포로 이루어져 있고 각각의 세포는 복합당이라는 물질로 덮여 있는데, 이 복합당으로 인해 세포에 정보가 입력되고 우리는 세포에 입력된 정보대로 행동한다.

복합당은 세포 간 정보력을 주고받는 통신망이다
복합당은 세포와 세포 사이에서 정보력을 주고받는 통신망이다.
세포 간 교신은 복합당 위에 외부로 돌출된 안테나와 같은 형태의 섬모들을 통해 이루어지는데, 각기 다른 재료에서 추출한 다양한 복합당이 세포의 표면을 둘러싸면서 세포 간 소통을 원활하게 이끌어준다.

양질의 복합당이 있는 세포는 10만 개 정도의 섬모를 유지하고 있어 원활한 교신이 이루어진다. 반면 복합당 부족으로 변질된 세포는 1만 개 미만의 섬모를 가지고 있어 통신망이 잘 작동되지 않는다.

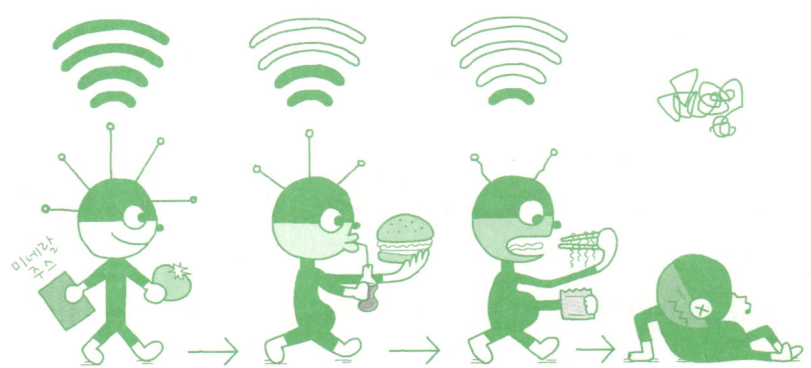

| **정보력과 통신망이 무너진 세포** | 복합당은 세포에 정보를 입력하고 세포 간 소통을 원활하게 하는 통신망이다.

복합당은 세포의 정보력을 회복시키는 물질이다

복합당은 정보력을 회복시키는 물질이다. 여러 이유로 망가진 세포의 표면을 양질의 복합당으로 감싸 망가진 세포에 정보력을 다시 입력하고 회복시켜, 세포의 정보력을 안전하게 유지 관리한다.

다시 말하면 몸에 이상이 생겼다는 것은 세포의 정보력에 오류가 발생한 것이고 결과적으로 복합당에 문제가 생겼다는 뜻이다. 따라서 몸을 건강하게 만들기 위해서 복합당을 회복시켜야 한다. 복합당이 회복되면 자연스럽게 세포의 정보력도 치료된다.

갑상선질환을 음식으로 건강하게 만들 수 있는 이유는 세포를 건강하게 만드는 복합당을 음식으로 섭취할 수 있기 때문이다.

복합당은 유익미생물생태계를 복원한다
복합당은 세포만 치유하고 재생하는 것이 아니다. 소장 출입문의 비밀번호를 바꿔 소장의 환경을 새롭게 구축한다. 소장은 기존의 정보를 차단하고 바른 정보로 몸에 필요한 영양분만을 흡수하도록 재설정된다.

다시 소장이 살아나면서 자연스럽게 장내 미생물생태계가 복원된다. 유익균이 증가하면서 섭취한 각종 음식을 활발하게 발효, 소화해 영양물질을 세포에 전달한다. 그리고 강력한 생리활성물질이 많아지면서 몸속 나쁜 균을 제거한다. 미생물생태계가 정상화됨에 따라 몸은 최적의 건강 상태를 유지한다. 그러므로 유익균을 늘리기 위해서 평소 식습관을 관리해야 한다.

복합당의 장점
1. 세포의 칼륨과 나트륨 비율을 정상으로 만들어 세포 환경을 정상적으로 세팅한다.
2. 소장과 신장을 살린다.
3. 두뇌에 에너지를 공급한다.
4. 신경전달물질의 기능을 회복한다.
5. 뇌 건강, 뇌세포 성장에 복합당이 최고의 보약이다.
6. 혈당이 완만하게 상승하여 인슐린 분비를 정상화한다.

7. 면역 혼돈 상태를 정상으로 조절한다.
8. 생명 정보관리사이다.(유전자의 특정 부위를 결합해서 항체와 유사한 기능을 한다.)
9. 인체의 설계도 역할을 한다.
10. DNA변이를 바꿔준다.(DNA핵산 물질을 만드는데 복합당 사슬이 연결되어 있다.)
11. 몸 안의 불량세포가 제거되고 파괴된 세포가 부활한다.
12. 미생물생태계가 건강해져 유익균이 많아진다.
13. 세포는 복합당으로 덮여 있고, 복합당을 통해 정보를 교환하며 건강을 유지한다.
14. 손상되고 변질된 세포가 재생되고 치유된다.
15. 각종 장기세포들이 제 역할을 충실히 한다.
16. 세포를 건강하게 만드는 가장 핵심적인 방법은 복합당이다.
17. 세포를 건강하게 하려면 우리 몸을 복합당으로 감싸야 한다.
18. 호르몬을 조절한다.
19. 면역기능을 향상한다.
20. 사람 몸의 필수 치료제이다.

복합당 위주의 식사에도 불구하고 세포의 정보력이 건강하지 못한 이유

❶ 온전한 세포의 정보력과 미네랄, 미생물이 있는 식품이 아닌 경우이다

앞서 말한 정제된 곡물이나 인스턴트 등의 단순당 음식을 먹지 않고, 주로 현미와 채식 위주의 식사를 하는데도 불구하고 몸이 건강하지 못한 사람들이 많다.

이것은 온전한 세포의 정보력이 살아 있는 식재료를 섭취하지 않았기 때문이다. 따라서 세포의 정보력이 제대로 개선되지 않았다. 같은 현미나 채소여도 세포의 정보력이 살아 있는 식재료를 먹어야 한다. 최소한 유기농 또는 집에서 화학비료 없이 키운 채소를 먹는 게 중요하다.

❷ 음식을 받아주는 몸속 밥통인 소장이 회복되지 않아서이다

조미료에 익숙했던 사람들이 한동안 조미료를 끊었다가도 다시 조미료를 먹게 되고, 흡연자들이 금연을 선언하고 몇 년이 지났지만, 다시 흡연을 시작하는 경우가 많다.

이것은 세포의 정보력은 고무줄처럼 늘어났다가도 다시 제자리로 돌아오는 성질이 있기 때문이다. 잡곡, 현미, 채식식단으로 새로운 정보력이 들어가더라도 기존의 정보력을 완전히 교체하지 못한 상태라면 무의식중 옛 정보력에 따라 행동한다. 사람들이 식단을 건강식단으로 바꾼 초기에는 몸이 좋아지는 것 같지만, 다시 건강이 제자리로 돌아오는 이유도 이런 이치이다. 좋은 정보력을 세포에 완벽히 입력하기는 쉽지 않으므로 소장을 세팅해주는 식단이 동반되어야 한다.

그래서 미네랄 식이요법에서는 세포의 정보력을 완전히 교체해주기 위해 3개월 몸만들기 프로그램을 진행한다.

■ **그렇다면 복합당은 무엇이 문제인가?**

복합당이 부족한 식사는 세포의 안테나 역할을 하는 섬모 기능이 저하되어 세포 간 교신이 어려워진다. 세포 간 의사소통이 안 되어 갑상선 호르몬 양을 조절하지 못하게 되면 갑상선기능저하증 또는

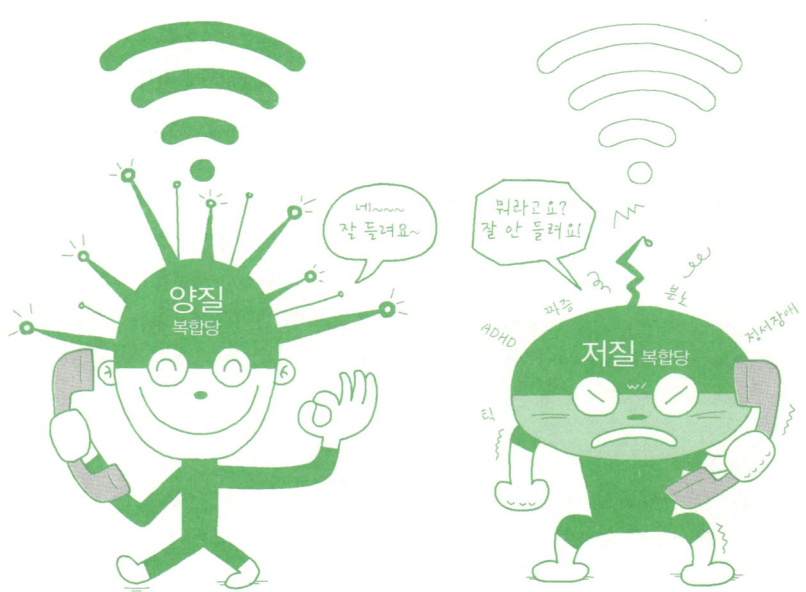

| **복합당은 세포 간 의사소통의 원동력** | 양질의 복합당이 많을수록 세포 간 정확한 정보 전달이 활발하게 되어 건강한 몸을 유지할 수 있다.

갑상선기능항진증이 발생하고, 열 제어를 못하면 갑상선결절, 만성 염증과 세포교란으로 인한 갑상선암까지 다양한 양상으로 나타나게 된다.

이에 따라 세포들은 아프거나 우울하거나 화를 내면서 과민반응을 한다. 이 세포들의 행동을 확장해 보면 갑상선질환으로 인해 우울하고 피곤하며 예민하고 무기력하게 힘들어하는 자신의 모습이다.

소장이 망가지는 원인은 복합당이 부족한 식습관 때문이다.
세포는 정보력이 입력되면 그 정보력에 따라서 행동한다.
세포는 표면에 둘러싼 당이 안테나 역할을 하여 세포들끼리
교신하는데 복합당이 부족한 식사는 교신이 잘 안돼서
치료의 골든타임을 놓치기 쉽다.

7. AGE(당 독소)를 유발하는 음식

AGE(당 독소)를 유발하는 음식으로 소장이 망가진다.

요즘 사람들은 즉석식품을 많이 애용한다. 예전보다 맛도 좋고 경제적이기 때문이다. 그리고 집에서 조리해 먹기 때문에 외식이 아니라는 생각에 건강에 대한 염려도 상대적으로 줄어든다. 즉석식품에는 이 같은 좋은 점도 있지만, 맛을 내기 위해 어떤 성분들이 들어가고 어떻게 내 몸에 영향을 미치는가에 대해서도 생각해야 한다. 맛있는 음식보다 몸에 좋은 음식을 선택해야 한다.

■ GI(당) 지수가 높은 음식

AGE(Advanced glycoxidation End-products)는 최종당화산물로 탄수화물 독소, 일명 당 독소로 불린다. 당 독소(AGE)는 몸에 탄수화물이 과잉되면서 잉여 당분이 단백질과 결합한 변성 단백질로 갈변한 염증물질을 생성한다. 당 독소는 혈관을 타고 돌아다니면서 피부, 근육, 뼈, 점막 등 모든 곳에 달라붙어 염증을 일으킨다.

당 독소를 유발하는 음식들은 통상 GI(당) 지수가 높은 음식이며 주로 혈당을 높이는 음식들로 보면 된다. 빵, 과자, 피자, 햄버거,

감자튀김, 라면, 치킨, 숯불구이, 생선, 고기, 달걀프라이 등 정크푸드, 인스턴트식품, 패스트푸드, 레토르트식품, 동물성 식품 등에 다량 함유돼 있다.

그리고 정크푸드, 인스턴트식품, 패스트푸드, 레토르트식품 등 대부분의 육가공식품에 거의 필수적으로 들어가는 화학첨가물과 액상과당은 AGE 수치를 높인다. 따라서 빵, 과자, 사탕 등 탄수화물이 주를 이루는 수많은 가공식품을 자제해야 한다.

■ **조리방법에 따른 당 독소 증가**

당 독소는 당의 과다 섭취뿐 아니라 같은 식재료라도 굽거나 튀기는 조리방법에 따라 대량으로 발생한다. 예를 들어 설탕의 경우 120도가 넘는 온도에서 단백질과 함께 요리하면 그때부터 당 독소가 생성된다. 갈색을 띠는 빵, 과자, 쿠키 등 갈변이 된 탄수화물에 많다. 또한 동물성 식품을 고온에 굽거나 튀겼을 때 몇십 배에서부터 몇백 배까지 당 독소가 많아지는 경향이 있다.

당 독소가 많은 음식을 먹으면 장내 미생물 환경이 나빠지면서 유해 독소가 많이 생긴다. 이는 장점막에 악영향을 끼쳐 소장이 망가지고 만성염증이 나타나게 된다.

소장이 망가지는 원인은 당 독소를 유발하는 음식들을
많이 먹어 몸에 만성염증이 많아졌기 때문이다.

[식품별 당 독소(AGE) 수치 현황]

분류	식품 종류	단위(g)	AGE 수치
고체	아몬드(구운 것)	30	1,995
	아보카도	30	473
	버터	5	1,324
	캐슈너트(구운 것)	30	2,942
	크림치즈	30	3,265
소고기	프랭크소시지(7분간 삶기)	90	6,736
	프랭크소시지(5분간 굽기)	90	10,143
	햄버거(6분간 튀기기)	90	2,375
	햄버거(패스트푸드)	90	4,876
닭고기	생고기	90	6,290
	삶은 것(1시간)	90	1,011
	구운 것(15분간)	90	5,245
	튀김(8분간)	90	6,651
	전자레인지로 가열(5분)	90	1,372
	치킨 너겟	90	7,764
돼지고기	베이컨(전자레인지 3분 가열)	13	1,173
	햄	90	2,114
	소시지(전자레인지 1분 가열)	90	5,349
생선	연어튀김(10분간 튀김)	90	1,348
	연어(가열하지 않은 것)	90	502
	훈제연어	90	515
	참치(간장 넣고 10분간 굽기)	90	4,602
	참치(40분간 굽기)	90	531
	참치(25분간 굽기)	95	827
	참치캔	90	1,566
치즈	미국산 가공치즈	30	2,603
	미국산 가공치즈(저지방)	30	1,425
	페타치즈	90	2,527
	모차렐라치즈	30	503
	파르메산치즈	15	2,535
달걀	노른자(10분간 삶기)	15	182
	노른자(12분간 삶기)	15	279
	흰자(10분간 삶기)	30	13
	흰자(12분간 삶기)	30	17
	달걀(마가린에 튀김)	45	1,237
두부	삶은 것	90	3,696
	생것	90	709
	볶은 것	90	3,447

〈출처〉: Journal of American Dietetic Association No. 104, p1287-91, 2004

8. 열을 조장하는 식품과 단맛

열을 조장하는 식품과 단맛으로 소장이 망가진다.

몸에 일정 온도의 열은 존재해야 하지만, 열이 많아지면 그만큼 염증반응도 많아진다. 녹용·인삼·홍삼 및 육류는 면역력 강화와 기운을 올려주며 필수 비타민이나 아미노산 공급 등의 일반적으로 알려진 순기능도 많지만, 다음과 같은 영향을 미칠 수도 있다.

녹용·인삼·홍삼

열이 많은 사람 중에는 일반적인 식사보다는 아이스크림이나 음료수 등 차가우면서 당분이 많은 음식을 찾는 경우가 있다. 열이 많으면 에너지 대사가 높아 쉽게 지친다. 이런 사람들은 건강한데도 몸이 허약하다고 착각해 녹용과 인삼, 홍삼 등 몸을 활성화하는 건강기능식품을 찾는데, 이럴수록 세포는 점점 열을 받아 염증이 잘 생기고 상처를 입어 세포의 정보력이 망가진다.

육류

피의 흐름을 막는 것을 어혈이라고 한다. 어혈을 만드는 원인은 여러 가지가 있는데, 고기의 인(P)도 어혈을 생성시키는 것 중 하나이다. 그래서 육류를 많이 먹으면 피가 탁하게 변하게 되어 정상적인 혈액순환을 방해한다.

또 육류를 적당히 먹으면 몸을 회복시키고 필수 호르몬 분비를 돕는 등 이점이 많으나, 과다하게 먹거나 섬유질 음식과 같이 먹지 않으면 장 속에는 유익균보다 유해균이 늘어난다. 유해균의 세력이 커지면 단백질 분해에서 나오는 암모니아 성분으로 인해 장내 미생물 숲이 훼손된다. 이런 유해 독소들은 세포를 거칠게 자극해 세포의 정보력이 무너진다.

인스턴트 음식 탄산음료 등의 단맛
우리 몸에는 소화효소와 대사효소가 있는데, 소화효소와 대사효소는 하나의 효소로 때에 따라 다른 역할을 한다. 설탕·액상과당·시럽 등 단당으로 만들어진 단맛을 섭취하면 장에서 다량의 소화효소가 소모된다. 소화효소가 많이 사용되면 상대적으로 대사효소의 사용량이 줄어 몸의 방어기전이 약해지고, 감염에 취약해지며 염증반응이 잘 일어난다. 혈관에 당 성분이 늘어나면서 혈액이 끈끈해지고, 결과적으로 세포에 영양 공급이 제대로 되지 않아 허열(虛熱)이 생기기 쉽다. 이로 인해 세포의 정보력이 악화된다.

소장이 망가지는 원인은 열을 조장하는 식품과 단맛으로 인해서다.
갑상선질환은 열과 관련이 많은데 열을 조장하는 식품과 단맛이
갑상선질환을 악화시킨다.

9. 빵·과자·라면·밀가루 속의 글루텐

빵·과자·라면·밀가루 속의 글루텐으로 소장이 망가진다.
밀가루는 우리 몸의 행복물질인 세로토닌 성분(단백질에 들어 있는 아미노산과 비타민B)과 비슷해서 일시적으로 기분을 좋게 한다.

글루텐은 밀가루, 귀리, 보리 등에 포함된 단백질이며, 밀가루 반죽을 쫄깃하게 만드는 역할을 한다.

그런데 우리가 밀가루 음식을 계속 먹다 보면 글루텐불내증이 생길 수 있다. 글루텐불내증이란 글루텐 민감성으로부터 오는 병이다. 유당불내증일 경우 우유를 소화하지 못해 병이 오듯, 글루텐불내증도 글루텐을 제대로 소화하지 못해 소장에서 염증반응을 일으킨다.

장점막은 외부의 나쁜 균과 오염물질이 몸 안으로 들어오지 못하게 막는 중요한 역할을 한다. 그러나 소화되지 못한 글루텐은 장점막세포의 결합을 깨뜨리고 틈을 벌린다. 그때 글루텐뿐만 아니라 미세한 단백질 조각과 지방 조각, 혹은 바이러스 세균 사체도 몸으로 들어온다. 그러면 장점막에 염증이 생길 뿐만 아니라 혈액으로 염증물질이 유입되고 세포의 정보력도 악화된다.

장기능 저하에 따라 나타날 수 있는 증상은 소화기질환(변비, 설사, 속쓰림, 소화불량, 과민성대장증후군 등)과 알레르기질환(천식, 비염 등), 신경계질환(자율신경실조, 만성피로, 불면증, 어지럼증, 두통, ADHD·틱·자폐 등), 자가면역질환(갑상선질환, 크론씨병, 아토피, 건선 등)이다.

> 일반적으로 글루텐에 민감성 체질이 아니라면 글루텐이 들어간 음식을 적당량 먹는 건 크게 상관이 없어 글루텐을 너무 두려워할 필요는 없다. 오히려 영양가가 없는 정제된 밀가루, 과자나 빵에 들어가는 설탕과 지방 그리고 화학보존제 등이 더 큰 문제일 수 있다.

소장이 망가지는 원인은 밀가루의 글루텐 성분이다.
글루텐은 장점막을 뚫고 들어가 장점막에 염증을 유발하고
자가면역질환을 일으켜 갑상선질환을 유발한다.

10. 효소가 적은 인스턴트·정제된 곡물·고열 가공식품

인스턴트·정제된 곡물·고열 가공식품으로 소장이 망가진다.

우리가 먹는 음식 중 인스턴트, 정제된 곡물, 고열 가공식품은 효소가 적다. 이런 식품을 먹으면 소화효소를 많이 사용하게 된다. 음식을 섭취할 때마다 소화효소가 많이 사용되니, 세포를 고치고 유지하는 대사효소가 적어 세포가 부실하고 아픈 상태가 되어 몸은 병이 생기기 쉽다.

　효소가 적은 음식은 장내 유익균을 살리는 영양분이 되지 못한다. 장내 미생물생태계가 무너지고 소장도 망가진다.

소장이 망가지는 원인은 효소가 적은 인스턴트,
정제된 곡물, 고열 가공식품 때문이다.

11. 나쁜 지방

나쁜 지방으로 소장이 망가진다.

지방은 인체에 필요한 3대 영양소이다. 좋은 지방은 세포의 중요 에너지원으로 비타민 A, D, E, K와 같은 지용성 비타민을 운반하고 피부를 윤택하게 만들고 세포막을 구성하며 두뇌발달에도 빼놓을

수 없는 기능을 한다.

하지만 나쁜 지방에 속하는 트랜스지방과 포화지방은 비만의 주범으로 꼽히며 소장을 망가뜨린다.

트랜스지방

'달달하고 고소한 맛의 상징'인 트랜스지방은 포화지방과 마찬가지로 해로운 지방이다.

트랜스지방은 식물성 기름에 인공적으로 수소를 첨가해 고체 상태로 만드는 과정에서 생성된다. 이렇게 만들어진 부분경화유에 전체 지방의 40% 정도를 함유한다.

트랜스지방은 부분경화유를 원료로 한 마가린, 쇼트닝으로 만든 마요네즈, 케이크, 비스킷, 쿠키, 빵류, 과자, 라면, 가공 초콜릿 등 인스턴트나 가공식품, 부분경화유로 튀긴 감자튀김, 팝콘, 프라이드치킨 등 패스트푸드에 많이 들어 있다.

시중 음식에 트랜스지방을 많이 쓰는 이유는 싼값과 함께 음식의 맛, 식감, 보존 기간 때문이다. 쉽게 표현하면, 패스트푸드는 보기도 좋고 맛도 좋으며 바삭한 식감에 한 번 더 미각을 자극한다.

튀긴 음식에는 트랜스지방이 많다. 식물성 기름(콩기름·옥수수기름·목화씨기름·팜유 등)을 정제하는 과정에서 고온 처리(240℃)할 경우 전체 지방의 2%가 생성된다. 따라서 치킨, 감자, 팝콘 등을 튀길 때 처음 사용한 기름에는 소량의 트랜스지방이 들어 있지만 같은 기름을 여러 번 사용하면 트랜스지방이 많이 생긴다. 그래서 튀긴 음식이 몸에 해롭다.

트랜스지방 식품

- **마가린** 트랜스지방의 대명사. 마가린100g 당 트랜스지방 최대 14.6g
- **쇼트닝유**
- **식용유** 부분경화유
- **고기류** 소고기, 닭고기, 돼지고기, 베이컨, 햄 등
- **유제품** 가공버터, 가공치즈 등
- **제과·제빵류** 비스킷, 도넛, 쿠키, 빵, 파이, 케이크 등
- **튀김류** 프라이드치킨, 감자튀김, 돈가스, 팝콘 등
- **가공식품** 레토르트식품, 과자, 스낵, 라면, 피자, 빙과류, 사탕, 만두, 초콜릿, 잼, 식용유, 면류, 음료, 어육 가공품, 마요네즈, 즉석 섭취식품(김밥, 햄버거, 샌드위치) 등

★ **유제품** 우유, 천연버터, 천연치즈 등은 반추동물(소, 양, 낙타 등)의 위장에서 미생물의 소화작용으로 수소가 첨가되어 만들어진 천연 트랜스지방이다. 유지방에 자연 발생적으로 생성됐으며 전체 지방의 5% 내외를 차지한다. 천연 트랜스지방은 인체 내에서 유익한 물질로 전화되기도 하며 인체에 위험성이 적다.

트랜스지방은 주로 인위적으로 만든 가공유지를 이용한 조리된 식품을 통해 체내에 섭취된다.

트랜스지방이 위험한 것은 중금속처럼 한번 몸 안에 들어가면 좀처럼 배출되지 않고 혈관 속에 남는다. 정상적인 지방이라면 간으로 들어가 대사·분해돼야 하지만 트랜스지방은 대사되지 않고 혈관벽에 쌓인다. 따라서 산소와 영양분을 공급하고 노폐물을 걸러내는 혈관의 신진대사를 서서히 떨어뜨린다.

세포막을 딱딱하게 만들고 면역반응을 유발해 혈관에 염증을 일

으키고 혈관을 노화시킨다. 이런 상태에서 세포찌꺼기, 혈전, 칼슘 등이 쌓이면 동맥혈관 벽이 좁아지고 단단해지며 탄력이 떨어지는 동맥경화 현상이 나타난다.

따라서 트랜스지방을 과잉 섭취 시 동맥경화를 비롯해 복부비만, 당뇨, 알레르기, 뇌경색, 뇌졸중, 심근경색, 심장질환 등의 만성질환, 최근에는 암의 발병 원인과 관련성이 있는 것으로 논의되고 있다.

세계보건기구(WHO)에 따르면 트랜스지방의 섭취로 매년 50만 명 이상이 심혈관 질환으로 사망하고 있으며, 트랜스지방 과다 섭취는 심장질환 위험을 21%, 사망 위험을 28%까지 증가시킨다고 한다.

쇼트닝이란?

쇼트닝은 식물성기름으로 만들어진 지방질이 100%로 제과·제빵, 튀김 등의 식품 가공용 원료로 사용되는 반고체상태의 가소성 유지제품이다. 쇼트닝은 과자나 빵, 튀김의 바삭바삭한 맛과 부드러운 질감을 만든다.
쇼트닝 100g 당 열량은 무려 906kcal, 트랜스지방 14.6g

편의점 샌드위치: 비스킷, 쿠키, 과자 외에도 대부분 편의점 샌드위치에는 '쇼트닝'이 들어간다. 쇼트닝은 식감을 좋게 하기 위해 빵 반죽이나 버터, 크림을 만들 때 공기를 잘 부착시키도록 하는 크림성의 특징이 있기 때문이다.

포화지방

최근 라면업계에서는 기름에 튀기지 않은 '건면'을 잇달아 출시하고 있다. 건면은 기존의 라면보다 열량은 낮으면서 라면 고유의 식감을 유지한다. 건면이 주목받는 이유는 나쁜 지방으로 불리는 포화지방인 팜유에 튀긴 기존의 라면이 아니기 때문이다.

포화지방산은 반고체 또는 고체 상태로 쇠기름, 돼지기름, 닭 껍질 등 동물성기름과 쇼트닝 및 야자유, 팜유 등에 많이 들어 있다.

포화지방 함유율

돼지기름(40%)
커피프림(코코넛유로 만듦 85%)
과자·라면(팜유나 유지로 튀김 45%)

포화지방은 과잉 섭취할 경우 트랜스지방과 마찬가지로 혈관벽에 축적돼 혈관을 막아 나쁜 콜레스테롤인 LDL의 수치와 혈압을 올리고 혈액응고를 촉진한다. 혈액의 흐름을 방해해 동맥경화, 고혈압, 당뇨, 중풍 등 각종 성인병을 일으킨다.

포화지방은 트랜스지방보다 인체에 미치는 악영향이 적지만 많이 섭취할수록 심혈관질환 발병률을 높임으로 똑같이 줄여야 한다.

팜유란?

팜유는 열대식물인 야자나무의 과육에서 나오는 식물성 기름이다. 일반적인 액상 식물유는 공기 중의 산소에 의해 쉽게 산패되는 반면 팜유는 상온에서 산화 안정성이 높다. 이 때문에 과자, 라면, 커피 프림, 스낵류, 시리얼, 빵, 마가린, 쇼트닝 등 식품과 치약, 비누, 샴푸, 화장품 등에 다양하게 사용되고 있다.
그러나 팜유는 식물성 기름이면서 동시에 동물성 기름의 얼굴을 하고 있다. 팜유는 포화지방이 50%에 달할 정도로 많다. 식물성 기름인데도 동물성 기름 못지않은 포화지방으로 건강에 문제를 일으킨다.

소장이 망가지는 원인은 염증을 만드는
나쁜 지방을 섭취했기 때문이다.

12. 질소질 식품(단백질 식품)

과한 단백질 음식, 질소질 식품으로 소장이 망가진다.

최근 고단백·저탄수화물 식사법이 새로운 음식 트렌드로 부상하고 있다. 식음료 업계에서도 다양한 단백질(프로틴) 제품을 출시하면서 소비자들의 생활 패턴이 바뀌고 있다.

단백질 대표 식품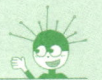

육류 소고기, 돼지고기, 닭고기, 달걀 등
어패류 생선, 조개, 굴 등
콩류 두부, 콩, 두유
견과류 호두, 땅콩, 잣, 아몬드, 캐슈너트, 호박씨
유제품 우유, 치즈

단백질은 신체 대사작용 필수요소이자 호르몬과 효소, 근육을 만드는 주성분이다.

하지만 이렇게 좋은 작용을 하는 단백질도 과유불급이 될 수 있다. 단백질을 너무 많이 먹으면 몸이 망가진다. 육류를 많이 먹으면 노화가 잘 된다는 것은 서양과 동양 사람을 비교하면 잘 알 수 있다. 단백질의 질소질은 산소보다 독성이 강해 간, 신장에 무리를 주

고 심지어 장을 썩게 한다.

장내 산소가 부족하면 염기성이 높아지면서 변에 열이 생기고, 또는 반대로 설사가 생길 수도 있게 한다. 더 중요한 것은 단백질의 질소질 때문에 장점막이 망가지면서 피가 굉장히 탁해진다.

쉽게 4대강의 '녹조라떼'를 떠올리면 된다. 강바닥의 모래와 자갈은 상당한 수질 정화 능력을 가지고 있다. 그런데 강바닥의 모래와 자갈을 걷어내고, 마구잡이로 둑을 쌓으면 수질이 악화되고 물의 흐름 속도가 느려진다.

실제로 4대강 사업을 하면서 강바닥의 모래와 자갈을 퍼내고 보와 댐을 설치했다. 그 결과 강에 산소가 부족하고 부유물질이 많아지면서 생태순환이 악화됐다. 강은 악취가 나고 시궁창으로 변해 물고기들이 떼죽음을 당하고 녹조와 큰빗이끼벌레까지 창궐했다.

소장 역시 마찬가지다. 소장점막(강바닥)이 무너지고 산소가 부족(보 설치)하다 보니 열과 염증으로 장내 생태계가 망가져 소장은 시궁창화가 되는 것이다.

13. 항생제와 약물

항생제와 약물 오남용으로 소장이 망가진다.
약은 아픈 증상에 빠르고 효과적으로 작용하지만, 약을 오남용하면 과유불급(過猶不及)이 될 수 있다. 아무리 좋은 약도 잘못 쓰면 독이 된다.

약의 흡수 과정
우선 약이 우리 몸에 어떻게 흡수되는지를 알아야 한다.

> 약 → 위에서 녹아 → 소장에서 흡수 → 간에서 분해 →
> 혈액을 타고 효과 → 신장에서 파괴·여과

　약 가운데 가장 흔한 먹는 약은 입에 들어간 다음 위나 소장에서 녹아 흡수되어 혈액으로 들어간다. 그리고 혈액을 타고 간을 거쳐 전신으로 운반되며 약효를 발휘한 후 대부분 신장에서 소변으로 배출된다.

약이 소장에 무리를 주는 이유는?
약은 음식과 똑같이 몸에서 작용한다. 약분해 과정에서 효소와 미네랄이 다량 소모되면서 소장이 망가진다.
또 약을 장기간 먹으면 약물내성이 생기면서 장내 미생물에 악영향을 준다.
　우리가 먹는 약 가운데 약 4분의 1은 우리 몸속 장내 미생물의 생장을 억제해 부작용을 일으킨다. 특히 항생제는 세균과 바이러스, 유해균을 제거하는 이점도 있지만, 유익균도 없애기 때문에 소장의 미생물생태계를 망가뜨린다. 또 항생제는 장내 미생물을 변화시키고 소장 벽을 손상해 염증을 일으키고, 뇌의 반응도 바꿔 놓는다. 이런 영향으로 갑상선기능저하증·갑상선결절·갑상선암이 유발될 수 있다.

약이 간에 무리를 주는 이유는?

약은 혈액 속에서 필요한 곳으로 바로 보내지지 않는다. 먼저 간에서 해독작용을 한다. 약은 우리 몸에 손님이지만 간은 약을 이물질로 간주해, 니코틴이나 알코올을 분해하듯 여러 종류의 효소를 동원하여 약을 분해해서 해가 없는 것으로 바꾸려고 한다. 이것을 '대사'라고 한다. 이 과정에서 각종 중간 대사 물질이 만들어지는데 이 중간 대사 물질 중에는 간 조직을 파괴하거나 암을 유발하는 작용을 하는 것도 있다. 그래서 약은 일단 간에 부담을 주고, 나아가 몸에 치명적인 독물로 작용하기도 하는 셈이다.

간에서 해가 없는 물질로 변한 약은 전신으로 운반돼 약의 목적지에 도달해 효과를 발휘한다. 약이 효과를 낸 후 계속 몸에 남아 있으면 해를 끼칠 수 있으므로 역할을 다하면 재빨리 화학적 변화가 이루어져 불활성화되거나 신장에서 여과되어 체외로 배설된다.

그런데 같은 약을 먹어도 사람마다 효과가 다른 이유는?

바로 혈액 중 약의 농도 때문이다. 약의 농도가 정점이 된 후 그 절반까지 줄어들 때 걸리는 시간을 '반감기($T1/2$)'라고 한다. 어린이와 노인은 약물 대사기능이 떨어져 약물 대사 속도가 늦기 때문에 약이 몸속에 오래 머물며 효과도 오래간다. 약의 부작용이 나타날 수밖에 없다.

약이 신장에 무리를 주는 이유는?

약물과 약물의 대사 산물은 주로 신장으로 배설되는데, 약물의 독성으로 인해 신장은 위기에 처하기도 한다. 소변에 녹은 약이 몸 밖으로 배출되기 전 그 소변을 담고 있는 세뇨관이나 방광에 나쁜 영향을 미친다. 주로 얼굴이나 몸이 붓는다. 약의 배설과정에서 신장에 생긴 부작용이다.

갑상선기능저하증·갑상선결절·갑상선암인 사람들은 소장, 간, 신장이 좋지 않기 때문에 약을 먹을수록 몸에 무리를 줄 수 있다.(씬지로이드는 요오드로 다른 약보다 부작용이 없는 편이다.) 따라서 몸에 부담을 주는 약보다는 부작용이 없는 음식치유를 생각해봐야 한다.

소장이 망가지는 원인은 소장 생태계를 파괴하는
과도한 단백질 음식을 섭취했기 때문이다.

나쁜 음식과 과식의 영향

단음식

주요성분 단순당

악영향
- 충치
- 비만
- 당뇨, 고혈압, 지방간, 고지혈증 등 성인병
- 심근경색증
- 피부노화
- 급격한 기분 변화
- 학습장애, 집중력장애, 주의력결핍, 과잉행동장애
- 치매 위험

- 만성염증 유발(갑상선질환 유발)
- 면역 시스템 저하

나쁜 지방
주요성분 트랜스지방, 포화지방
악영향
- 지방은 단백질보다 소화가 느리다.
- 소화액이 많이 필요하게 되어 소화기관에 부담을 준다.
  (복부 팽만감과 메스꺼움 등 증상 유발)
- 지방은 비만을 유발하는 그렐린 호르몬의 분비를 촉진한다.
- 허기를 느끼게 하고 식욕을 증가시킨다.
- 혈관 내피세포 손상
- 심장병과 각종 심혈관질환 유발
- 인슐린 저항성과 제2형 당뇨 유발
- 만성염증과 암 유발(갑상선질환 유발)

단백질 과다 섭취
주요성분 암모니아 발생
악영향
- 입에서 악취를 풍김
- 기분이 급격히 나빠진다.
- 소장을 망친다.
- 신장을 망친다.
- 만성염증 유발 (갑상선질환 유발)
- 간질환(간염, 간경변, 간암)을 일으킨다.
- 전신 건강에 심각한 영향, 통풍
- 소화가 잘 안된다.
- 장에 가스가 차고, 방귀와 대변의 악취가 심하다.
- 효모균 과도성장 및 암 촉진
- 체중 증가

인공감미료
주요성분 사카린, 아스파테임(제품명: NutraSweet), 네오테임(neotame), 아세설팜 K(acesulfame K), 수크랄로스(제품명: Splenda) 등
악영향
- 체중 증가
- 스트레스 유발
- 혈당 수치를 높여 당뇨 위험 증가
- 대사증후군 유발
- 비만, 고혈압, 뇌졸중, 심장질환

패스트푸드
주요성분 설탕, 인공감미료, 나트륨, 포화지방, 트랜스지방, 오메가6지방산, 글루텐, 적색육, 가공육
악영향
- 비만과 염증을 일으키는 요소
- 과량의 단순당은 백혈구의 살균작용을 감소시킴
- 염증성 사이토카인 증가(갑상선질환 유발)
- 인공감미료, 소금, 포화지방, 오메가6지방산 등은 염증을 유발해 자가면역질환 유발
- 패스트푸드를 지속적으로 섭취하면 장내 미생물의 균형이 깨지며 장내 염증 유발, 장의 벽을 느슨하게 만들어 염증, 알레르기, 감염, 암에 취약해짐
- 패스트푸드는 비만, 거식증, 폭식증, 장내 미생물 불균형, 만성염증, 음식 알레르기 등 다양한 병과 관련이 있다.

과식
① 위, 식도
- 위산이 과하게 나와 위염을 일으킨다.
- 소화불량이 일어난다.
- 소화불량이 계속되면 소화되지 않은 음식물 찌꺼기들이 장으로 가서 문제를 일으킨다.

- 역류성 식도염
- 위하수증

② 간, 췌장, 신장(콩팥)

지방간

췌장 인슐린 망가짐

이소성지방(독성이 있는 염증 유발, 암 유발 지방)

비만

콜레스테롤 혈당 상승

신장기능 저하

③ 두뇌
- 집중력 저하
- 인지기능 저하
- 정서불안 상태

④ 코, 눈, 귀
- 알레르기, 천식, 비염, 아토피 피부염, 자가면역질환

⑤ 심장
- 고지혈증, 만성염증, 고혈압, 심장질환(심근경색, 협심증, 심부전)

⑥ 무릎
- 고관절염, 허리통증, 근골격계 질환

⑦ 혈액순환장애(수족냉증, 저체온증, 기립성저혈압)
⑧ 장내세균총 파괴, 만성염증 유발(갑상선질환 유발)
⑨ 만성피로, 수면장애
⑩ 운동능력 저하

신장에 문제가 생겼다
신장은 왜 갑상선질환에 문제가 될까?

열과 감정세포의 제어가 안 된다

신장이 망가지면 열과 감정세포의 제어가 안 된다. 더운 여름에 대형 쇼핑몰이나 큰 빌딩의 실내 주차장에 가면 숨이 막힐 정도의 열기를 경험했을 것이다. 공기 순환이 원활하지 않은 주차장으로 계속해서 열을 내는 차들이 들어오니 열이 외부로 빠져나가지 못하고 정체돼, 주차장이 열기로 가득 차 버렸기 때문이다.

인간의 몸도 마찬가지다. 정상적인 열 순환 시스템(즉 신장, 심장이 제 기능을 할 때)에서는 열처리가 순조롭게 진행되므로 장기도 열을 받지 않고 감정세포도 열을 받지 않는다. 하지만 이런 열 순환 시스템인 신장이 망가지면 열 제어가 안 된다. 장기는 계속 열을 받고, 감정세포도 계속 흥분상태가 된다.

어린이같이 성장이 덜 된 경우는 열이 직접적으로 뇌를 자극해 ADHD, 틱장애로 나온다. 성인의 경우는 갑상선에서 열을 한 번 걸러 머리로 많은 열이 몰리는 것을 차단해 준다. 하지만 감정세포가 계속 흥분하면 열이 갑상선에 몰리면서 염증 형태로 변해 갑상선에 무리를 준다.

> 갑상선질환의 원인은 신장이 망가져 열과 감정세포가
> 제어되지 않아 갑상선세포에 무리를 주기 때문이다.

신장이 망가지면 갑상선에 악영향을 미치는 이유

스트레스, 열, 감정세포 조절이 힘들다

스트레스, 열, 감정세포들이 조절이 안 되는 현상을 바다의 원리로 대입하면 그 답을 쉽게 찾을 수 있다. 바다는 미네랄 균형을 이루고 있어 온도가 뜨거워져도 끓지 않고 차갑더라도 다 얼지 않도록 중심을 잡아준다.

대신 바닷물의 온도가 적정 이상으로 올라가면 바다는 수증기를 만드는데, 많아진 수증기는 하늘로 올라가 갑자기 먹구름을 만들고 비바람과 함께 천둥 번개가 생긴다.

사람의 신장은 바다에 해당한다. 따라서 인체에 열이 발생하면 신장에서 미네랄 균형을 맞춰 식히는 작업을 한다. 그런데 미네랄이 부족해 신장기능이 저하되면 열이 발생했을 때 바로 냉각기가 작동되지 않아 몸은 열과 염증으로 가득 찬다.

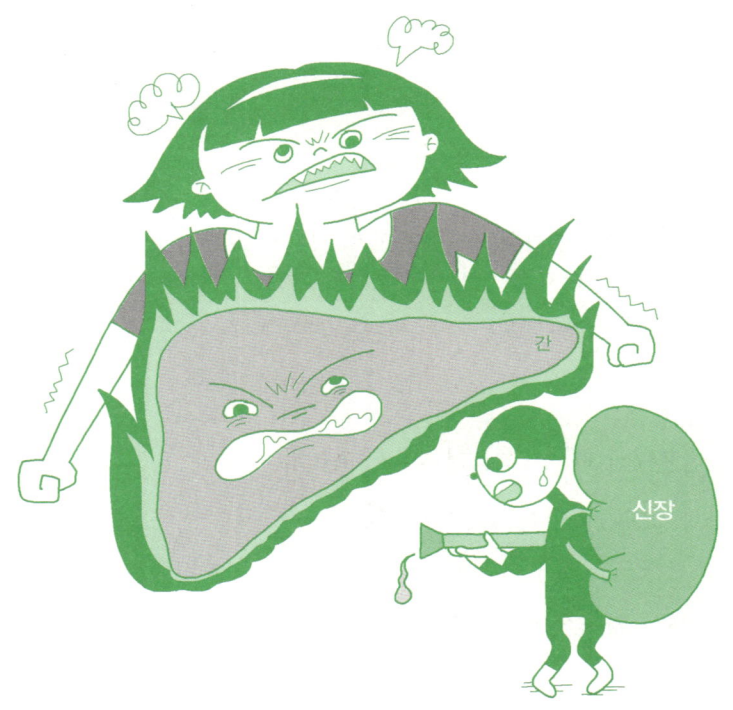

| **신장 기운의 저하로 갑상선질환 발생** | 사람이 화를 낼 때 신장에서 열을 바로 식혀줘야 하지만 신장 기운이 약하면 스트레스와 열을 조절할 수가 없다.

　다시 말하면 스트레스, 열, 감정이 빨리 해소되지 못하는 현상은 미네랄이 부족하여 신장에서 열을 제어하지 못했기 때문에 몸의 열기가 머리로 올라가면서 나타나는 증상이다. ADHD나 분노조절장애를 겪는 사람들이 신장주스를 먹으면 흥분이 가라앉고 차분해지고 집중력이 생기는 이유도 신장이 튼튼해지면서 열 제어가 되기 때문이다.

　결국 갑상선질환의 원인은 부족한 미네랄 때문에 신장기능이 저하되면서 제어하지 못한 열이 갑상선에 염증을 일으키면서 생기는 것이다.

* 양방에서는 스트레스를 받으면 부신에서 코르티솔 호르몬이 나와 스트레스를 조절해 준다고 한다. 미네랄 식이요법에서 말하는 신장의 스트레스 관리와 같은 맥락이다.

신장이 망가지는 이유

1. 미네랄 부족으로 몸의 스위치가 꺼져 신장이 망가진다
■ 미네랄이 부족한 현실

요즘 식재료에는 미네랄이 절대적으로 부족하다. 전 세계적으로 식재료의 90%가 미네랄 부족을 보이고 있다. 이런 미네랄 부족 현상은 미네랄은 생성 구조가 아닌 순환구조이기 때문이다. 미네랄은 대부분 토양에서 존재하며 식물이 흡수하고, 사람이 식물을 섭취한 후 배설을 통해 다시 토양에 돌아간다.

예전 전통 화장실을 사용할 때는 인분을 거둬 논과 밭의 거름으로 사용했다. 그런데 수세식 화장실이 생기면서 변이 토양으로 가지 않고 정화시설을 거쳐 바다로 가게 됐다. 이로 인해 밭에는 미네랄이 줄어들고 결국 미네랄 사이클 고리가 끊어져 논과 밭에는 사람에게 필요한 미네랄이 부족해졌다.

덧붙여 미네랄이 땅속에 있어도 식물이 바로 흡수할 수 있는 것은 아니다. 식물이 미네랄과 영양분을 흡수하려면 땅속 미생물의 도움을 받아야 한다. 그러나 화학비료와 농약을 대량으로 사용하면서 땅속 미생물이 죽어 식물의 미네랄 흡수 능력이 떨어진 것도 음식 재료의 미네랄 부족 현상에 한몫을 차지했다.

■ **미네랄이란 무엇인가?**

미네랄은 소량이긴 하지만 인간, 동물, 식물이 성장과 발육, 건강을 유지하고 생존하는 데 필수적인 영양소이다. 사람 신체의 경우에 약 4%가 미네랄로 구성되어 있다.

미네랄의 효능은 다양하다. 뼈를 튼튼하게 하며 신경물질 전달, 호르몬 생성과 정상적인 심장박동 유지에 관여한다. 치아와 뼈의 형성에 기본을 제공하고 정상적인 심장의 리듬, 근육의 수축, 신경 전도성 및 산-염기 평형성을 유지할 수 있게 한다. 세포 활동을 조절하는 세포와 호르몬의 일부가 됨으로써 세포 내 신진대사를 조절한다.

| 미네랄 종류와 기능 |

미네랄 종류	기능과 역할	결핍증
셀레늄(Se)	갑상선 호르몬, 전립선 보호 강력한 항산화력으로 활성산소 제거 해독작용과 면역기능 증진 자외선·X선 방사선의 피해를 경감 신체 조직의 노화와 변성을 막거나 속도 지연 암, 간질환, 신장병, 관절염 등 예방	심장질환, 탈진, 면역기능 저하 갑상선기능저하 콜레스테롤 비율 이상(혈액 점도 높아짐) 정신적 육체적 피로, 불안과 우울

미네랄 종류	기능과 역할	결핍증
나트륨(Na)	혈액과 세포외액의 체액 균형 조절 칼륨과 함께 신경과 근육에 자극 전달 근육이나 신경의 흥분을 낮춤 칼륨 외 미네랄의 흡수를 도움	근육 경련, 현기증, 의식 장애, 혼수상태, 구토 증세, 권태감, 식욕부진, 저혈압 등
마그네슘(Mg)	300여 가지 효소작용에 관여 에너지 대사를 도움 단백질 합성을 도움 뼈와 신경전달, 근육수축 작용 관여 세포 내 칼륨 이온, 나트륨 이온, 칼슘 이온의 농도를 조절 뼈의 경화현상 예방 골다공증 예방, 결석 예방 심장동맥질환 예방, 혈관성질환 예방	신경과민, 비만, 스트레스 눈꺼풀 떨림, 신경과민 집중력장애, 우울증, 근육 경련, 심근경색, 변비, 동맥경화, 관절염
칼슘(Ca)	뼈와 치아의 성분 신경세포에 정보를 전달 효소 활성화 근육수축 혈압강하, 혈액응고, 골다공증, 대장암 예방 심장동맥질환 예방 납의 흡수 방해 칼슘과 철분은 동시에 복용 금지	골다공증, 키 성장, 충치 근육통, 신경과민, 습진, 고혈압, 불면증, 관절통, 손톱 갈라짐, 혈중 콜레스테롤 상승, 류마티스 관절염, 부갑상선항진증, 신장질환자는 복용 위험
철(Fe)	헤모글로빈 생성, 생명 유지에 직결 아동 성장에 중요, 체온조절 체내 저장되기 때문에 과량 섭취 금지	과량의 비타민C와 아연은 철분 흡수를 방해 손톱 연화, 머리카락 갈라짐, 탈모, 피로, 현기증, 빈혈, 박테리아 감염자는 복용 금지
아연(Zn)	효소의 구성 성분 신체나 뇌의 정상적인 발육에 관여 면역기능 유지 인슐린의 합성과 저장으로 혈당 조절 성호르몬과 정자 생성으로 성기능 유지, 콜라겐 생성, 간 보호, 활성산소 제거	식욕 저하, 피로, 발육부진 면역력 저하 학습장애, 신경장애 우울증 상처 회복 지연 시력장애 피부질환이나 손톱 및 발톱 이상, 탈모, 빈혈

(미네랄 식이요법의 주요 미네랄 기준)

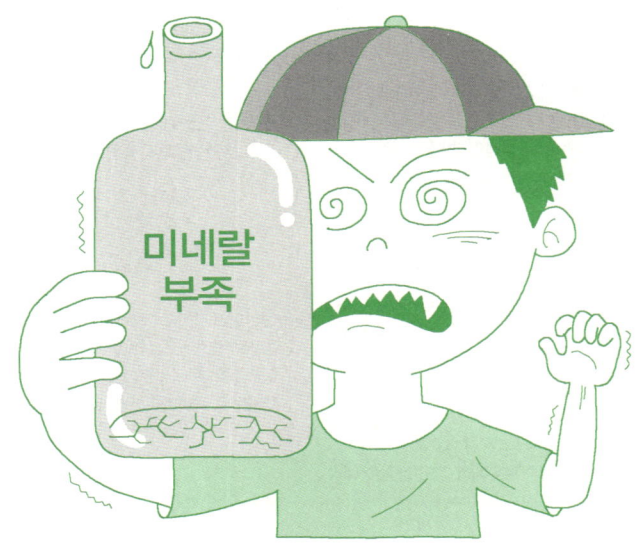

| **미네랄 부족으로 인해 갑상선질환 발생** | 인체의 스위치인 미네랄이 부족하면 몸의 대사작용에 문제가 생기면서 갑상선질환이 나타난다.

■ 미네랄 부족으로 몸의 스위치가 꺼진다

우리 몸 30조 개의 세포 공장 중 20조 개만 일한다. 그만큼 우리 몸에 일꾼이 부족하다.

인체가 필요로 하는 영양소 중 탄수화물, 지방, 단백질을 필수 3대 영양소라고 하는데, 이들은 거대영양소, 즉 마크로뉴트리엔트(Macro nutrient)라 한다. 공통적인 특징은 칼로리를 가지고 있으며, 혼자서는 아무 일도 할 수 없다.

이에 반하여 비타민, 미네랄과 같이 아주 적은 양이지만 우리 몸에 없어서는 안 될 영양소로 미량영양소, 마이크로뉴트리엔트(Micro nutrient)이다. 미량영양소는 우리 몸에 들어온 영양을 에너지로 전환을 시키는 중요한 일을 한다. 그래서 일꾼 영양소라고 부르기도 하는데, 미량영양소 중에서도 최종적으로 몸속 스위치를 올려 공장을 가동하는 게 미네랄이다.

즉, 미네랄은 우리 몸의 스위치로 불씨와 같다. 3대 영양소를 에너지로 전환, 뇌와 근육, 신경체계를 작동, 효소를 만드는 데도 쓰인다. 따라서 미네랄이 없으면 갑상선 호르몬 같은 중요 호르몬의 합성이 잘 안되고, 세포의 기능이 떨어지는 등 많은 문제가 발생한다.

미네랄이 적절하면 대사작용이 활발해 독소 배출이 제때 되지만, 미네랄이 부족하면 몸속 스위치가 꺼져 신장의 기능도 떨어져 독소가 제대로 배출되지 못한다. 결국, 몸은 점점 진흙탕이 되어 대사작용이 일어나지 않고 세포는 독소로 인하여 정보력이 떨어지고 병이 든다.

쉽게 말해 미네랄이 부족한 식사는 '아궁이에 장작은 많지만, 불씨가 없어 아무 소용이 없는 것'과 같다.

미네랄 부족으로 몸의 스위치가 제대로 켜지지 않아 공장 가동에 차질이 생기면서 몸의 이곳저곳에 과부하가 걸리고, 신장은 그 열을 끄기 위해 더 많은 에너지를 소모하면서 급속도로 망가진다.

소장이 망가지는 원인은 과도한 약물로
소장 생태계가 무너졌기 때문이다.

2. 미네랄 부족으로 몸속 생체전기의 흐름에 문제가 생긴다

미네랄 부족으로 몸속 생체전기의 흐름에 문제가 생겨 신장이 망가진다.

그런데 미네랄이 부족한 식사에서 어떻게 갑상선기능저하증·갑상선결절·갑상선암이 나타나는 것일까? 미네랄만 잘 보충해주면 갑상선기능저하증·갑상선결절·갑상선암은 극복될 수 있는 것일까?

음식치유는 미네랄의 다양한 기능 중 세포 내 신진대사에 초점을 맞춘다. 인간의 몸에는 생체전기라는 미량의 전기가 흐른다. 태어날 때는 5~6V 정도지만 노화가 진행되면 2.5V 이하로 떨어지기도 하며, 질병이 발생하면 2V 이하로 급격히 떨어져 사망에 이르기도 한다.

전기가 흐르는 걸 가장 쉽게 볼 수 있는 건 몸 안의 전류를 그래프한 심전도검사다. 모든 생명체의 세포는 전기를 만들어내고 그 전기를 에너지로 바꾸면서 생명활동을 한다.

그런데 우리 몸에 발전소도 없는데 전기가 만들어지고 흐르는 이유는 우리 몸의 세포들은 모세혈관과 모세림프관과 신경섬유가 모여 있는 결합조직의 틈새에 있는 체액에 떠 있다. 이 체액은 여러 가지 양이온과 음이온이 녹아있는 전해질이다. 이 양이온과 음이온의 흐름이 40~60μA 의 미세전류다.

가정에서 쓰는 전자제품의 전기는 전자의 흐름을 말하지만, 우리 몸에 흐르는 생체전기는 이온의 흐름을 말한다. 세포막을 경계로 세포질은 칼륨과 나트륨 전해질로 이뤄졌다. 세포막 안과 밖은 전위차가 90mV이며 휴지전원인데, 단백질로 구성된 나트륨-칼륨 양이온 펌프에 의해 이온의 교환이 이뤄지면서 이온의 흐름이 일어난다. 이때 휴지전원이 활동전위로 바뀌면서 전위차가 생기고 전류가 흐른다.(나트륨-칼륨 양이온 펌프를 돌리는 에너지는 미토콘드리아에서 만든 ATP를 사용)

생체전기가 제대로 흐르면, 세포는 체액으로부터 산소와 영양분을 공급받고 찌꺼기를 세포 밖으로 내보내 대사작용이 원활하게 이루어진다. 반대로 생체전기가 제대로 흐르지 않으면, 체액이 정체되어 세포에 염증이 생기고 세포와 장기는 제 기능을 못 한다. 신장도 염증이 생기고 손상되면서 망가진다.

생체전기의 흐름을 방해하는 가장 큰 요인은 인체에 미네랄 부족이다. 미네랄은 태워주는 영양소이자 전해질로 우리 몸에 전기가 흐를 수 있도록 도와준다. 인간은 전기화학적 존재이기 때문에 미네랄이 없으면 전해질을 구성할 수 없어 전기(에너지)가 흐르지 못해 생명을 유지할 수 없다.

우리 몸은 필요한 영양소를 몸속에 있는 물질을 이용하거나 전환해 단백질, 탄수화물, 지방으로 만든다. 하지만 미네랄은 몸속에서 만들지 못하기 때문에 반드시 음식을 통해 섭취해야 한다.

신장이 망가지는 원인은 미네랄 부족으로 몸속 생체전기의
흐름이 원활하지 않기 때문이다.

3. 미네랄은 장내 미생물에 영향을 끼친다

미네랄 부족으로 장내 미생물에 영양 공급에 차질이 생겨 신장이 망가진다.

> **쥴리아 러클리지 교수의 연구 결과**
>
> 캔터베리 대학의 쥴리아 러클리지(Julia Rucklidge) 교수는 미량영양소가 ADHD를 가진 어린이의 미생물군에 긍정적인 변화를 준다는 연구 결과를 발표했다.
> 공동 연구팀은 미량영양소(비타민, 미네랄, 아미노산 및 항산화제 포함)를 섭취하는 아이들이 비피더스균이 많아져 박테리아를 현저히 줄인다고 지적했다. 미량영양소가 박테리아 수준을 조절할 수 있으며, ADHD와 같은 장애 치료 방법으로 사용될 수 있다고 제안했다.
>
> 출처: 학술지 네이처(Nature)의 사이언티픽 리포츠(Scientific Reports) 2019년

위 연구를 음식치유 관점에서 보면, 미네랄은 장내 미생물의 대사기능을 담당한다. 영양소가 에너지로 전환하려면 반드시 미네랄의 전위차가 필요하기 때문이다. 따라서 미네랄이 적절하게 공급되면 장내 미생물의 대사기능이 원활해져 영양소가 에너지로 바뀌면서, 유해균의 증식을 억제하거나 차단하는 비피더스균이 번성해지면서 질병을 낮추게 한다.

즉, 미네랄은 장내 미생물도 관여하는데, 미네랄이 부족하면 대사기능이 떨어진다. 에너지로 전환 될 영양분이 줄어 장기에 공급된 영양분이 부족해진다. 또 유해균이 늘어나 몸에 염증이 많아진다. 이런 상태에서 신장은 영양결핍이 생겨 기능이 저하된다. 하지만 염증이 있는 곳의 열을 끄기 위해 평소보다 더 많은 업무로 인해 피

로가 쌓이면서 망가진다.

신장이 망가지는 원인은 미네랄 부족으로
장내 미생물생태계의 대사기능이 떨어져 신장에 영양분이
충분히 공급되지 않기 때문이다.

4. 미네랄은 흡수가 쉽지 않다

미네랄은 흡수가 쉽지 않아 신장이 망가진다. 현대에는 근본적으로 미네랄이 부족한 음식이 많고, 많은 현대인의 장 상태가 나빠 흡수율이 떨어져 세포는 병이 든다.

따라서 미네랄이 풍부한 음식 재료를 찾는 것도 중요하지만, 미네랄을 얼마나 잘 흡수하느냐도 중요하다. 왜냐면 미네랄은 이온화 상태일 때 소장에서 흡수가 쉽기 때문이다. 시중에 판매되는 미네랄제재의 효과를 잘 못 느끼는 것도 성분상으로는 훌륭하더라도 실제 우리 몸에서 흡수가 안 되기 때문이다.

결국, 미네랄이 부족하면 몸의 대사작용이 제대로 안돼 몸은 독소와 열로 가득 찬다. 특히 신장은 미네랄 균형을 조절하며 자신의 임무를 수행하는데, 미네랄이 흡수가 안 되면 미네랄 부족으로 신장은 업무에 과부하가 걸리면서 망가진다.

신장이 망가지는 원인은 미네랄 흡수가 안 되기 때문이다.

왜 여자에게 더 많을까?

갑상선질환은 남성보다 여성에게 발병할 확률이 2.5~5배 정도 높다고 한다. 생리나 임신 등으로 인한 여성호르몬의 변화가 갑상선호르몬의 변화에 영향을 줄 수 있기 때문이다.

또 갑상선질환은 몸의 면역체계의 이상으로 발생할 수 있는 자가면역질환 중 하나로 여성이 남성보다 면역계가 활성화되어 있어 발병할 확률이 더 높다고 한다.

음식치유의 관점에서 갑상선질환이 여자에게 많은 이유는 감정세포 때문이다.

감정세포는 남자보다 여자에게 더 발달되어 있다. 흔히 여자는 남자보다 더 섬세하다, 예민하다, 감성적이다, 여리다 등 말을 한다. 남자는 자신의 기준과 논리, 힘으로 소통을 하지만 여자는 공감과 말로 소통을 하기 때문이다. 이런 생물학적인 특징 때문에 같은 스트레스의 상황에서 여자는 남자보다 감정적으로 더 심한 자극을 받는다. 자극은 열을 만들고, 열은 세포에 염증이 생기게 한다.

여자의 경우 스트레스가 심하면 간(肝)열이 갑상선, 유방, 자궁 등과 같은 부위에서 잘 나타난다. 갑상선질환(갑상선기능저하증, 갑상선기능항진증, 갑상선결절, 갑상선암 등), **유방질환**(유방혹, 유방염, 유방암 등), 자궁질환(생리불순, 생리통, 자궁근종, 자궁내막증, 자궁암 등) 등 다양한 질환으로 발병된다.

반면 남자의 경우 간(肝)열이 많으면 간 자체에 질환(간염, 간경화, 간암 등), 전립선질환(전립선염, 전립선비대증, 전립선암 등)이 생기기도 한다. 그래서인지 갑상선질환의 비율을 보면 여자가 압도적으로 높다.

왜 추위를 잘 탈까?

갑상선은 우리 몸의 보일러와 같다. 방에 보일러를 켜면 따뜻하게 데워지듯, 갑상선도 작동되면 갑상선 호르몬이 우리 몸에 열과 에너지를 공급해 체온을 유지한다.

그런데 갑상선기능저하증으로 갑상선 호르몬이 너무 적게 나오면 몸에 열이 제대로 생성되지 않는다. 마치 보일러가 고장나서 난방이 안 되듯 몸도 난방이 되지 않아 항상 손발이 차고 추위를 탄다.

왜 늘 피곤할까?

갑상선기능저하증으로 에너지 생산이 적어지면 LDL콜레스테롤을 줄이는 수용체의 기능도 떨어져 고지혈증이 생기기 쉽다. 그렇게 되면 혈액은 끈적이고 순환이 느려진다. 시간이 지나면 혈관 벽에 이물질이 쌓여 혈관은 좁아지고 막히게 된다. 세포로 공급되어야 할 피가 적어지고 몸의 신진대사 속도가 느리므로 늘 몸이 무겁고 피곤하고 매사 의욕이 떨어진다.

음식치유의 관점에서 몸이 피곤한 이유는 생각이 많으면 호르몬의 낭비가 심하기 때문이다. 몸은 호르몬 관리가 중요하다. 갑상선 호르몬은 몸에 필요한 여러 호르몬을 만드는데, 낭비되는 호르몬이 더 많으므로 몸의 기능은 가다 서다를 반복하게 된다. 몸은 늘 피곤할 수밖에 없다.

또한, 갑상선기능저하증은 탄수화물 과잉, 나쁜 지방(포화지방, 트랜스지방), 스트레스 등 영향에 의해 증가된 혈중 LDL-콜레스테롤이 혈관내피세포로 파고들고, 이를 제거하기 위해 면역세포의 일종인 대식세포가 나서면 혈관에 염증이 일어나고 산화가 진행돼 인체는 외부 스트레스에 취약해진다.

콜레스테롤은 호르몬 합성과 뇌의 발달, 유지를 돕는 등 생명 유지에 꼭 필요한 성분이지만 혈중 수치가 너무 높으면 건강 이상을 일으킨다. 콜레스테롤 수치를 높이는 음식(포화지방, 트랜스지방, 동물성기름이 많은 음식으로 닭 껍질, 새우, 유제품, 아이스크림, 과자, 라면, 커피프림, 쿠키, 케이크, 튀김류 등)을 자제해야 한다.

왜 건강식품, 영양제를 먹어도 피곤할까?

몸이 아프기 시작하면 사람들은 건강식품이나 영양제를 먹는다. 건강식품이나 영양제의 성분이나 효능을 보면, 바로 건강해질 것만 같다. 하지만 크게 효과를 못 느끼거나 오히려 몸이 힘들어지고 피로감이 더 커지는 경우가 있다.

영양제는 몸에 부족한 영양을 채워주기 때문에 내게 필요한 상태라면 효과가 나타난다. 다시 말해 영양제의 효과를 못 느끼는 것은 내가 먹은 영양제의 성분이 내 몸에 필요한 게 아니라는 것이다. 즉 그 영양성분이 문제가 아니라는 걸 알아야 한다.

또 영양제를 먹고 몸이 힘들어지고 피로감이 더 커지는 이유는

첫째, 소장점막세포가 부실해서 흡수가 안 됐기 때문이다.

둘째, 영양제를 흡수와 분해하는 과정에서 효소와 미네랄이 많이 소모되면서 소장이 망가졌기 때문이다.

셋째, 해독하는 과정에서 간에 무리를 줬기 때문이다.

몸이 피곤하다면 간도 피곤한 상태이다. 영양제는 약처럼 강한 독성이 있는 건 아니지만, 영양제도 흡수가 되려면 소장을 거쳐 간에서 해독해야 한다. 따라서 한두 가지 영양제라면 음식 수준으로 흡수와 분해에 크게 문제가 되지 않지만, 다량의 영양제가 들어오면 간은 약 먹을 때같이 많은 일을 해야 한다. 간에 무리가 가고 간독성도 생기게 된다. 간은 스트레스 상태가 되고 갑상선도 스트레스 상태가 되어 몸이 더욱 피곤해진다.

그리고 영양제는 성분 자체는 좋지만 영양제를 만들 때 사용하는 부형제나(형태를 만들어 주는 것) 글루텐으로 만든 약 껍질도 몸에 독성으로 작용한다. 예를 들어 ○○요법은 하루에 비타민 3,000~6,000mg을 먹는다. 하루에 몇 개의 비타민을 먹어야 한다. 원래 비타민 부형제는 하루에 한 개 먹도록 설계되어 있는데, 한 개 이상의 부형제의

독성을 전혀 고려하지 않게 된다. 따라서 과용의 비타민을 먹을 때 나타날 수 있는 장에 가스가 많이 찬다든지, 간독성을 일으킬 수 있다. 이런 독성이 우리 몸에 어떻게 작용할지 알 수 없다.

음식이나 영양제의 성분보다는 간에 무리를 안 주고 흡수가 잘 될지에 주목해야 한다. 인간은 자연에서 왔기 때문에 시간이 걸리더라도 자연스러운 상태인 음식에서 영양분을 섭취하는 게 안전하고 흡수율도 높다.

급하게 무리하게 다이어트하면 지방을 태워 몸무게는 줄지만, 탄력이 없어 얼굴에 주름이 생기고, 피부가 늘어지는 노화 현상이 생기고, 몸이 늘 피곤하고 짜증 나는 것처럼 건강도 시간을 두고 자연스럽게 회복해야 한다.

왜 소화가 안되고 변비가 잘 생길까?

갑상선기능저하증이나 갑상선암을 앓는 사람들은 소화불량과 변비를 호소하는 경우가 많다. 이런 증상이 나타나는 이유는 갑상선기능 저하로 신진대사가 떨어지면서 위장관 운동이 느려지고, 체내에 소화효소가 부족해 소화가 잘 안되기 때문이다. 장기능 역시 떨어져 변비가 생긴다.

따라서 갑상선기능저하증이나 갑상선암인 사람들은 효소가 많은 음식을 먹어야 한다.

왜 우울하고
감정 기복이 심할까?

갑상선기능저하증인 사람들은 우울하고 감정 기복을 호소하는 경우가 많은데, **음식치유의 관점**에서는 소장과 신장 때문이다.

소장

1. 소장에서는 행복감을 주는 세로토닌 신경전달물질을 만든다. 하지만 소장이 망가지면 세로토닌 신경전달물질이 적게 만들어지거나 상태가 좋지 않기 때문에 늘 불안하고 우울하며 기분이 좋지 않다.
2. 갑상선기능저하증 사람들은 변비증상이 자주 나타난다. 변비가 있을 정도면 소장의 신호체계가 약해졌다는 뜻이다.

참고로 변비를 설명하면 변은 다음 음식물이 대장으로 들어올 때 밀려서 내려가는 방식이다. 소장이 정상이라면 음식물이 잘게 쪼개져 완전연소가 되어 유효 영양성분은 소장에 흡수되고, 음식물 찌꺼기만 대장으로 내려가 잘 뭉쳐져 황금변으로 배출된다. 그러나 변비는 장이 약해 음식물이 불완전 연소가 되어 대장으로 내려간다. 대장은 수분만 흡수하므로 불완전 연소한 음식물이 큰 덩어리째 그대로 남는다. 딱딱한 큰 덩어리가 대장을 막고 있어 그다음 음식물이 들어와도 뭉쳐지지 않고, 밀고 내려가기도 힘든 현상이 변비 증상이다.

　변비가 생기면 장이 막혔기 때문에 몸에 산소 공급이 원활하지 않아 산소 부족으로 마치 몸 전체가 녹조로 변한 4대강 현상처럼 탁해진다. 당연히 머리에 열도 많아지고 독소도 많아지니 자신의 의지와 상관없이 기분도 우울해지고 쉽게 짜증이 나며 감정 기복이 심해진다. 소장이 건강해지면 신경전달물질의 질이 좋아지고, 변비도 개선되면서 4대강 현상이 사라져 감정도 편안해진다.

신장

1. 바다가 뜨거워지면 수증기가 하늘로 올라가면서 먹구름이 생기고 천둥 번개가 치듯, 열을 제어해 주는 신장기능이 저하되면 작은 일에도 머릿속에 먹구름이 몰려오고 천둥 번개가 계속되어 기분이 좋을 리가 없다. 그래서 갑상선질환을 앓은 사람들은 별일 아닌 일로도 기분이 우울하고 스트레스를 받는다.

머리가 계속 열을 받으면 인체는 머리의 열을 식히기 위해 산소와 영양분을 공급한다. 하지만 신장기능이 약하면 열 제어가 순조롭지 않아 머리는 계속 열을 받기 때문에 산소와 영양분이 늘 부족한 상태가 된다.

결과적으로 머리는 활성산소가 많아지고 피로를 일으키는 초산물질들과 여러 가지 찌꺼기 부산물들이 생긴다. 스트레스 상황이 잡히더라도 머릿속은 공장지대 하늘처럼 항상 매연과 스모그 현상이 있어 마음이 어둡고 우울하다.

2. 부신에서 스트레스를 조절하는 코르티솔 호르몬의 기능이 많이 떨어져 스트레스에 취약해 항상 감정적으로 된다.

하지만 신장기능이 좋아지고 스트레스가 줄고 산소 공급이 원활해지면 감정 조절도 용이해진다.

왜 다이어트가 안될까?

갑상선기능저하증이나 갑상선암인 사람들이 다이어트가 안되는 이유는 기초대사율이 떨어지고 몸에 염증이 많기 때문이다.

기초대사율 저하

사람은 열과 에너지가 있어야 활동할 수 있다. 그런데 갑상선기능저하증이 되면 몸에 열과 에너지 생산이 줄어든다. 세포가 움직일 힘이 없어 일이 느려지고, 신진대사도 원활하지 않아 기초대사율이 현저히 떨어진다.

칼로리 소비도 낮아져 섭취한 음식은 계속해서 지방 형태로 저장된다. 따라서 갑상선기능저하증일 때는 살을 빼려고 몸을 움직여도 피로만 심해질 뿐 다이어트가 잘 안된다. 또한 칼로리를 제한하는 다이어트식을 하더라도 신진대사 저하로 지방분해가 쉽지 않다.

염증

스트레스와 안 좋은 음식으로 소장이 망가져 염증이 생기는데, 우리 몸은 염증을 감싸기 위해 지방을 늘린다. 갑상선기능저하증이나 갑상선암인 사람들은 계속 만성염증 상태이기 때문에 적게 먹고 운동을 해도 살이 잘 빠지지 않는다.

염증으로 인해 생기는 지방은 주로 내장지방으로 쌓인다. 그래서 갑상선기능저하증이나 갑상선암인 분들은 유독 복부에 살이 찌는 내장지방이 많다.

  내장지방은 말 그대로 내장 주변에 붙어 있는 지방이다. 내장지방은 혈액 속으로 '아디포카인'이란 염증성 물질을 분비해 각종 염증 질환이 생길 위험을 높인다. 염증성 물질이 혈류를 타고 돌면서 혈관을 망가뜨려 당뇨, 고지혈증, 고혈압, 지방간 등을 유발할 수 있고, 이런 증상이 방치되면 심근경색, 뇌졸중, 간경화뿐 아니라 복강 내 각종 장기의 암까지 생길 수 있어 일반적인 지방보다 건강에 치명적이다.

  또한 1장에서 언급했듯, 세포의 정보력은 에너지를 비축하고 저장하도록 만들어졌다. 갑상선기능저하증이나 갑상선암인 사람들은 이런 세포의 정보력에 대해 먼저 알고 다이어트보다는 혈관에 쌓이는 콜레스테롤을 막기 위한 음식 관리에 더욱더 철저해야 한다.

왜 탈모가 생길까?

갑상선질환인 갑상선기능저하증과 갑상선기능항진증 모두 탈모증상이 나타날 수 있다. 갑상선 호르몬이 모발의 발육과 밀접한 관련이 있는데, 갑상선 호르몬의 분비가 원활하지 못하면 모낭의 성장주기에도 이상이 생길 수 있다.

  갑상선질환 중에서도 갑상선기능저하증은 탈모를 일으키는 주된 원인이다. 덧붙여 여성 갱년기 탈모의 주요 원인이기도 하다. 갑상선기능저하증일 경우는 갑상선 호르몬 분비가 지나치게 부족해지면서 모낭세포의 분열을 억제하여 휴지기 모발이 성장기로 들어가는 것을 지연시켜 탈모를 일으킨다. 머리숱이 감소하며 두피뿐만 아니라 전신 탈모증상이 발생할 수 있다.

갑상선기능항진증일 경우는 갑상선 호르몬이 지나치게 분비되면서 과도한 에너지 소비로 영양분이 모발에 고르게 전달되지 않아 탈모가 발생될 수 있다. 두피 전체적으로 모발이 가늘고 잘 끊어진다.

음식치유의 관점에서는 탈모증상은 세포의 정보력이 상실돼 갑상선 호르몬이 불균형적으로 분비되면서 모낭세포에 영향을 줬기 때문이다.

갑상선질환으로 인한 탈모는 세포의 정보력이 살아나고 갑상선 호르몬 분비가 안정화되면 탈모증상이 호전된다. 다만 여성은 남성보다 시간이 다소 걸릴 수 있다.

왜 콜레스테롤 수치가 높을까?

갑상선기능저하증 상태에서는 열의 발생이 적어져 포도당을 이용해서 에너지로 만드는 일도 줄어든다. 우리 몸의 남는 포도당은 간에서 지방으로 저장된다. 하지만 저장해야 할 양이 많다면 비알콜성지방간이 생기거나 혈중 콜레스테롤이 높아진다.

또 갑상선 호르몬이 부족하면 혈액 속 LDL콜레스테롤을 줄이는 기능도 떨어져 LDL콜레스테롤 양이 늘어난다. 콜레스테롤이 쌓여 혈관을 막으면 혈압이 높아지고 동맥경화나 협심증과 같은 심혈관질환, 뇌졸중 같은 뇌혈관질환을 일으키고 심부전이 심해질 수 있다.

왜 임신이 잘 안 될까?

임신이 잘 안 되는 가장 큰 이유는 배란장애(무배란, 배란 불규칙)이다. 배란장애를 일으키는 대표적인 질병이 다낭성난소증후군, 고프로락틴혈증, 갑상선기능저하증이다.

요즘은 임신 시 산전검사로 갑상선기능 검사를 하는데, 산모의 약 3%가 갑상선기능저하증으로 진단된다.

갑상선 호르몬은 임신 전에는 난소에서 난자가 건강하게 배란되도록 유도하여 생리를 규칙적으로 하게 해 임신에 도움을 준다. 하지만 갑상선 호르몬 분비에 문제가 생기면 유즙분비호르몬(프로락틴) 분비가 촉진되는데, 유즙분비호르몬은 아이에게 젖을 먹일 때 나오는 호르몬으로 이때 난소를 쉬게 한다. 즉 난소에서 난자를 키우지 않게 되어서 배란할 난자가 없어 무월경으로 임신이 어려워진다.

음식치유의 관점에서 갑상선기능저하증일 때 임신이 잘 안 되는 이유는 열과 염증 때문이다.

열(스트레스)

흔히 '자궁이 차가워서 아이가 잘 안 생긴다.'는 말을 많이 듣지만 반대로 자궁이 뜨거워서도 아이는 잘 생기지 않는다.

스트레스가 심하면 우리 몸에 열이 생긴다. 자궁도 뜨거워진다. 자궁은 자연으로 보면 땅이고 수정란은 씨앗이다. 밭이 뜨거우면 씨앗이 자랄 수 없다. 이런 이치로 갑상선질환이라면 몸에 열이 많은 상태이고 자궁에도 영향을 미쳐 임신이 어려워진다.

또 스트레스를 받으면 비타민C와 마그네슘 손실이 커진다. 자궁에서 양수는 Na(51%)+K(44%)+나머지(5%) 미네랄로 구성되어 있다. 스트레스를 받으면 자궁의 양수 비율이 깨지면서 착상과 유지가 힘들게 된다.

염증

염증으로 인한 세포의 정보력이 상실되어 임신이 어려워진다. 수정과 착상도 세포의 정보력에 의해 이뤄진다.

갑상선 호르몬 분비 이상으로 인한 난임의 경우는 갑상선 자체가 문제라기보다는 면역력 저하로 갑상선에 염증이 생긴 상태이다. 따라서 염증으로 세포의 정보력이 상실되면서 갑상선 호르몬 분비에 문제가 생기고 배란장애가 생겨 난임이 되기 쉽다.

설령 배란장애 없이 난자와 정자가 수정을 시도해도 세포의 정보력이 상실돼 정자는 난자의 암호해독을 하지 못해 수정에 실패한다. 또한, 수정되더라도 착상의 정보력이 약해 자궁에 착상이 힘들어진다.

하지만 자가면역질환에 의한 갑상선기능 이상은 갑상선 자체가 문제가 아니므로 소장이 회복되고 열과 염증이 해결되면 세포의 정보력이 살아나면서 쉽게 난임을 극복할 수 있다.

갑상선기능저하증과 갑상선기능항진증 모두 임신에 영향을 주지만 대체로 갑상선기능저하증에서 불임률이 높다고 보고된다. 갑상선기능에 문제가 생기면 임신이 잘 안 되고 유산이나 조산 등과 같은 산부인과적 합병증의 발생 위험이 높아지기 때문에 임신을 원하는 여성은 적극적으로 갑상선 치료를 받아야 한다.

왜 임신 중 갑상선기능 저하증이 생길까?

태아의 갑상선은 임신 3개월경에 만들어지고, 태아의 갑상선 호르몬은 임신 5개월경에 만들어져 사용하게 된다. 따라서 임신 5개월 전에는 모체로부터 필요한 갑상선 호르몬을 전량 공급받아야 한다.

갑상선 호르몬은 임신을 유지하고 태아의 뇌와 중추신경계 성장에 중요한 역할을 한다. 그런데 엄마가 갑상선기능저하증이 있으면 태아에게 전달되는 갑상선 호르몬의 양이 부족하게 된다. 임신 3개월은 태아의 뇌 및 중추신경계 발달을 비롯해 여러 장기가 만들어지는 중요한 시기이므로 이 기간 갑상선 호르몬이 부족하면 태아의 성장발육에 안 좋은 영향을 미친다.

특히 난임이나 불임으로 배란유도제를 사용하게 되면 정상적인 배란 때보다 체내의 여성호르몬이 증가한다. 갑상선 호르몬 요구량도 그 이상으로 증가하기 때문에 갑상선 호르몬이 정상이었던 여성에서도 임신성 갑상선기능저하증이 발생할 수 있다.

음식치유의 관점에서 임신 중 갑상선기능저하증은 태아와 영양분을 나누고, 입덧 등으로 음식을 잘 먹지 못하기 때문에 산모는 영양분 부족이 생기기도 한다. 또 새로운 환경에 산모의 신경은 날카로워지고 예민해져 스트레스에 매우 취약해진다.

더욱이 태아의 성장에 따라 모체의 호르몬 변화가 심해지는데 이 모든 것은 열을 만들어 세포의 정보력을 무너뜨린다. 결국, 갑상선기능에도 영향을 미치고 태아의 발달에도 영향을 준다.
산모는 충분한 영양 섭취와 함께 열을 만드는 상황을 최대한 피해야 한다.

임신 기간에는 절대 갑상선 호르몬이 부족하면 안 된다. 갑상선기능저하증은 임신 중 꼭 치료해야 하는 중요한 질환이다.

왜 심한 스트레스 후 갑상선질환이 생길까?

흔히 '목까지 할 말이 찼지만 참았다'라는 표현을 많이 쓴다. 이 말은 사람이 자신만의 감정과 의견을 표출하고 싶으나, 그러지 못할 때 하는 말이다. 다른 의미로 '우리 목은 열을 계속 잡아 준다.'라고 유추할 수 있다.

음식치유의 관점에서 스트레스 후 갑상선질환과 관련하여 만성질환을 상담하면 질환이 나타나기 전부터 마음에 응어리가 많이 있는 것을 확인할 수 있었다.

대부분 병이 시작되는 초기 단계에서 어혈이 나타나기 시작한다. 어혈을 만드는 원인 중 하나인 스트레스나 마음의 응어리로 인해 화와 분노, 원망, 증오가 많아지면 몸에 열이 쌓인다. 열이 있는 곳에서는 세포의 정보력이 떨어진다.

* **어혈**: 우리 몸에 흐르는 나쁜 피. 죽은 피의 덩어리. 우리 몸의 피가 제대로 돌지 못하고 한 곳에 뭉쳐져 맺혀 있는 현상으로 한의학상의 병증

예를 들어 비가 많이 오거나 눈이 많이 오면 고립된 마을이 생기는데, 이런 곳은 외부와 단절된다. 그런데 고립된 시간이 지속되면 극단적으로는 사람들이 굶어 죽거나 약탈하는 등 무법천지가 된다. 사람의 몸도 마찬가지다. 전체적으로 순환이 잘되고 열의 편중이 없어야 하는데, 열이 편중되면 고립된 마을과 같아서 세포끼리 서로 소통하지 못하고 이상 증상이 나타나 병이 생긴다.

계속되는 스트레스, 마음의 응어리로 화가 많아지면, 몸은 열독이 차고 소장 쪽으로 막힌다. 이때 마음의 응어리의 비중도 매우 크다. 마음의 응어리는 기혈순환에 문제를 일으켜 혈관을 틀어막고 혈액의 흐름을 방해한다. 소장에 4대강 현상이 나타나기 시작한다. 몸에 만성염증이 생기면서 자가면역질환인 갑상선기능저하증으로 이어지게 된다. 심하면 만성염증에서 암으로 진행되기도 한다.

결국 갑상선질환은 음식문제 49%, 마음환경문제 51%

결국 갑상선질환은 세포의 정보력을 저하시키는 소장과 신장 때문이다.

소장과 신장이 안 좋은 상태에서 음식과 마음환경(스트레스)문제 때문에 만들어진 열이 염증을 일으켜 세포의 정보력이 무너진다. 여기에 음식문제는 49%, 마음환경문제는 51%를 차지하는데, 이는 구체적인 수치라기보다 그만큼 병은 음식과 마음환경 중 어느 한 곳에 치중되지 않고 문제를 일으킨다는 뜻이다. 그럼에도 마음환경이 약간 높은 것은 현대인들은 인간관계와 물질적 가치추구, 경쟁적 구도 사회에서 오는 심리적 부담감과 상처, 스트레스가 높기 때문이다.

갑상선질환의 원인은 결국 몸과 마음에 문제가 생겨서이다.
몸과 마음의 건강한 균형을 맞춰야 갑상선질환을 극복할 수 있다.

4장
갑상선기능저하증 결절·갑상선암 수술 후 음식치유 사례

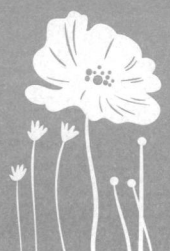

각 사례는 미네랄 식이요법을 진행한 분들이 보내 주신 수기입니다.

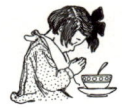

갑상선암 수술 후 생긴 간, 폐, 췌장 종양이 3달 만에 사라진 60대 여자

❶ 증상

저희 집안에 갑상선질환을 앓는 사람은 없습니다.

20대 중반에 결혼한 후부터 심한 스트레스로 항상 마음을 졸이며 살았습니다. 다른 증상은 기억이 없고, 30대부터 몸이 춥고 피곤하고 목에 가시가 걸린 느낌이 있었습니다. 우연히 동네 내과에서 갑상선기능저하증이라는 판정을 받았습니다.

바로 서울에 있는 S대 병원에서 다시 검사를 하여, 갑상선기능저하증 판정을 받았습니다. 그 후 매년 한 번씩 검진을 받는 중 20년 쯤 지난 2004년에 갑상선유두암이 발견돼 갑상선 양쪽 절제 수술을 했습니다. 방사선치료도 받았습니다.

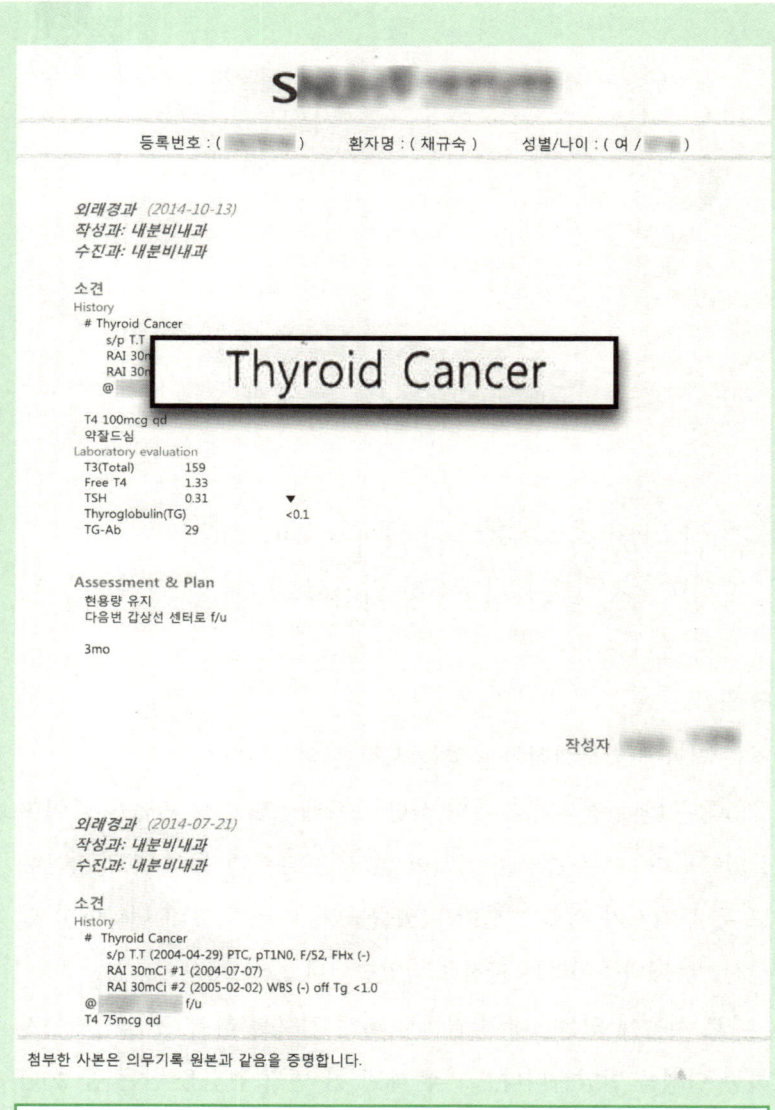

목에 가시가 걸린 것 같아 찾은 병원에서 갑상선암 판정

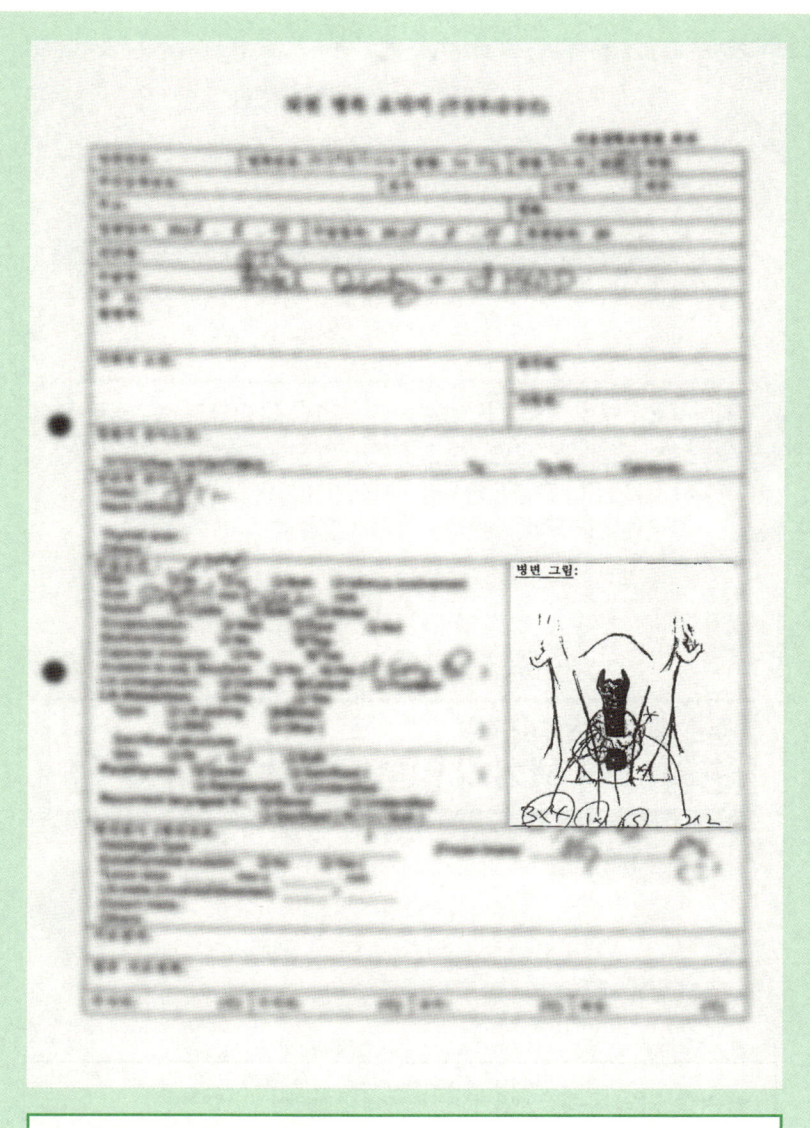

갑상선 유두암 절제 수술

Liver에 새로 생긴 nodule 없음.
Lung base에 nodule 없음.

[Finding]
Liver S2와 S8, S7의 hemangioma 크기 변화 없기 (<2cm).
Liver에 새로 생긴 nodule 없음.
Portal vein thrombosis 없음.
Bile duct dilatation 없음.
Lymphadenopathy나 ascites 없음.
Lung base에 nodule 없음.
uncinate process(2.5cm), body(1.4cm)의 small pancreatic cysts 변화 없고 benign cysts로 생각됨.

[Conclusion]
No interval change of hepatic hemangioma, S2, S7 and S8.
No change of two small cystic lesion in pancreas body and uncinate process

주스를 꾸준히 마신 후
종양이 더 생기지 않고, 건강 상태 호전

혈관종 담낭용종
Mild fatty change of the liver
Two small cystic lesions in the pancreas body and head
Two small renal cysts in Lt. kidney

암을 유발할 위험성이 있는 위와 간에 생긴 종양 없음

사례자 인터뷰 내용

 인터뷰 1. [채규숙 64세] 제가 10년 전에 갑상선암 수술을 했거든요

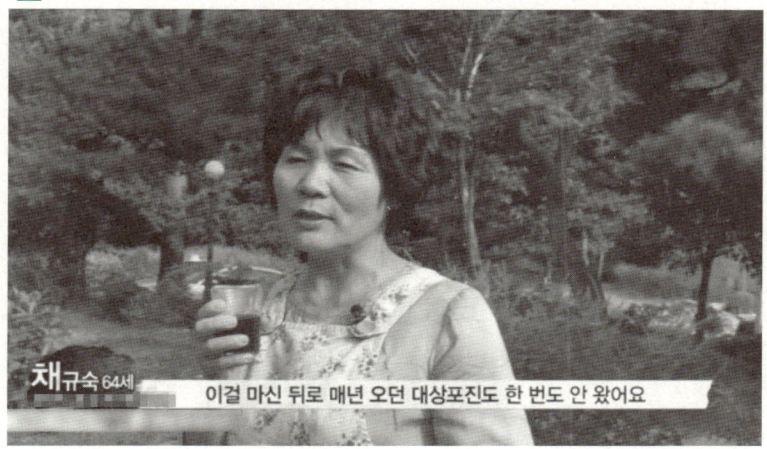

 인터뷰 2. 갑상선암에 이어 대상포진으로 고생

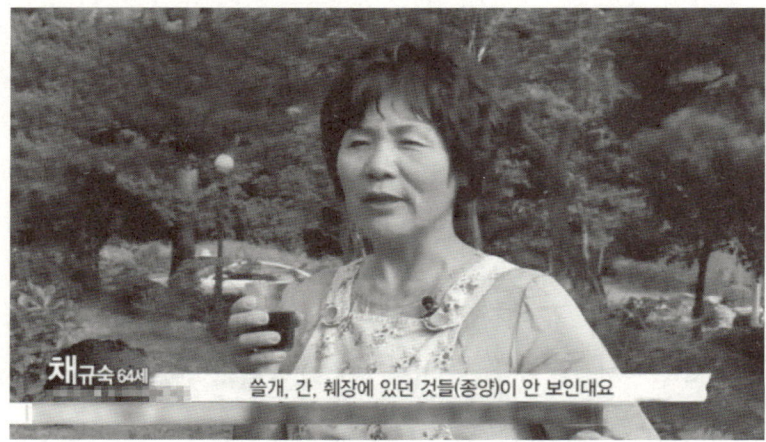

수술 후 매일 씬지로이드를 복용하며 고혈압과 당뇨약도 복용하고 있습니다.

수술 후부터 몸이 무겁고 항상 피곤했습니다. 매년 대상포진도 나타났습니다. 입 주변과 허리 피부에 대상포진이 와서 칼에 베이는 듯 쓰리고 쿡쿡 찔러 너무 아프고 고생을 많이 하였습니다. 약 먹고 주사를 맞으면 그때는 괜찮은데, 곧 재발하여 정말 힘들었습니다.

쉬고 잠을 많이 자도 낫지 않았습니다. 입안도 늘 헐어 있어 제가 좋아하는 김치도 못 먹을 때도 있었고, 몇 개씩 혓바늘이 날 때는 입술도 퉁퉁 부어 아파서 잠도 제대로 못 잤습니다.

적게 먹어도 살이 전혀 빠지지 않습니다. 암 수술 후 6년째 정기검진에서 간, 위, 폐, 췌장에 종양이 발견됐습니다.

❷ 평소 식습관

3끼 식사, 과식, 밥, 빵, 떡, 고구마, 옥수수 등 탄수화물을 주로 섭취했습니다. 밤에도 배가 고프면 먹었습니다. 식탐이 있습니다.

❸ 미네랄 식이요법 프로그램

원인: 갑상선암으로 인해 갑상선을 절제하여 갑상선기능저하증상과 같은 현상이 나타났다.

몸이 무겁다는 것은 순환이 안된다는 뜻이다. 갑상선 호르몬 약을 복용해 갑상선기능은 유지하지만 인체의 보일러 역할을 하는 갑상선이 원활하게 움직이지 않기 때문에, 몸에 순환이 제대로 되지 않고 체온도 낮아져 추위도 많이 타게 됐다. 몸에 열이 나지 않으므로 지방이 타는 것도 더뎌지면서 다이어트가 어려워졌다. 노력에 비해 살이 잘 빠지지 않는다.

면역력이 떨어지고 순환이 안돼, 몸에 어혈이 잘 생겼고 만성염증 상태가 지속됐다. 대상포진은 면역력이 떨어질 때 나타나는 증상이며, 만성염증으로 면역력이 떨어져 있기 때문에 대상포진이 계속해서 생겼다.

❹ 식이요법

3개월 미네랄 식이요법 프로그램 진행

만성염증을 줄이기 위해 소장을 회복시켜 세포에 영양분과 정보력을 살리고, 장내 미생물을 되살려 갑상선기능에 무리가 되지 않도록 몸의 활성화에 초점을 맞추었다.

→ **고현아주스, 미네랄엔자임, 미담순, 미담수, 미담초, 유산균C, 숯 복용**

- 복합당으로 세포의 정보력과 미생물을 살려, 만성염증을 해결하고 몸의 기력을 올려준다. 미네랄과 영양분을 공급하여 소장과 신장을 살리는 고현아주스
- 미네랄과 비타민을 제공하는 미네랄엔자임
- 유익 미생물과 세포를 살리는 미담순
- 미네랄과 복합당으로 신장을 살리는 미담수(영양간장)
- 소화흡수, 항우울 행복감을 주기 위한 미담초(세로토닌식초)
- 소화효소, 장 대사작용 극대화, 미생물밥, 비타민C를 공급하는 유산균C

• 인체해독과 몸속 찌꺼기를 제거하는 숯

⑤ 일반식

아침 : 주스·미네랄엔자임·미담순 + 한식

점심 : 주스 + 한식 또는 외식

저녁 : 주스·미네랄엔자임·미담순 + 한식 또는 외식

취침 전 : 주스 + 숯

Liver에 새로 생긴 nodule 없음 Lung base에 nodule 없음
고현아주스를 꾸준히 마신 후 종양이 더 생기지 않고, 건강 상태 호전

인터뷰3. [채규숙 64세] 쓸개, 간, 췌장에 있던 것들(종양)이 안 보인대요

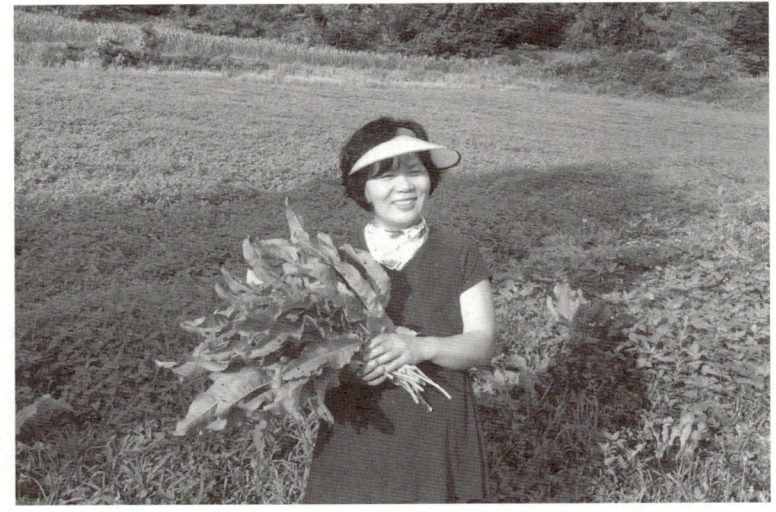

건강하고 활기찬 삶을 사는 채규숙님을 응원합니다.

❻ 경과

먹는 양을 줄이거나 음식을 가리지 않고, 평소 식사처럼 먹었습니다. 요오드는 많이 먹으면 안 된다고 들었지만 미역국이나 다시마 등 따로 요오드 음식을 가리지는 않았습니다.

떡, 빵, 고구마 등 간식 그대로 즐기고, 다만 주스, 미네랄엔자임, 미담순 등은 잘 챙겨 먹었습니다. 요리 시 미담수, 미담초를 활용하고 유산균C는 식후 복용하였습니다. 특히 유산균C는 요즘도 동치미 담을 때 한 병씩 넣어서 활용합니다.

현재 씬지로이드는 하루 1알씩 계속 복용하고 있습니다. 미네랄 식이요법 후 달라진 것은 피곤함이 많이 사라졌습니다.

종양 발견 후 주스와 그 외 음식들을 3개월 동안 먹은 후 S대 병원에서 다시 검진했을 때 담당 교수님이 "간, 위, 췌장에 있는 종양이 안 보이고 깨끗해졌다"라며 "어디서 치료를 받았냐?"라고 물어보셨습니다.

저는 암 수술을 받던 날, 아직 애들이 어려 남편이 집에서 아이들을 돌보고 저 혼자 입원해서 수술을 받았습니다. 수술실 문 앞에 있을 때 아직 아이들이 어린데 내가 이곳을 살아 나오지 못한다면 우리 아이들은 어떻게 될지 하염없이 울었던 기억이 떠올라 매년 암 정기검진을 받을 때마다 아무도 모르는 슬픔에 잠겨 울었습니다.

그런데 식이요법 후 종양도 관리가 되는 걸 눈으로 확인하고, 의사 선생님한테 직접 들으니 암 재발에 대한 공포감이 많이 줄어들어 마음에 안정이 생겼습니다. 매년 오던 대상포진도 재발하지 않아 대상포진과 면역력 저하로 인한 마음고생을 하지 않게 되었습니다.

또한 음식관리로 건강관리를 할 수 있다는 믿음이 생겨 건강하게 몸 챙기기에 열중하며 정말 즐겁고 활발하게 지내고 있습니다.

2016년 8월 21일(일) 채널A '몸신처럼 살아라– 갑상선편'에서 확인하실 수 있습니다.

갑상선암 반절제술 후 3개월 만에 갑상선과 간염 수치가 정상이 된 70대 여자

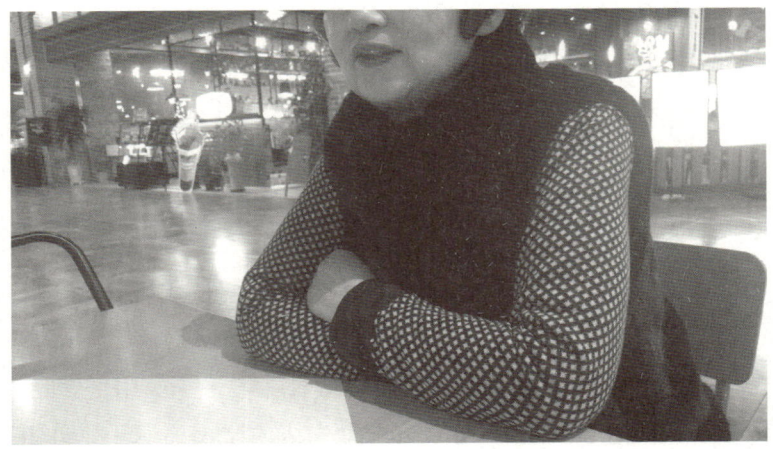

❶ 증상

저는 갑상선에 다른 특별한 증상은 없었습니다. 근데 어느 날부터 항상 목에 뭔가 걸린 증상이 있어 병원에 갔는데 갑상선유두암 진단을 받고 바로 갑상선암 수술을 했습니다. 갑상선 한쪽만 제거하였고 극 초기여서 약도 안 먹고, 항암치료도 하지 않았습니다.

하지만 갑상선암 수술 후 기력이 떨어지고, 너무 피곤하고 나른하기가 이루 말할 수 없을 정도로 몸이 안 좋았습니다. 극심한 피로와 무기력증이 생겼고, 감기도 잘 걸리고 면역력도 많이 떨어졌고, 소화도 잘 안되고 입맛도 없었습니다. 원래 취미인 텃밭을 가꾸는 것도 제대로 못 하게 되었습니다.

또 갑상선암 수술 후 원래 약했던 담낭에도 문제가 생겨, 1년 동안 갑상선암 수술 1번, 담낭 시술과 수술을 각각 1번씩, 총 3번의 시술과 수술로 몸이 너무 힘들었습니다.

그 후 몸에 좋다는 음식을 다 먹었지만 회복되지 않았습니다. 원래 간염도 있었는데 간염 수치도 좋지 않아 3개월마다 검사를 했습니다.

❷ 평소 식습관

하루 3끼씩 자연식을 하였고, 주로 직접 텃밭에서 재배한 식재료를 사용했습니다. 갑상선과 담낭에 좋다는 음식은 안 먹어 본 게 없을 정도지만 몸이 좋아지는 느낌은 못 받았습니다.

❸ 미네랄 식이요법 프로그램

원인: 비록 갑상선의 한쪽만 제거한 거였지만, 몸은 만성염증 상태라서 갑상선의 기능이 회복되지 않았다. 염증이 간염, 담낭염 등으로 작용하며 몸속 장기가 염증으로부터 회복하지 못해 몸의 컨디션이 항상 좋지 않았다.

❹ 식이요법

1년 동안 미네랄 식이요법 프로그램 진행

3개월 전문 프로그램 + 그 후 9개월 관리 프로그램

 아무리 좋은 것을 먹어도 밑 빠진 독에 물 붓기라면 의미가 없다. 만성염증 상태를 개선해야만 몸이 회복될 수 있었다. 따라서 미네랄 식이로 제대로 된 영양분을 섭취하여 소장을 회복시켜 세포의 영양분과 정보력을 살리고, 장내 미생물을 되살려 소장 면역력을 높이는 방법을 택했다. 소장이 살아나 면역력이 좋아지면 염증을 다스리고, 갑상선기능에 무리가 되지 않도록 몸의 활성화에 초점을 맞췄다.

→ **고현아주스, 미네랄엔자임, 미담순, 미담수, 미담초, 유산균C, 숯 복용**

- 복합당으로 세포의 정보력과 미생물을 살려, 만성염증을 해결하고 몸의 기력을 올려준다. 미네랄과 영양분을 공급하여 소장과 신장을 살리는 고현아주스
- 미네랄과 비타민을 제공하는 미네랄엔자임
- 유익 미생물과 세포를 살리는 미담순
- 미네랄과 복합당으로 신장을 살리는 미담수(영양간장)
- 소화흡수, 항우울 행복감을 주기 위한 미담초(세로토닌식초)
- 소화효소, 장 대사작용 극대화, 미생물밥, 비타민C를 공급하는 유산균C
- 인체해독과 몸속 찌꺼기를 제거하는 숯

❺ **일반식**

아침 : 주스·미네랄엔자임·미담순 + 주로 한식을 소식
점심 : 주스 + 주로 한식을 소식
저녁 : 주스·미네랄엔자임·미담순 + 주로 한식을 소식
취침 전 : 주스 + 숯

❻ **경과**

갑상선암 수술 1년 후부터 약 1년간 미네랄 식이요법 프로그램을 했습니다. 주스, 미담순 등 다 입맛에 맞고 먹는데 편했습니다.

양수요법, 레시틴요법을 하니 몸에 기운이 난다는 느낌을 받았고, 없던 입맛도 돌아왔고 음식을 먹어도 소화가 잘됩니다. 더 이상 기존 민간요법에 의지하지 않고, 건강기능식품 등을 먹지 않았고, 순수하게 한식과 미네랄 식이요법만 했습니다. 고현아 원장님이 알려준 방법을 거의 그대로 실천했습니다.

3개월 후 병원 검사에서 간염 수치뿐만 아니라 갑상선 수치도 정상으로 좋게 나왔습니다. 간염 수치가 정상으로 나온 건 이번이 처음이었습니다. 의사 선생님도 간염 검사를 더 이상 3개월에 한 번씩 할 필요 없고 1년에 한 번씩 검사하면 된다고 했습니다.

미네랄 식이요법 프로그램 후 5년 동안 감기도 안 걸리고, 병원 정기검사에서도 갑상선암, 간염 수치가 정상으로 나오고 간도 좋아졌습니다. 무엇보다 스스로 느낄 때 몸이 피로하지 않고 가벼워 원기회복이 된 것을 느낍니다. 텃밭도 혼자 다 가꾸고 활기가 생겼습니다.

갑상선 약은 수술 후부터 지금까지 복용하지 않았습니다.

암 수술을 하면 5년 동안은 보험 가입을 못하지만, 저는 5년이 넘어서도 갑상선암에 이상이 없어 암 보험도 들었습니다.

갑상선결절 레이저 시술 후 7년째 재발 없이 건강하게 사는 40대 여자

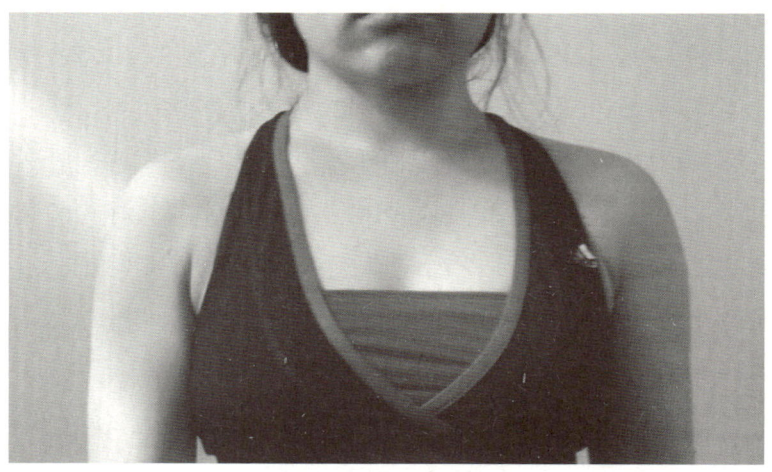

❶ 증상

저는 완벽주의 성격이 있고 적극적으로 삽니다. 홍보 일을 하다 보니 날을 샐 때가 종종 있었고, 6년째 같은 생활패턴을 유지했습니다. 인간답게 살기를 꿈꾸지만 현실은 늘 치열하고 긴장하며 불안했고요. 제가 느끼기에도 늘 스트레스가 심하고, 몸에 열이 가득 찬 느낌이었습니다.

33살 때 코피도 자주 나고, 저도 모르게 "힘들다"라는 말이 자주 나왔습니다. 그러던 가을, 아침에 침을 삼킬 때 목이 좀 아프다는 생각이 들어 목을 봤지만, 아무 증상이 없었습니다. 그런데 며칠이 지나자 목에 100원짜리 동전 크기의 혹이 있었고, 손으로 잡혀 충격을 받았습니다.

  며칠 사이에 커진 혹에 갑상선암인지 걱정이 되었고, 때마침 지인 중 저와 같은 증상으로 레이저 시술을 받았던 분이 저에게 레이저로 시술하면 된다고 알려줘 바로 병원에 가서 당일 레이저 시술을 받았습니다.

  갑상선 수치는 좀 떨어졌는데 약 먹을 단계는 아니라고 했습니다. 목에 0.5cm 갑상선결절이 2개, 1.2cm 갑상선결절이 1개 있다고 해서 레이저로 제거했습니다. 레이저 시술 시 부분 마취를 하였고, 혹이 있는 부위에 레이저 바늘이 들어가 시술하는 동안 목이 답답하게 조여 왔지만, 시술 시간이 15분 정도로 짧고 간단했습니다. 지금은 목의 상처가 전혀 보이지 않습니다.

  시술 시 악성인지 확인해야 한다고 조직 검사도 했는데 양성이며 암이 아니라고 했습니다.

  다른 것은 별 이상 없었지만, 시술 후 몸이 좀 힘들면 편도가 붓고, 콧물이 나고 감기도 자주 걸렸습니다. 외출 시에는 목에 스카프를, 집에서는 수건을 감고 있었습니다. 몸에 한기가 든 것 같았습니다. 5월에도 콧물이 나와서 내복과 양말을 착용했어요. 엄마가 집에 있는 제 모습을 보면서 "한여름에도 이렇게 추워서 덜덜 떠는데, 겨울에는 추워서 어떻게 사냐?"라고 묻곤 했습니다. 그리고 감기에 걸리면 예전에는 3일 지나면 괜찮아졌는데 레이저 시술 후 일주일은 정말 심하게 앓았습니다. 죽을 것 같았습니다. 몸이 굉장히 피곤하고 활력이 떨어졌습니다.

아침에 일어나는 게 힘들고 머리가 무겁고 하루 종일 멍해 정신 차리기 위해 그전에는 마시지 않았던 커피를 수시로 마셨습니다. 피부도 예전보다 많이 칙칙했습니다.

❷ 평소 식습관

- 하루 3~4끼를 먹는데 식사 외에도 간식, 피자, 치킨 배달음식을 많이 먹었습니다. 육류 위주로 먹었고 외식과 회식을 즐겼습니다.
- 음식을 잘 씹지 않고 빨리 먹다 보니 늘 과식을 했습니다.
- 어렸을 때는 단맛을 싫어해서 사탕이나 탄산음료도 먹지 않았습니다. 그런데 언제부턴가 초콜릿, 초콜릿 맛 파이류, 케이크, 마카롱 등 진한 단맛의 음식들을 즐겨 먹었습니다. 식사 후 커피와 함께 꼭 단맛이 나는 간식을 같이 먹었습니다.

❸ 미네랄 식이요법 프로그램

원인: 쉬지 않고 밤낮으로 일을 하였기 때문에 인체 보일러인 갑상선에 계속 무리가 와 열꽃이 핀 상태였다.

또한 계속 일을 하다 보니 몸에 에너지를 보충하기 위해 음식을 끊임없이 먹게 되었고, 여기에 빨리 몸에 에너지화를 시킬 수 있는 단순당이 많이 들어간 음식인 초콜릿, 케이크 등을 먹게 되었다.

스트레스 때문에 몸에 열이 가득 차 있는데 여기에 열을 조장하는 음식을 섭취한 것은 불에 기름을 붓는 격으로써, 결과적으로 약한 곳인 갑상선에 가서 화상을 입힌 것이다.

올바른 식이와 함께 휴식도 반드시 필요한 상태였다.

❹ 식이요법

3개월 미네랄 식이요법 프로그램 진행 + 7년째 주스 진행

바짝 마른 장작이 불에 닿으면 바로 불이 붙기 마련이다. 몸도 마찬가지다. 몸이 더 이상 마른 장작이 되지 않도록 인체의 밥통인 소장을 살려 세포에 영양가를 제공한다.

또한 항상 열이 과부하 상태이므로 열을 제어할 수 있는 신장도 살려 갑상선기능에 무리가 가지 않도록 초점을 맞췄다. 더불어 정신적인 휴식을 많이 취하도록 했다.

→ **고현아주스, 미네랄엔자임, 미담순, 미담수, 미담초, 유산균C, 숯 복용**
- 복합당으로 세포의 정보력과 미생물을 살려, 만성염증을 해결하고 몸의 기력을 올려준다. 미네랄과 영양분을 공급하여 소장과 신장을 살리는 고현아주스
- 미네랄과 비타민을 제공하는 미네랄엔자임
- 유익 미생물과 세포를 살리는 미담순
- 미네랄과 복합당으로 신장을 살리는 미담수(영양간장)
- 소화흡수, 항우울 행복감을 주기 위한 미담초(세로토닌식초)
- 소화효소, 장 대사작용 극대화, 미생물밥, 비타민C를 공급하는 유산균C
- 인체해독과 몸속 찌꺼기를 제거하는 숯

❺ **일반식**

아침 : 주스·미네랄엔자임·미담순 + 주로 한식
점심 : 주스 + 외식
저녁 : 주스·미미네랄엔자임·미담순 + 거의 외식
취침 전 : 주스 + 숯

❻ **경과**

양수요법 3일 동안 배고프거나 그런 것은 없었고요. 목이 따끔거리고 두통이 있었지만 참을 만했습니다. 레시틴요법 2일 동안 아무 반응이 없었습니다. 6일째부터 일반식을 했으며 몸에서 방귀가 많이 나고 소리도 크고, 냄새도 심하고 얼굴에 뾰루지도 올라왔고요. 그 전에는 방귀를 뀌어도 소리가 크지 않았는데 식이요법 후 7년이 지난 지금도 방귀 소리가 정말 큽니다. 다행히 고약한 냄새는 나지 않습니다.

식이요법 한 달 정도 지나니 몸이 가벼워지고 피곤함이 없어지고, 아침에 일어나는 게 수월해지고 머리가 맑아졌습니다. 커피를 마시지 않아도 컨디션이 괜찮습니다. 그래서 요즘 커피 대신 허브차를 마십니다. 사람들로부터 피부가 좋아지고 윤이 난다는 말을 많이 들었습니다. 제가 봐도 피부가 확실히 좋아졌습니다.

주스와 미담순은 맛도 좋고 먹기 편했습니다. 미네랄엔자임은 약 먹듯 먹었고요.

음식량을 줄이거나 일부러 자제하지 않았습니다. 주스는 1년 동안 하루 4번 꼬박꼬박 챙겨서 먹었습니다. 그 후부터는 매일 주스 2봉씩 마시고 있습니다.

　7년 동안 감기 한 번 크게 걸린 적이 없고, 감기 기운이 느껴져도 바로 지나갑니다. 편도는 지금도 무리하면 잘 붓는데 그럴 땐 한꺼번에 주스 2봉씩 마시고 충분히 하루 동안 쉬면 다시 좋아집니다. 입병이 자주 생겨서 연고를 달고 살았는데 자주 생겼던 입병도 크게 무리하지 않으면 나지 않습니다.

　매년 건강검진을 해도 갑상선 수치 정상, 갑상선결절 이상 없음으로 나옵니다. 또한 그전에는 콜레스테롤 수치가 약간 높았는데 요즘은 콜레스테롤 수치도 정상입니다. 프로그램 전에는 다이어트가 안돼서 항상 통통했는데 1년 사이에 5kg이 자연스럽게 줄어 일반인 몸매가 되었습니다. 물론 먹는 것을 건강식으로 생각하다 보니 예전처럼 인스턴트식품이나 외식을 자제한 생활습관도 체중 감량에 도움을 준 것 같습니다. 몸도 날씬해지고 얼굴도 더 예뻐졌다는 얘길 많이 듣습니다.

　그리고 예전에는 생리가 끝나면 잔여물이 나오지 않았는데, 식이요법 후에는 생리가 끝나도 2~3일 잔여물이 나옵니다. 자궁 안에 있는 찌꺼기까지 다 배출해 버리는 것 같습니다.

　제가 느끼는 것 중에 또 하나는 입맛이 확실히 달라졌습니다. 예전에는 고기가 없으면 밥을 못 먹었는데, 지금은 고기 냄새가 거슬리고 먹어도 피비린내가 느껴져서 안 먹습니다. 순대나 곱창도 좋아했지만 지금은 냄새도 맡기 힘듭니다. 한번은 시장에 정육점을 지나가는데 피 냄새가 너무 강해서 힘들었습니다. 그전에는 전혀 경험해 보지 못한 일이었습니다. 빵이나 과자도 거의 먹지 않으며 수시로 먹던 라면도 5년 동안은 거의 먹지 않았습니다. 외식할 때도 순두부, 청국장, 된장국을 주로 먹습니다. 자연스럽게 채식 위주로 먹고 인스턴트나 빵, 라면을 안 먹는 것 보면 제 장내 미생물이 유익균으로 변했다고 생각합니다.

미네랄 식이요법 프로그램을 하면서 고현아 원장님의 조언과 격려를 들으면서 생각이 많이 바뀌었습니다. 예전에는 조그마한 일에도 스트레스를 잘 받고 바로 짜증과 화를 냈는데, 이제는 화내는 일도 별로 없고 몸이 즉시 반응하지 않아 스트레스를 덜 받고 화를 자연스럽게 넘기게 되었습니다.

갑상선암 수술 후 쓰러질 것 같은 만성피로가 해결된 60대 여자

❶ 증상

갑상선암 수술 후 갑상선 호르몬제를 먹어도 기운이 없어서 매일 쓰러질 것 같고, 항상 힘이 없었습니다. 감기도 잘 걸렸습니다. 갑상선 약을 챙겨 먹어도 추위를 잘 타며 손발이 차가웠습니다. 약 먹고 처음에는 붓는 게 없었지만 어느 순간부터 몸이 잘 붓고 혈액순환이 안되었습니다.

저는 항상 몸을 챙기는 편입니다. 식생활과 운동을 꾸준히 하는데, 많이 먹지 않아도 복부비만이 심하고 배가 철벽처럼 단단해 손이 들어가질 않습니다. 뭘 해도 다이어트가 전혀 안됐습니다.

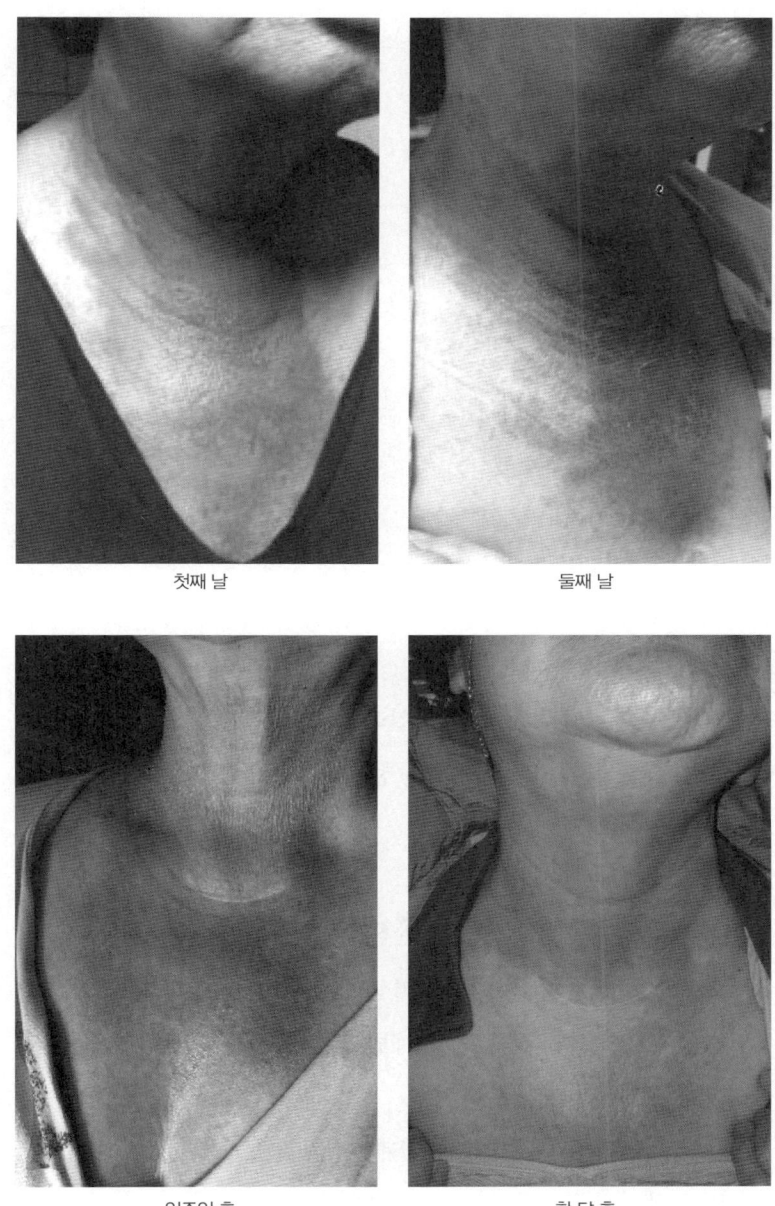

첫째 날 둘째 날

일주일 후 한 달 후

고혈압약도 계속 복용 중입니다.

❷ 평소 식습관
한식 위주로 먹었습니다.

❸ 미네랄 식이요법 프로그램
원인: 인체를 자동차로 비유하면, 몸은 자동차인데 오토바이 엔진으로 끌고 다니려니 몸이 힘든 것이다. 몸이 계속 과부하 되면서 만성염증 상태가 지속되었다. 몸이 피곤하고 지치기 쉬운 상태가 된 것이다.

❹ 식이요법
3개월 미네랄 식이요법 프로그램 진행
만성염증을 줄이기 위해 소장을 살려 세포의 영양분과 정보력을 살리고, 장내 미생물을 되살려 갑상선기능에 무리가 되지 않도록 몸의 활성화에 초점을 맞췄다.

→ **고현아주스, 미네랄엔자임, 미담순, 미담수, 미담초, 유산균C, 미담죽, 숯 복용**
- 복합당으로 세포의 정보력과 미생물을 살려, 만성염증을 해결하고 몸의 기력을 올려준다. 미네랄과 영양분을 공급하여 소장과 신장을 살리는 고현아주스
- 미네랄과 비타민을 제공하는 미네랄엔자임
- 유익 미생물과 세포를 살리는 미담순

- 미네랄과 복합당으로 신장을 살리는 미담수(영양간장)
- 소화흡수, 항우울 행복감을 주기 위한 미담초(세로토닌식초)
- 소화효소, 장 대사작용 극대화, 미생물밥, 비타민C를 공급하는 유산균C
- 소화효소와 생식을 제공하는 미담죽
- 인체해독과 몸속 찌꺼기를 제거하는 숯

❺ 일반식

아침 : 주스·미네랄엔자임·미담순 + 주로 한식
점심 : 주스 + 한식, 도시락
저녁 : 주스·미네랄엔자임·미담순 + 죽
취침 전 : 주스 + 숯

❻ 경과

저는 외식을 할 때도 제가 먹을 음식을 따로 도시락으로 싸서 다녔습니다. 대체적으로 미네랄 식이요법 프로그램대로 실천했습니다.

저는 약독을 빼야겠다는 생각도 들어 식이요법을 시작할 때 약을 끊고 시작했습니다. 혈압약과 갑상선 호르몬제를 먹다가 약을 끊으니까, 식이요법 첫날 목이 가려운 증상이 나타났고, 목이 붉어지고 진물이 쏟아져 거즈를 연신 적셨고, 그 후는 진물이 쏟아지는데 거즈를 타고 줄줄 흘러내렸습니다. 아프거나 그런 것은 없었고 일주일 후 진물이 덜 나기 시작했습니다. 대신 몸에 뾰루지가 여기저기 났습니다. 하지만 쉬지 않고 진물이 나오는 경험은 처음이어서 솔

직히 잘못되는 건 아닌지 많이 걱정됐습니다.

고현아 원장님이 보름 정도면 면역력이 잡히기 시작하니 보름이면 멈출 것이라고 했습니다. 그런데 정말 보름이 되니 진물이 멈췄습니다. 그리고 보통 진물이 나면 딱지가 생기고 잘못하면 흉터가 생기는 데 이때 난 진물은 딱지가 전혀 생기지 않고 그대로 새살이 되었습니다.

기운이 없고 힘들며 쓰러질 것 같았던 증상이 없어졌습니다. 외출해도 힘들지가 않았습니다. 물론 약간 기운이 없다고 느낄 때는 가끔 있었습니다.

복부비만이 정말 심했고 손으로 잡을 수 없을 정도로 배가 매우 단단했는데, 식이요법 후 살이 물렁물렁해지고 뱃살이 들어갔습니다. 예전에는 누워 있어도 배가 불룩 나왔는데 지금은 완전히 아무 것도 없는 것 같습니다.

양수요법 할 때 저는 모든 약을 다 끊고 했는데, 고혈압도 약 없이 138 나왔습니다.

처음에 목 수술 부위에서 진물이 나서 놀라기도 했지만 정말 세포가 다시 재생된다는 걸 느꼈고 몸에서 약독을 빼 준 것 같아 식이요법을 잘했다는 생각이 듭니다. 몸이 가볍고 컨디션이 좋습니다.

갑상선기능저하증 경계 혈액 염증 수치, 정상 수치로 된 30대 여자

❶ 증상

건강검진 중 갑상선기능저하증 경계 수치임을 발견했습니다.

저는 체질이 더위를 많이 타고 겨울에도 반팔을 입고 맨살로 다닐 정도로 추위를 모르고 살았습니다.

그런데 인간관계로 인해 극심한 스트레스를 받은 후부터 잠을 충분히 잤는데도 늘 몸이 힘들고 지쳤습니다. 처음에는 이런 증상이 '나이 때문에 그런가?'라는 생각을 했습니다. 그런데 시간이 지나도 피로가 풀리지 않았습니다. 늘 몸이 오랜만에 등산 갔다 온 다음 날처럼 움직이기도 걷기도 힘들고 하루 종일 몸이 찌뿌둥하고 삭신이 쑤시고 천근만근 무거웠습니다.

피곤하면 피부가 트고 입 주변이 버짐 핀 사람처럼 되었고, 손발이 차갑고 손가락 끝도 다 갈라졌습니다. 늘 손이 주부습진 상태가 되었고, 손이 갈라지면 세수며 요리며 물 닿는 일을 하는 게 고통스러웠습니다. 그래서 저희 집에는 방수밴드가 정말 많습니다.

역류성 식도염으로 속이 자주 쓰리고 아팠습니다.

허리 디스크 수술을 받은 후 혈당도 높았고, 혈액 염증 수치가 높아서 처음에는 한 달에 한 번씩 병원에 가서 검사했는데, 염증 수치가 떨어지지 않아 6개월째 일주일에 한 번씩 가서 염증 수치를 검사하고 있었습니다.

일과 직장 생활 둘 다 정신적으로 편하지 않았고, 항상 신경이 날이 서고, 짜증도 많아지고, 감정 조절도 힘들어져서 주변에서 히스테리 같다는 얘기도 들었습니다.

❷ 평소 식습관
- 하루 3끼를 먹었습니다. 채소는 잘 먹지 않았습니다.
- 많이 먹는 편은 아니지만 인스턴트 음식을 좋아했고, 떡, 빵과 과자도 입에 달고 살았습니다. 탄수화물 중독 같았습니다.

❸ 미네랄 식이요법 프로그램
원인: 음식이나 체액이 제대로 흐르지 않아 생기는 수독(몸에 물이 고여 독이 되는 현상, 물 형태의 독)이 많으면 몸을 많이 자극하게 된다. 또 몸이 무겁다는 것은 순환이 안된다는 뜻으로 계속 음식을 먹지만 세포는 굶게 되어 짜증이 난다. 배가 고프면 짜증이 나는 것과 같은 이치이다.

결국 몸에 염증이 많은 상태여서 혈액에 염증 수치가 높고, 혈액에 영양분과 산소 대신 염증과 오염물이 많으니 혈액이 탁하다. 마치 시궁창 같은 현상이 일어나 순환도 안되고 손발은 차갑고 악취와 독소가 많으니 계속 짜증이 나는 상태가 됐다.

이런 사람들은 몸이 비만인 경우가 많다. 복부지방은 독이므로 비만 관리도 함께 해야 했다.

❹ 식이요법
3개월 미네랄 식이요법 프로그램 + 주스 1년 진행

만성염증 상태이므로 염증을 줄이고, 세포에 영양분이 제대로 들어갈 수 있도록 소장 회복에 주력했다.

지방의 독이 염증을 일으키기 때문에 지방의 독소를 태워주고 혈관을 청소해 주는 저녁 주스를 더 많이 마시게 했다.

세포의 영양분과 정보력을 살리고, 장내 미생물을 되살려 갑상선 기능에 무리가 되지 않도록 몸의 활성화에 초점을 맞췄다.

→ **고현아주스, 미네랄엔자임, 미담순, 미담수, 미담초, 미담죽, 유산균C, 숯 복용**
- 복합당으로 세포의 정보력과 미생물을 살려, 만성염증을 해결하고 몸의 기력을 올려준다. 미네랄과 영양분을 공급하여 소장과 신장을 살리는 고현아주스
- 미네랄과 비타민을 제공하는 미네랄엔자임
- 유익 미생물과 세포를 살리는 미담순
- 미네랄과 복합당으로 신장을 살리는 미담수(영양간장)
- 소화흡수, 항우울 행복감을 주기 위한 미담초(세로토닌식초)
- 소화효소와 생식을 제공하는 미담죽
- 소화효소, 장 대사작용 극대화, 미생물밥, 비타민C를 공급하는 유산균C
- 인체해독과 몸속 찌꺼기를 제거하는 숯

❺ **일반식**
아침 : 주스·미네랄엔자임·미담순 + 주로 한식
점심 : 주스 + 한식, 외식

저녁 : 주스·미네랄엔자임·미담순 + 외식

취침 전 : 주스 + 숯

❻ 경과

음식은 가리지 않고 자유롭게 먹었고, 라면은 줄였지만 햄버거는 가끔 먹었습니다.

주스와 미네랄엔자임은 잊지 않고 챙겨 먹었습니다.

  미네랄 식이요법 프로그램 시작한 지 며칠 안 돼서 몸이 좋아진다는 것을 느꼈습니다. 왜냐하면 손가락 갈라진 게 붙고 살결이 거칠지 않고 보들보들했습니다. 또 기분이 좋아지고 몸이 가벼워졌다고 느꼈기 때문입니다.

  6개월 정도 지나니 손발 차가운 게 많이 개선되었습니다. 피부에 버짐이 생기고 손가락이 갈라지는 게 많이 좋아졌습니다. 물론 지금도 무리하면 손가락이 갈라지고 껍질이 벗겨질 때도 있습니다. 그래도 예전에 비하면 양반입니다.

  1년 만에 갑상선 검사를 했는데, 수치가 정상으로 나왔습니다.

  또한 혈액 염증 수치는 2주 만에 정상이 되어 의사 선생님이 더는 검사하러 오지 않아도 된다고 했습니다.

  몸에 안 좋은 음식 대신 건강한 음식이 들어가니 몸이 변하는 것 같았습니다. 몸에서 음식으로 인한 화학적 스트레스가 많이 줄어서인 것 같습니다.

  식생활 개선으로 먹는 양도 줄었고 야식도 잘 안 하게 되면서 위장장애도 개선되었습니다. 그리고 그전에는 돼지고기를 좋아했는데 식이 프로그램을 한 후 입맛이 달라져서 채식 위주로 변했습니다.

또한 예전에는 고기를 먹어도 전혀 몸에 아무 이상이 없었는데 이제는 고기를 먹으면 몸에 바로 두드러기가 올라옵니다.

이런 반응에서도 제 몸이 살아나고 달라진다는 걸 느낍니다. 왜냐하면 제가 일 때문에 자연 방목하고 항생제 등을 맞지 않은 돼지고기를 가끔 먹게 됐는데, 그 고기를 먹을 때는 한 번도 몸에서 두드러기가 나오지 않았습니다. 몸이 반응을 합니다.

변덕이 심했던 기분과 제어하지 못하던 분노와 짜증이 많이 줄어들었습니다. 고현아 원장님과 얘기하면서 제 자신을 사랑하게 되었습니다.

갑상선기능저하증과 부종, 만성피로, 변비가 개선된 20대 여자

❶ 증상

저는 원래 몸이 약한 편이었어요. 3년째 갑상선기능저하증으로 씬지로이드 1알씩 복용합니다.

항상 몸이 지치고 힘듭니다. 운동하려고 해도 피곤해서 침대에 눕게 되고 운동을 거의 못 했어요. 상쾌하다는 기분을 느낀 적이 없고, 주위에서 20대가 할머니처럼 보인다는 얘기를 종종 들었어요. 그런데 진짜 모든 게 힘에 부쳤어요.

날이 흐리거나 비가 오기 직전에는 기분도 우울했어요.

추위를 잘 타서 여름에도 에어컨을 피하고, 에어컨 없는 상태에서 선풍기를 트는 정도로 지냅니다. 여름에도 치마를 입으면 스타킹을 꼭 신고 다닙니다.

어렸을 때는 소화도 잘됐는데 언제부턴가 소화가 안되었어요. 또한 잘 먹지 않아도 체중이 빠지지 않았어요. 대신 조금만 먹으면 그게 모두 살이 되었어요. 부종 때문인지 항상 몸이 부어 있는 느낌이며, 컨디션이 안 좋고 많이 피곤할 때에는 다음 날 얼굴이 보름달처럼 부어요. 컨디션에 따라서 얼굴 부기 차이가 심했고, 사람들이 얼굴만 보면 통통할 것 같은데 몸 보면 날씬하다고 했어요. 부기가 잘 빠지지 않았어요. 아침에 부은 몸이 저녁까지 그대로 갔어요.

안압 증상도 있었어요. 부종이 심한 날에는 안압도 올라가면서 머리가 아파 두통약을 먹어야 했어요. 자다가도 다리가 저릴 때가 많았어요.

변비를 항상 달고 살았어요. 배변활동이 자유롭지 않아서 많이 괴로웠어요.

성격이 나쁘지는 않지만 제 스스로 느끼기에 매우 예민한 편이에요. 속상하고 화나는 일이 있어도 내색하지 않고 참는 스타일이라서 늘 가슴이 답답했고, 잘 놀라고 심장이 자주 두근거렸어요.

❷ **평소 식습관**

- 하루 2끼. 한식 위주이나 고기를 좋아했어요.
- 변비 때문에 유산균을 계속 먹었어요.

❸ 미네랄 식이요법 프로그램

원인: 갑상선기능이 떨어져 몸의 대사작용이 안되고, 순환이 안되면서 부종 증상이 심해졌다. 소화가 안되는 것은 먹은 음식이 소화 분해가 돼서 영양분으로 가는 게 아니라 독소가 되어 몸속을 돌아다니면서 염증을 일으켰기 때문이다.

변은 음식을 먹으면 대장에 있던 음식물 찌꺼기들이 밀리면서 밖으로 나간다. 변비에는 여러 이유가 있지만 음식물이 소장에서 불완전연소를 하여 음식물이 덩어리째 대장으로 밀려간 후, 그곳에서 수분이 빠져 버리니 큰 덩어리로 뭉치게 된다. 따라서 새로운 음식물이 들어와도 잘 밀려서 나가지 못하게 된다. 즉 변비는 소장에서 음식이 완전연소가 안 된 상태이다.

몸에 독소가 많아 뇌혈관을 계속해서 자극해, 화나 신경질을 잘 내고 굉장히 예민하게 변한 것이다.

❹ 식이요법

3개월 미네랄 식이요법 프로그램 + 주스 1년 진행

소장이 망가진 상태이므로 소장을 회복시켜 몸에 독소와 염증을 줄이고 세포와 미생물을 살리는 데 주력했다.

심장이 두근거리는 것도 자주 느끼고 자다가도 다리가 자주 저리는 것은 NO(일산화질소)가 부족하기 때문이다. 우엉차를 수시로 마시게 했다.

→ 고현아주스, 미네랄엔자임, 미담순, 미담수, 미담초, 유산균C, 효소, 숯 복용

- 복합당으로 세포의 정보력과 미생물을 살려, 만성염증을 해결하고 몸의 기력을 올려준다. 미네랄과 영양분을 공급하여 소장과 신장을 살리는 고현아주스
- 미네랄과 비타민을 제공하는 미네랄엔자임
- 유익 미생물과 세포를 살리는 미담순
- 미네랄과 복합당으로 신장을 살리는 미담수(영양간장)
- 소화흡수, 항우울 행복감을 주기 위한 미담초(세로토닌식초)
- 소화효소, 장 대사작용 극대화, 미생물밥, 비타민C를 공급하는 유산균C
- 소화흡수 작용을 도와주는 효소
- 인체해독과 몸속 찌꺼기를 제거하는 숯

❺ 일반식

아침 : 주스·미네랄엔자임·미담순 + 식사 생략

점심 : 주스 + 한식 또는 외식

저녁 : 주스·미네랄엔자임·미담순 + 외식

취침 전 : 주스 + 숯

❻ 경과

저는 식이요법과 함께 소화가 잘되는 음식을 주로 섭취했어요.

 한 달 지나자 피곤함이 줄고 기운이 났어요. 부종과 안압이 많이 개선되었어요. 몸무게는 그대로인데 사람들이 얼굴 살이 많이 빠졌다고 얘기했어요.

컨디션에 따라서 변비는 좋다 나쁘다를 반복하지만 전보다는 확실히 많이 좋아졌어요.

아직 비가 올 때는 다리가 저리지만, 이제 평상시에는 다리 저리는 걸 거의 못 느끼는 상태이고요. 성격도 편안해졌어요.

프로그램 후 추위도 많이 개선돼서, 마트 냉장식품 코너 다닐 때 예전처럼 한기를 안 느껴요.

1년 지나서 갑상선 수치를 검사하니 정상으로 나왔어요. 의사 선생님이 약을 안 먹어도 될 것 같다고 했지만, 저는 원래 약에 정신적으로 의지를 많이 해서 갑상선약을 계속 먹고 있어요.

하지만 식이요법 후 변비가 많이 좋아지고 안압이 좋아지고, 다리 경련도 줄어들고 몸이 춥지 않은 걸 보면 약과 함께 식이요법을 잘 했다는 생각이 들어요. 약을 먹더라도 약에만 의존하지 말고 몸을 근본적으로 건강하게 만드는 음식이나 운동을 꼭 병행하는 게 맞다는 생각이 많이 들었어요. 저는 몸을 좀 더 만든 후 약도 끊을 예정입니다.

갑상선암 수술 후 떨어진 면역력, 암 수치가 정상으로 된 30대 여자

❶ 증상

건강한 체질이었습니다. 건강검진을 하다 이상 소견을 받았고 2016년 1월 갑상선암 림프절 전이 진단을 받았습니다.

5월 갑상선암 수술로 양쪽 갑상선을 제거했습니다. 수술 결과는 좋게 나왔습니다. 전이된 림프절이 다 제거됐어도 몸에 암이 남아 있을 수 있기 때문에 8월 방사성 동위원소 치료를 받았고 방사능 위험으로 7일 동안 격리되어 있었습니다.

수술 후 수술 부위인 목이 따끔하고 약간의 통증이 있었지만 많이 아프지는 않았습니다. 다만 제가 여자라서 그런지 수술 부위가 항상 눈에 걸리고, 사람들이 보는 것 같아 늘 스카프로 목을 가릴 정도로 신경이 많이 쓰였습니다.

또 결혼은 했지만 아직 아이도 없는데 갑상선 제거로 인해 아이를 못 낳는 게 아닌지 하는 생각에 우울했습니다.

그 후 검사에서 폐나 갑상선 주위는 깨끗하고, 암 수치는 1이하가 좋지만 1.07이라고 진단을 받았습니다. 백혈구감소증 진단을 받았습니다.

갑상선암 수술 후 갑상선약은 계속 복용하고 있습니다.

면역력이 떨어져 비염에 잘 걸리고 항상 피곤하고 몸이 둔해지는 것 같았습니다. 차를 타고 30분 이상 다니면 많이 힘들었습니다. 전에는 여행을 좋아했는데 수술 후에는 여행은 엄두도 못 냅니다. 그러다 보니 더 스트레스만 쌓였습니다.

뭘 먹어도 맛있는지 모르겠고 기운이 나지 않습니다.

❷ **평소 식습관**

인스턴트나 외식은 잘 하지 않고, 주로 한식을 먹습니다.

❸ 미네랄 식이요법 프로그램

원인: 본인은 언급하지 않았지만 수술 자국에도 남들을 계속 신경 쓰고, 일상의 하나하나 꼼꼼하게 챙기는, 스스로 정한 기준에 따라 생각하고 행동하는 스타일로 정신적인 스트레스가 큰 사람이다. 스스로는 인지하지 못하지만, 생각과 습관으로 인해 계속해서 몸에 열을 만들어 몸에 부담을 줬다.

따라서 몸에 만성염증 상태가 지속되면서 갑상선 쪽으로 암이 유발된 것이고, 갑상선암 수술 후 소장의 장내 미생물의 생태계 변화가 생기면서 면역력이 약해졌다. 또 몸의 에너지가 부족한 상황으로 기력이 떨어지고 만성피로를 호소했다.

❹ 식이요법

3개월 미네랄 식이요법 프로그램 진행 + 주스 꾸준히 마심

만성염증 상태이므로 염증을 줄이고, 세포에 영양분이 제대로 들어가도록 소장 회복과 면역력을 높이는 데 주력했다. 세포의 영양분과 정보력을 살리고, 장내 미생물을 되살려 갑상선기능에 무리가 되지 않도록 몸의 활성화에 초점을 맞췄다.

또한 정신적인 스트레스를 줄이기 위해 생각 전환 연습을 했다.

→ 고현아주스, 미네랄엔자임, 미담순, 미담수, 미담초, 유산균C, 숯 복용

- 복합당으로 세포의 정보력과 미생물을 살려, 만성염증을 해결하고 몸의 기력을 올려준다. 미네랄과 영양분을 공급하여 소장과 신장을 살리는 고현아주스

- 미네랄과 비타민을 제공하는 미네랄엔자임
- 유익 미생물과 세포를 살리는 미담순
- 미네랄과 복합당으로 신장을 살리는 미담수(영양간장)
- 소화흡수, 항우울 행복감을 주기 위한 미담초(세로토닌식초)
- 소화효소, 장 대사작용 극대화, 미생물밥, 비타민C를 공급하는 유산균C
- 인체해독과 몸속 찌꺼기를 제거하는 숯

❺ 일반식

아침 : 주스·미네랄엔자임·미담순 + 죽

점심 : 주스 + 도시락

저녁 : 주스·미네랄엔자임·미담순 + 한식

취침 전 : 주스 + 숯

❻ 경과

식이요법을 시작하고 일주일이 지나니 피로감이 많이 줄어들었습니다. 한 달이 지나니 차를 타도 힘들지 않았습니다.

비염 때문에 매일 방에 가습기를 틀고, 소금으로 코를 세척해도 코가 막히고 답답하고 항상 간지러웠는데, 비염도 많이 좋아졌습니다.

프로그램 후 6개월이 지나 검사에서 백혈구 수치가 정상이었으며 암 수치도 1이하로 나왔습니다.

매년 1번씩 갑상선 검사를 받는데 정상으로 나왔습니다.

수술 후 몸도 지쳤고 암 수술을 했다는 생각에 스트레스도 많았지만 식이요법 하면서 원장님을 통해 암 수술한 것에 대한 두려움이 많이 해소됐습니다. 그리고 임신도 하고 아들도 낳았습니다. 임신 기간 약도 계속 먹고 주스도 먹었습니다.

매사에 긍정적이고 활기차고 씩씩하게 지내고 있습니다.

극심한 스트레스로 갑상선기능 저하증이었지만 좋아진 40대 남자

❶ 증상

원래 건강은 보통이었습니다. 결혼 전부터 가정경제를 책임져야 하는 가장으로 부담감이 컸고, 결혼 후 경제적 문제와 고부갈등 사이에서 극심한 스트레스를 받았습니다.

불면증이 생겨 내과에서 졸피뎀을 처방받아서 잠을 잘 수 있었는데, 일주일 동안은 졸피뎀 한 알을 복용하면 바로 숙면에 들었지만 일주일 후부터는 한 알로는 잠이 들지 않아 2알씩 복용했습니다. 불면증과 스트레스가 가중되면서 갑자기 극심한 피곤함과 어지러움이 생겼습니다.

항상 발이 시려서 사무실 바닥에 발을 대고 있지 못했습니다. 아침에 일어나기가 너무 힘들었습니다. 몸이 항상 으슬으슬 춥고 떨리며 감기 증상까지 있어 병원에서 수액을 종종 맞았습니다.

두통도 심해서 두통약을 달고 살았고, 얼굴색이 탁하고 입술도 검고 안색이 안 좋아 보였습니다.

주위 사람들로부터 어디가 아프냐는 말을 매일 들었고, 제 스스로도 항상 힘이 없고 피곤하고 하루 종일 기운이 없었습니다. 걷기를 15분쯤 하면 너무 힘들어서 걷기를 중단해야 했습니다. 체력이 많이 약해졌습니다. 다리에 통증도 심했습니다. 통증약을 먹어야 하루하루를 버텼습니다.

그러던 중 피검사를 했는데 고지혈증은 수치가 나올 수 없을 정도여서 일주일 후에 다시 가서 검사를 했습니다. 고지혈증, 고혈압, 당뇨가 나왔습니다. 고지혈증은 수치가 높게 나왔고, 혈압은 200, 당뇨는 400이 넘었습니다. 그때부터 당뇨와 혈압, 고지혈증약을 먹었습니다.

그리고 갑상선 수치가 정확하게 기억이 안 나는데 매우 높게 나왔습니다. 의사 선생님으로부터 "이 수치론 사람이 살 수가 없다. 어떻게 살아 있냐?"라는 말까지 들었습니다. 그날 즉시 갑상선약을 복용했습니다.

갑상선약을 먹어도 피곤함과 추위, 불면증이 해결되지 않았고, 통증으로도 몸이 너무 힘들어서 1년 넘게 일을 하지 못하고 집에서 요양을 했습니다. 갑상선, 불면증, 당뇨, 혈압, 고지혈증을 개선하고 싶어 약 복용 2년 후부터 미네랄 식이요법을 시작했습니다.

❷ 평소 식습관

채소와 발효식품을 잘 먹지 않았습니다. 집밥을 잘 먹지 않고 주로 단맛이 나는 음료와 편의점 및 배달 음식을 먹었고, 인스턴트 과자, 외식을 좋아하는 편이었습니다.

❸ 미네랄 식이요법 프로그램

원인: 평소 안 좋은 식습관으로 소장이 좋지 않고 혈액이 매우 탁한 상태, 즉 염증 상태였다. 또한 극심한 스트레스로 기혈순환이 막히고 몸 안에서는 열이 계속해서 발생하여 염증이 나타나고 소장이 무너졌다. 마치 하수관이 터져 땅이 오염되듯, 소장이 무너지면서 온몸이 탁해지고 급성염증 상태로 갑상선에도 무리를 주었고, 당뇨, 고혈압, 고지혈증도 동시에 나타났다.

❹ 식이요법

3개월 미네랄 식이요법 프로그램 진행

남자들은 본인이 의지를 내지 않으면 식습관 길들이기가 힘들다. 특히 입맛이 초등학생에 머물러 있으면 도중에 포기하기 쉬워 식이요법의 의미가 없어질 가능성이 높았다. 처음 한 달 동안은 주스와 미네랄엔자임을 주로 먹고 그 후에 다른 제품들을 먹도록 했다.

→ 고현아주스, 미네랄엔자임, 미담순, 미담수, 미담초, 숯 복용
- 복합당으로 세포의 정보력과 미생물을 살려, 면역력을 되찾아 만성염증을 해결하고 몸의 기력을 올려준다. 미네랄과 영양분을 공급하여 소장과 신장을 살리는 고현아주스
- 미네랄과 비타민을 제공하는 미네랄엔자임
- 갑상선 호르몬을 만드는 셀레늄음식
- 유익 미생물과 세포를 살리는 미담순
- 미네랄과 복합당으로 신장을 살리는 미담수(영양간장)

- 소화흡수, 항우울 행복감을 주기 위한 미담초(세로토닌식초)
- 인체해독과 몸속 찌꺼기를 제거하는 숯

❺ 일반식

아침 : 주스·미네랄엔자임·미담순 + 한식

점심 : 주스 + 외식

저녁 : 주스·미네랄엔자임·미담순 + 외식

취침 전 : 주스 + 숯

❻ 경과

식이에 들어가기 전, 가족의 개념을 새로 익힌 후 친가와 관계를 정리하고 종교생활을 열심히 하였습니다.

처음 시작 당시 주스 마시기도 힘들었고, 기존의 식습관인 콜라 등 탄산음료, 과자, 스팸, 고기도 끊지 못했지만, 시간이 지나면서 자연스럽게 입맛이 변했습니다. 과자나 커피 인스턴트 음료는 아직 마시지만, 스팸류는 더 이상 안 먹으며 콜라는 일주일에 한 병 정도로 줄였고, 고기양도 한 번 먹을 때 3조각 정도만 먹을 정도로 줄였습니다. 인스턴트 음식도 달에 한두 번 먹을 정도로 횟수가 줄었으며, 먹더라도 소식하게 되었습니다.

확실히 예전보다 건강식을 많이 먹게 되었고 몸이 좋아진 것 같습니다.

3개월이 지나니 불면증도 개선되어 약 없이 잠들 수 있게 되었습니다. 지쳐 쓰러질 것 같은 피곤함이 많이 줄었고, 컨디션이 확실히 좋아졌습니다. 그래서 1년 반 만에 다시 일을 시작하게 되었습니다. 아침 6시 반에 출근해서 밤 8시가 되어야 집에 옵니다. 육체적 노동을 많이 해서 예전 상태라면 회사에 다닐 수 없었는데, 지금은 집에 오면 피곤해 바로 잠들지만 낮에 일하는 데 지장은 없습니다.

계속 갑상선, 당뇨, 고혈압, 고지혈증약은 복용하지만 식이요법 후 몸의 컨디션이 좋아졌고, 주스를 마실 때와 안 마실 때 몸의 컨디션이 다르다는 걸 느낍니다.

예전에는 두통약을 거의 매일 먹었는데 이제는 아주 가끔씩 두통약을 먹습니다. 통증약도 두 알에서 한 알로 줄여서 먹고 있습니다. 식이요법이 전반적으로 몸이 건강해지는 데 도움을 주었습니다.

갑상선암 수술 후 면역력 회복한 50대 남자

❶ 증상

학원을 운영했는데, 경영 상태가 나쁘지 않지만 학생들과 선생님들을 관리하는 게 힘들었습니다. 꼼꼼한 성격으로 학원 운영의 거의 모든 것을 손수 관리하고 수업도 가장 많이 진행하였습니다.

건강한 체질로 꾸준한 운동을 하며 건강관리를 하였습니다.

다만 학원이 끝나면 허기가 져서 야식을 많이 먹었습니다. 심한 복부비만이 되었고, 그러던 어느 날부터 야식을 하면 신물이 올라오고 소화가 잘 안되었습니다. 술 담배는 안 했습니다. 잔뇨감이 있었습니다.

저는 머리숱도 어느 정도 있고 집에 탈모도 없어서 탈모 걱정은 안 했는데, 어느 날부터 머릿속이 휑하게 보일 정도로 심하게 탈모가 되어 있었습니다.

3년 전 목이 아프고 목소리가 변해서 단순히 성대 결절이라고 생각했는데, 건강검진에서 갑상선암을 발견하여 곧바로 갑상선 양쪽을 다 제거하는 수술을 받았습니다.

1년의 회복 기간을 거친 후 다시 수업을 했을 때 예전엔 느끼지 못했던 피로로 수업 후 다음 날 낮까지 잠을 잤습니다. 또한 감기와 비염이 심해서 수업하는 데 지장이 많았고, 피부 알레르기가 생겨 고민이 많아졌습니다.

친구 아들이 ADHD인데 미네랄 식이요법 후 좋아졌다는 얘기를 듣고 소장과 면역력을 살리기 위해 진행하였습니다.

❷ 평소 식습관
- 소식과 건강식을 하나 밤에 야식을 많이 하였습니다.
- 소화가 되지 않은 상태에서 잠들었습니다.

❸ 미네랄 식이요법 프로그램

원인: 야식 등 생활습관으로 음식물이 소화되지 않은 채 잠자리에 들면서 소장에 무리가 왔다. 음식물이 독소가 돼서 염증을 일으켰다. 스트레스로 항상 몸에서 열이 발생하여 갑상선에 무리를 주었다. 잘못된 식습관과 스트레스로 몸이 만성염증 상태였고, 이런 환

경이 계속해서 누적되면서 갑상선암으로 되었다.

❹ 식이요법

3개월 미네랄 식이요법 프로그램 진행 + 2년간 주스 마심

소장 회복과 면역력 회복에 주력했다.

  암세포가 재발되지 않도록 콜라겐, 효소, 오메가-3, 키토산을 주로 먹었다.

→ **고현아주스, 미네랄엔자임, 셀레늄음식, 미담순, 미담수, 미담초, 숯 복용**

- 복합당으로 세포의 정보력과 미생물을 살려, 면역력을 되찾아 만성염증을 해결하고 몸의 기력을 올려준다. 미네랄과 영양분을 공급하여 소장과 신장을 살리는 고현아주스
- 미네랄과 비타민을 제공하는 미네랄엔자임
- 갑상선 호르몬을 만드는 셀레늄음식
- 유익 미생물과 세포를 살리는 미담순
- 미네랄과 복합당으로 신장을 살리는 미담수(영양간장)
- 소화흡수, 항우울 행복감을 주기 위한 미담초(세로토닌식초)
- 인체해독과 몸속 찌꺼기를 제거하는 숯

❺ 일반식

아침 : 주스·미네랄엔자임·미담순 +콜라겐, 효소, 오메가-3, 키토산 음식

점심 : 주스 + 외식

저녁 : 주스·미네랄엔자임·미담순 + 죽
취침 전 : 주스 + 숯

❻ 경과

처음에는 식이요법 적응이 힘들었습니다. 정말 이걸로 몸이 좋아지나 싶었고 잘못한 것 같은 부정적인 생각이 많았습니다. 그래도 아내가 꾸준히 챙겨줘서 먹었습니다.

일주일은 잘 모르겠고, 이주쯤 지나니 소변을 볼 때 처음으로 시원하다는 생각이 들고 잔뇨감이 없어졌습니다.

2달 정도 지나니 몸에 기운이 나고 성욕도 생겼습니다. 감기와 비염, 피부 알레르기가 없어졌습니다. 스트레스를 받거나 피곤하면 피부가 가려운데 가렵지 않았습니다.

수술 후 회복기간과 방사선 치료를 할 때 힘들었는데, 같은 시기 수술한 사람들을 보니 제 회복 속도가 **빨랐고**, 수술 부위인 목의 통증도 적었습니다.

탈모 상태는 그대로나 예전처럼 머리 감을 때마다 머리카락이 한 뭉치씩 빠지는 느낌은 덜해졌습니다.

식이요법을 한 지 3년이 지났지만 감기도 잘 걸리지 않고 제가 느껴도 건강해졌다는 생각이 듭니다.

정기검진에서도 갑상선 수치 정상, 암 이상 소견 없고 다른 것도 다 건강하다고 나왔습니다.

좌절하고 불안했던 마음이 편안해지고, 생각이 변하면서 일을 예전처럼 많이 하지 않게 됐고, 허벅지 근육을 기르기 위해 자전거 타기를 취미생활로 시작해 삶의 만족도가 높아졌고 활력 있게 살고 있습니다.

결혼 후 생긴 갑상선기능저하증, 알레르기가 건강해진 30대 여자

❶ 증상

혼전임신, 결혼 후 아이를 연년생으로 낳았고 직장을 그만두고 전업주부로 살았습니다. 아이들은 사랑스럽지만 집에 있는 자체가 숨막혔습니다. 집안일을 도와주는 이모님이 아이를 돌보고 청소며 반찬까지 다 만들어 주셨지만, 저는 항상 집안일이 벅차고 제 자신이 초라하다는 생각이 계속 들었습니다.

아이 보는 것보다 일을 하고 싶었습니다. 경력 단절로 스트레스가 많았습니다. 남편은 가정적입니다. 퇴근하면 항상 바로 집으로 와서 아이들을 돌보고 주말엔 요리도 해주고 저에게도 잘합니다. 그럼에도 불구하고 남편을 보면 그냥 싫고 원망스러울 때가 많았습니다. 아이를 보다가도 아파트에서 떨어져 죽고 싶다는 생각도 많이 들었습니다. 저는 복잡하고 화가 나는 걸 혼자 계속 속으로 앓고 있다가 만만한 아이들한테 짜증을 냈고 바로 돌아서서 내가 잘못했다는 생각이 들어 항상 반성하는 시간이 반복되었습니다. 미칠 것 같았습니다.

사람들과 얘기하면 저를 이해해 주는 사람이 없었고, 다들 배부른

소리 한다며 직장 스트레스보다 아이 보는 게 더 낫고 가치 있다고만 얘기해 주었습니다. 정말 늘 외로웠고 우울하고 힘들었습니다.

건강한 체질로 아픈 적이 거의 없었습니다. 아이 낳기 전, 20~30대에는 겨울에도 맨발로 다녀도 춥지가 않아 주변에서 열혈녀라는 얘기를 들을 정도였습니다.

둘째 낳고 난 후부터 냉기를 많이 느꼈습니다. 추워서 여름에도 에어컨을 세게 튼 매장에 들어가면 오들오들 몸이 떨렸습니다. 온 몸이 결리고 통증이 많았습니다. 몸이 너무 피곤해서 낮에도 종종 자는데 피곤함이 계속됐습니다. 저는 결혼 후 육아와 집안일로 인한 정신적인 스트레스로 머리를 너무 써서 피곤한 줄 알았는데, 주변에서 갑상선 때문인 것 같다고 해서 내과에 갔더니 갑상선기능저하증이라는 소견을 듣고 그날부터 씬지로이드[50mcg] 0.5정 먹기 시작했습니다.

또한 갑상선기능저하증과 함께 아토피같이 피부에 알레르기가 생겼습니다. 몸도 피곤하지만 얼굴이 알레르기로 인해 붉게 변하고 가려워서 너무 힘들었습니다. 알레르기 반응 횟수도 점점 늘어났습니다.

❷ 평소 식습관

- 거의 안 먹었습니다.
- 빵과 커피 위주로 식사를 했습니다.
- 제가 생각해도 제가 음식을 너무 안 먹어 몸에 영양분이 부족할 거라는 생각은 종종 했습니다.

❸ 미네랄 식이요법 프로그램

원인: 우선 식습관이 좋지 않은 편이다. 그다음은 외향적인 사람이라서 에너지를 밖에서 얻고 사람들과 얘기하면서 스트레스를 풀어야 하는데, 육아를 전담하면서 집에만 있어야 하고, 소통을 할 수 없어 정신적인 스트레스가 심해진 상태로 산후우울증도 있었다. 원래 몸에 열이 많은 사람이라 몸이 항상 부글부글 끓고 있는데, 스트레스가 많아지면서 열이 더 많아지고 더 쉽게 만성염증 상태가 되면서 갑상선에도 이상이 온 경우이다.

❹ 식이요법

3개월 미네랄 식이요법 프로그램 진행
- 식습관 고치기
- 소장 회복과 면역력 회복, 스트레스 적극적으로 풀기
- 아이들 어린이집, 유치원 가는 시간에는 혼자라도 외출
- 성당 다니기 시작
- 사람들을 직접 못 만나면 전화 통화라도 수다 떨기
- 직업 갖기 위해 이력서 내기

→ **고현아주스, 미네랄엔자임, 셀레늄음식, 미담순, 미담수, 미담초, 숯 복용**
- 복합당으로 세포의 정보력과 미생물을 살려 면역력을 되찾아 만성염증을 해결하고 몸의 기력을 올려준다. 미네랄과 영양분을 공급하여 소장과 신장을 살리는 고현아주스
- 미네랄과 비타민을 제공하는 미네랄엔자임

- 갑상선 호르몬을 만드는 셀레늄음식
- 유익 미생물과 세포를 살리는 미담순
- 미네랄과 복합당으로 신장을 살리는 미담수(영양간장)
- 소화흡수, 항우울 행복감을 주기 위한 미담초(세로토닌식초)
- 인체해독과 몸속 찌꺼기를 제거하는 숯

❺ 일반식

아침 : 주스·미네랄엔자임·미담순 + 한식
점심 : 주스 + 잘 안 먹었다.
저녁 : 주스·미네랄엔자임·미담순 + 한식
취침 전 : 주스 + 숯

❻ 경과

하루에 한 끼는 한식으로 먹었습니다. 자녀들 것 외 저도 몸에 좋은 것을 챙겨 먹게 되었습니다. 양수요법 하는 동안 머리가 깨질 듯 아팠고 입 냄새도 심하게 났습니다. 기존에는 생리가 끝나면 잔여물이 더 안 나왔는데 미네랄 식이요법 후 잔여물이 2~3일 더 나옵니다. 몸이 가벼워졌고 통증, 결린 듯한 증상이 많이 좋아졌습니다. 피곤함이 확실히 줄어들었습니다. 2년 후 갑상선 수치가 정상으로 나와 약을 끊었습니다. 피부 알레르기 반응도 빈도가 줄었습니다.

식이요법과 함께 저는 종종 고현아 원장님과 얘기를 했던 게 더 좋았습니다. 경제적인 어려움 없이 아이만 볼 수 있는 환경에 매일 감사하는 마음이 생겼습니다. 남편에 대한 원망도 많이 사라지고 오히려 요즘은 처자식 위해 고생하는 남편이 안쓰럽게 느껴졌습니다. 마음이 많이 편해지고 짜증도 줄어들어 아이들에게도 편하게 대할 수 있게 되었습니다.

갑상선암 수술 후 생긴 대상포진, 면역력 저하가 해결된 30대 여자

❶ 증상

평소 인간관계에서 내 목소리를 내기보다는 다 들어주고 혼자 스트레스받는 편입니다. 맘에 담아두지 않으려 노력하지만 가끔씩은 생각이 나서 많이 속상해하는 편입니다. 생각도 많습니다.

원래 몸이 약한 편입니다. 손발이 늘 차가워 봄가을에도 옷 속에 핫팩을 붙이고 다니고 겨울엔 사무실 책상에도 개인용 난방기를 틀고 지냅니다. 변비가 심해 유산균과 변비에 좋다는 음식은 많이 먹지만 일주일에 한두 번 정도 변을 볼 수 있었고, 두통도 약간 있고 그 외 건강상 문제는 없었습니다. 그런데 폐에 혹이 생겨 혹을 제거하는 수술을 받았고 수술 3년 후 갑상선암을 발견해서 바로 갑상선암 제거 수술을 했습니다. 그 후 대상포진과 면역력 저하로 일상생활이 힘들었습니다.

날씨에 따라서도 기분이 많이 좌우되고, 몸도 머리도 무겁고, 의욕 상실이 많아졌습니다. 예전에는 아침부터 밤늦게까지 활기차게 살았는데, 이제는 무슨 일이 생기면 먼저 쉬고 싶다는 생각부터 들고, 생각하면서 이미 지쳐 있습니다.

❷ 평소 식습관
한식 위주

❸ 미네랄 식이요법 프로그램
원인: 혈액순환이 안돼서 손발이 차갑지만 몸 안에는 늘 열이 부글부글 끓고 있는 형국이다. 몸에서 열이 잘 빠져야 하는데 변비가 있어 열이 몸에 갇혔다. 마치 겨울에 문을 다 닫고 아궁이에 불을 때는데 굴뚝도 막혀 있어 연기가 집안에 가득 차 있다. 그럼에도 불구하고 계속해서 불을 때니 굴뚝은 강한 열과 독가스의 자극을 받아 무너지는 것과 같다.

그래서 굴뚝 역할을 하는 폐에 종양이 생겼다. 폐는 종양 수술을 했지만 근본적으로 계속해서 몸 안에 열이 끓고 염증이 생기고 갑상선에도 무리를 주면서 이상세포가 돼 암으로 진행되었다.

이렇게 몸에 이상이 오는 이유는 여러 가지 요인이 있다. 요인 중 가장 큰 것은 본인은 남을 배려하고 양보해서 스트레스를 받는다고 생각할 수 있으나, 실상은 강한 피해 의식 때문에 스스로 분노하고 열을 만들어 병이 오게 되는 것이다. 이런 마음가짐으로는 아무리 좋은 음식을 먹어도 낫지 않는다.

❹ 식이요법
3개월 미네랄 식이요법 프로그램 진행 + 3년간 주스 마심

- 소장 회복과 면역력 회복
- 남을 이해하는 사고 길들이기
- 스트레스 적극적으로 풀기
- 대화 시 너무 깊은 생각을 하지 말고 자기 의견을 상대방에게 말하기

남의 말을 듣기만 하고 담아두는 건 회피이므로 좋아지기 위한 출발점으로 진정으로 남을 배려하고 이해해 주는 생각이 필요했다. 그래서 어떤 일이 있으면 자신의 생각도 적고, 동시에 처음부터 끝까지 사실관계, 인과관계만을 정확하게 적어서 잘잘못을 체크하길 권했다. 식이요법과 함께 몸 안의 화, 열기를 쏟아내는 연습도 해야 했다.

→ **고현아주스, 미네랄엔자임, 셀레늄음식, 미담순, 미담수, 미담초, 숯 복용**
- 복합당으로 세포의 정보력과 미생물을 살려, 면역력을 되찾아 만성염증을 해결하고 몸의 기력을 올려준다. 미네랄과 영양분을 공급하여 소장과 신장을 살리는 고현아주스
- 미네랄과 비타민을 제공하는 미네랄엔자임
- 갑상선 호르몬을 만드는 셀레늄음식
- 유익 미생물과 세포를 살리는 미담순
- 미네랄과 복합당으로 신장을 살리는 미담수(영양간장)
- 소화흡수, 항우울 행복감을 주기 위한 미담초(세로토닌식초)
- 인체해독과 몸속 찌꺼기를 제거하는 숯

❺ 일반식

아침 : 주스·미네랄엔자임·미담순 + 식사 생략

점심 : 주스 + 외식

저녁 : 주스·미네랄엔자임·미담순 + 한식

취침 전 : 주스 + 숯

❻ 경과

식이요법을 대체적으로 준수했고, 한 달 만에 변비가 개선되었습니다. 머리도 맑아졌습니다.

처음에는 수술한 목 부위에 진물이 나서 걱정이 많았는데, 일주일 지나니 멈추고 상처도 빠르게 회복되고 다른 사람들보다 흉터도 눈에 잘 안 띕니다. 목이 따끔거리고 답답한 것도 빨리 회복된 것 같습니다.

6달이 지나자 대상포진 증상이 많이 좋아졌습니다. 기운 없고 피곤한 증상도 좋아지고 면역력도 좋아져서 손발이 따뜻해지고 컨디션도 좋습니다.

매년 정기검사에서도 암 수치가 정상으로 나왔습니다.

임신도 돼서 아이도 둘 낳고 애들도 건강합니다.

성격이 많이 바뀌어 할 말도 하고, 또 제 입장에서만 보지 않고 상대방 입장에서도 생각하게 되었습니다. 식이요법 만족합니다.

임신 전 갑상선기능저하증이었지만 건강한 아들 출산한 40대 산모

❶ 증상

어렸을 때는 건강했는데 30대가 넘어서는 건강이 좋은 편은 아니었습니다. 결혼은 30대 초반에 했지만 아이를 낳을 생각이 없었습니다. 남편과 사이도 좋습니다. 44살 봄에 아이를 낳아야겠다고 생각해서 나이가 있었기 때문에 바로 난임 클리닉에 다녔습니다.

자궁 나이는 제 나이보다 10살 어리게 나왔습니다. 다른 건 문제가 되지 않았는데 유일하게 하나 갑상선에 이상이 있다고 해서 내분비 검사를 한 번 더 받고 갑상선기능저하증 판정을 받았습니다.

생각해 보니 30대에는 항상 열정이 넘쳤는데, 언제부턴가 의욕도 없고, 잠을 충분히 잤는데도 불구하고 아침에 일어나면 개운하지 않고 기운이 없었습니다. 전업주부라서 주로 집에만 있다 보니 크게 피로한 것은 못 느꼈는데 여행을 하거나 장거리를 다녀오면 그 다음 날까지 계속 잠만 잤습니다. 가끔씩 변비도 생겼고, 입 냄새도 심해지고 속 쓰린 증상도 있었습니다. 저는 피부가 좋은 편이었는데 피부도 푸석푸석해지고 건조해져서 미스트를 자주 뿌리고, 눈은 다크서클이 생겼고, 건조해서 안약도 자주 눈에 넣습니다.

산부인과에 다녀온 후부터 갑상선약을 복용하기 시작했습니다. 저는 갑상선약을 먹더라도 나이가 있기 때문에 음식으로도 몸을 건강하게 만들어야겠다는 생각이 들어 아는 언니 추천으로 미네랄 식이요법을 선택했습니다.

❷ 평소 식습관

건강식이라는 개념이 없어 밥도 잘 먹지 않고 라면과 인스턴트 커피, 육식을 주로 먹었습니다. 과식은 안 했지만 식사 시간이 불규칙했고, 밤늦게나 자다가도 배가 고프면 먹었습니다.

❸ 미네랄 식이요법 프로그램

원인: 노화와 만성염증으로 인한 갑상선기능저하증

❹ 식이요법

3개월 미네랄 식이요법 프로그램 진행 + 1년 주스 마심

소장을 회복시켜 면역력을 높여 만성염증을 줄였다. 갑상선기능에도 무리를 주지 않게 했다. 세포분열이 원활하게 될 수 있도록 미네랄과 영양분을 공급해서 태아 발달이 정상적으로 되게 했다.

→ **고현아주스, 미네랄엔자임, 미담순, 미담수, 미담초, 유산균C 복용**

- 복합당으로 세포의 정보력과 미생물을 살려, 면역력을 되찾아 만성염증을 해결하고 몸의 기력을 올려준다. 미네랄과 영양분을 공급하여 소장과 신장을 살리는 고현아주스
- 미네랄과 비타민을 제공하는 미네랄엔자임
- 유익 미생물과 세포를 살리는 미담순
- 미네랄과 복합당으로 신장을 살리는 미담수(영양간장)
- 소화흡수, 항우울 행복감을 주기 위한 미담초(세로토닌식초)
- 소화효소, 장 대사작용 극대화, 미생물밥, 비타민C를 공급하는

유산균C

❺ 일반식

아침: 주스·미네랄엔자임·미담순 + 한식

점심: 주스 + 외식

저녁: 주스·미네랄엔자임·미담순 + 주로 한식 소식

취침 전 : 주스

❻ 경과

임신 기간 동안 갑상선약을 먹어, 갑상선 호르몬 수치는 정상으로 유지했습니다.

식이요법 3개월과 그 후에는 주스를 꾸준히 마셨는데요. 식이요법 전에는 산부인과를 서울로 다녀서 병원 다닐 때마다 피곤함을 느꼈는데, 식이요법 후에는 피곤함을 덜 느꼈습니다.

40대가 넘으면 1년마다 시험관 성공률이 5%씩 더 떨어진다고 해서 사실 임신 성공에 대한 부담감과 스트레스가 높았는데요. 시험관 1회 만에 임신이 되었고, 아이도 잘 자랐습니다. 입덧도 없고 임신 6개월까지도 일상생활하는 데 지장이 없었습니다. 7개월째 장거리 여행을 다녀왔을 때 무리가 생겨서 그때부턴 더 식이요법을 열심히 하고 안정을 취하면서 무사히 아들을 출산했습니다. 아이도 건강하고 잘 자라고 있습니다.

변비도 개선됐고 더 이상은 피부 건조나 눈 건조증을 느끼지 않습니다. 다크서클은 아직도 피곤하면 바로 생깁니다.

출산 후 갑상선 수치가 정상이어서 더 이상 약을 먹지는 않습니다. 갑상성호르몬 수치를 맞추기 위해 약도 중요하지만 실제 몸을 건강하게 만드는 음식도 중요하다는 걸 알았습니다.

임신 전 알게 된 갑상선기능저하증이 6개월 후 정상이 된 30대 산모

❶ 증상

저는 몸이 건강한 편입니다. 3년째 임신이 안 돼서 시험관 시술을 2번 시도를 했는데, 다 실패했습니다. 착상 자체가 안 되었습니다. 1년 정도 쉬었다가 임신을 위해 시험관 시술하기 전 검사를 했는데 갑상선기능저하증이라고 해서 약을 복용했습니다. 임신을 준비 중이라 1%라도 확률을 높이기 위해 남편의 권유로 미네랄 식이 프로그램을 시작하였습니다.

갑상선기능저하증 진단을 받을 때 제가 느끼는 정도는 그냥 남들 피곤한 정도였던 것 같습니다.

원래 소화가 안돼 배가 항상 더부룩했습니다. 마른 편이고 변비가 있고 추위도 잘 탔습니다.

성격은 평소에도 예민하고 쉽게 상처를 받는 편입니다. 2번의 시험관 시술을 하면서 호르몬 주사를 맞으니 원래도 예민한데 더 예민해지고 짜증도 많아지고 우울감도 왔습니다. 엉덩이 주사는 맞을 때마다 몸이 돌처럼 굳어지는 것 같아 정신적 육체적으로 너무 힘들었습니다. 계속 임신이 실패하니 마음이 많이 무너져 사람들을 안 만났습니다. 시험관 시술을 준비하고 결과를 확인하는 과정에서 제 몸이 많이 지쳤던 것 같습니다.

❷ 평소 식습관

하루 3끼, 고기와 면류 밀가루 음식을 좋아하고 자주 먹었습니다.

❸ 미네랄 식이요법 프로그램

원인: 임신 준비를 하면서 생긴 호르몬 변화와 시험관 시술 과정에서 받은 극도의 스트레스로 인해 몸이 마른 장작처럼 된 상태였다.

시험관 시술을 연상해 보면 난자를 인위적으로 쥐어짜서 빼내는 것으로 몸을 쥐어짜는 것과 마찬가지다. 거기에 정신적인 스트레스로 몸에 열이 가해지니 몸은 진액이 부족하고 손상되는 것이다.

따라서 호르몬 부족 증상이 나오고 임신 확률도 줄게 된 것이다.

❹ 식이요법

3개월 미네랄 식이요법 프로그램 2회 진행 + 주스 1년 마심

소화가 잘되게 하고, 갑상선 호르몬 생성을 도우며 기혈순환을 제대로 하는 방향으로 잡았다. 원래 열과 염증이 많은 상태인데 고기는 더욱 어혈과 염증을 일으킬 수 있으므로 염증을 낮추기 위해 고기 섭취를 줄였다.

→ 고현아주스, 미네랄엔자임, 셀레늄음식, 미담순, 미담수, 미담초, 미담죽 복용

- 복합당으로 세포의 정보력과 미생물을 살려, 면역력을 되찾아 만성염증을 해결하고 몸의 기력을 올려준다. 미네랄과 영양분을 공급하여 소장과 신장을 살리는 고현아주스
- 미네랄과 비타민을 제공하는 미네랄엔자임
- 갑상선 호르몬을 만드는 셀레늄음식
- 유익 미생물과 세포를 살리는 미담순
- 미네랄과 복합당으로 신장을 살리는 미담수(영양간장)
- 소화흡수, 항우울 행복감을 주기 위한 미담초(세로토닌식초)
- 소화효소와 생식을 제공하는 미담죽

❺ 일반식

아침 : 주스·미네랄엔자임·미담순 + 죽 또는 한식

점심 : 주스 + 한식

저녁 : 주스·미네랄엔자임·미담순 + 외식

취침 전 : 주스

❻ 경과

저는 미네랄 식이요법을 2회 실시했습니다. 첫 번째는 임신 검사로 알게 된 갑상선기능저하증으로 갑상선약을 먹기 시작하면서 미네랄 식이요법도 동시에 시작하였습니다.

그리고 미네랄 식이요법 프로그램 1달 만에 시험관 시술을 시도했는데 처음으로 착상을 했습니다. 그전 2번의 시험관 시술 때는 착상조차 못 했는데 착상이 돼서 정말 행복했습니다. 그러나 안타

깝게 1달 만에 유산되었습니다. 충격과 상심으로 미네랄 식이요법을 중단하였습니다.

그 후 1년 만에 시험관을 두 번 시도했는데 두 번 다 착상조차 되지 않았습니다. 저는 이번에는 당연히 착상은 될 줄 알았습니다.

그래서 생각해 보니 미네랄 식이요법을 했을 때, 몸이 따뜻해지고 뭔가 모르지만 기분이 좋았습니다. 그래서 두 번째로 미네랄 식이요법 프로그램을 진행했습니다. 이번에는 스트레스 관리도 함께했습니다. 매일 기도도 했고 그러는 과정에서 남편도 이해하게 되었습니다. 더는 남편에게 짜증을 부리지 않았습니다.

이번에 식이요법을 하면서 입맛도 변해서 주로 채식을 먹었습니다. 자연스럽게 밀가루도 끊고 고기도 거의 끊었습니다. 스트레스도 많이 줄어들고 컨디션이 20대보다 좋습니다. 갑상선 검사를 했는데 수치가 정상으로 나와 갑상선약도 끊고 변비도 좋아졌습니다.

몸이 회복해서 다시 시험관 시술을 했고 아들딸 쌍둥이를 출산했습니다. 임신 기간에도 주스는 계속 마셨습니다. 태아는 별 탈 없었습니다. 매달 검사할 때마다 태아가 건강하게 잘 자라고 있다고 들었습니다.

그리고 쌍둥이들은 보통 둘 중에 한 명이 아픈데 저희 아이들은 둘 다 튼튼하고 건강하고 말도 잘 듣습니다. 특히 아이들 입맛도 엄마가 임신했을 때 먹었던 음식과 같습니다. 고기는 잘 먹지 않고 토종 한식으로 채소, 된장, 청국장을 잘 먹습니다.

임신초기검사 때 알게 된 갑상선기능 저하증이 다시 정상으로 된 20대 산모

❶ 증상

저는 몸이 건강한 편은 아니었습니다. 두통도 있고, 음식을 먹으면 속이 더부룩하고 소화도 잘 안됐습니다. 관절도 아프고 몸이 잘 쑤시고 통증도 있었습니다.

스트레스는 크게 없는 무난한 성격입니다.

임신초기검사 때 갑상선 수치가 낮게 나와 갑상선 호르몬제를 복용했습니다. 약을 먹어도 피곤함이 해소되지 않았습니다. 만성피로로 앉고 걷고 서 있기가 힘들었습니다. 다리도 퉁퉁 부었습니다.

저희 엄마가 60대이신데 본인이 매일 피곤함을 느껴 주스를 마셨더니 기력이 회복됐다면서 저에게 권해 주셔서 태아를 위한 영양보충과 기력 회복을 위해 식이요법을 시작했습니다.

❷ 평소 식습관

- 음식을 좋아하거나 잘 먹는 편이 아닙니다.
- 아침은 우유와 시리얼로 간단하게 먹었습니다.
- 점심과 저녁은 외식을 주로 했습니다.

❸ 미네랄 식이요법 프로그램

원인: 임신으로 인한 호르몬 변화로 갑상선 수치가 변했다.

❹ 식이요법

3개월 미네랄 식이요법 프로그램 진행 + 2년 주스 마심

소장을 회복시켜 각 장기에 필요한 영양분을 공급하여 호르몬이 잘 생성되도록 하며, 염증을 해결하고, 장기가 제 역할을 하여 갑상선에 무리를 주지 않도록 하였다.

또한 면역력을 키워 임신에 따른 피로를 최소화하는 데 주력했다. 양수는 미네랄의 조합이기 때문에 미네랄을 충분히 공급하여 안정된 세포분열이 이뤄질 수 있도록 도와 세포의 정보력을 활성화시켜, 태아 발달이 원활하게 이뤄지도록 했다.

→ **고현아주스, 미네랄엔자임, 미담순, 미담수, 미담초 유산균C 복용**

- 복합당으로 세포의 정보력과 미생물을 살려, 면역력을 되찾아 만성염증을 해결하고 몸의 기력을 올려준다. 미네랄과 영양분을 공급하여 소장과 신장을 살리는 고현아주스
- 미네랄과 비타민을 제공하는 미네랄엔자임
- 유익 미생물과 세포를 살리는 미담순
- 미네랄과 복합당으로 신장을 살리는 미담수(영양간장)
- 소화흡수, 항우울 행복감을 주기 위한 미담초(세로토닌식초)
- 소화효소, 장 대사작용 극대화, 미생물밥, 비타민C를 공급하는 유산균C

❺ 일반식

아침 : 주스·미네랄엔자임·미담순 +한식

점심 : 주스 + 도시락

저녁 : 주스·미네랄엔자임·미담순 + 주로 한식 소식

취침 전 : 주스

❻ 경과

다리 부종은 3달이 지나니 괜찮아졌고 두통과 통증도 많이 개선됐습니다. 출산 후 갑상선 수치가 정상으로 회복되어 더 이상 약은 먹지 않습니다.

제가 미네랄 식이요법이 좋았던 것은 임신 기간 내내 몸이 피곤하지 않았습니다. 몸이 가벼워지고 활동이 자유자재로 되니 태교를 정말 열심히 할 수 있었습니다. 임신 요가, 임산부수영, 그 외 태교 수업도 많이 듣고, 도서관도 다니면서 행복한 임신 기간을 보냈던 것 같습니다.

임신 내내 활기차고 고생 없이 잘 지냈습니다. 태아도 잘 자라고 건강한 아이를 출산했습니다. 엄마가 튼튼해져서 그런지 아이도 잔병치레가 거의 없이 건강하고, 성격도 좋고 밝고 똑똑합니다.

임신 중 생긴 갑상선기능저하증이 다시 건강해진 30대 산모

❶ 증상

둘째 임신 9주 차 피검사 때 갑상선 TSH 수치가 5.4로 갑상선기능저하증이라고 진단받았습니다. 병원에서 태아한테 위험하니 출산할 때까지 갑상선약을 먹으라고 하여 한 알씩 먹었습니다.

약을 먹어도 몸이 첫째 때와는 다르게 너무 무겁고 지치고 피곤했습니다. 너무 피곤해서 잠을 자려고 하지만 잠도 잘 들지 않고 몸도 무겁고 머리도 아팠습니다. 두통약은 먹지 않았습니다.

결혼 전부터 역류성 식도염과 위염이 있어 속도 자주 쓰리고 아프고 소화도 안됐는데, 입덧이 심해 음식을 거의 못 먹어 태아발달을 위해 식이요법을 시작했습니다.

❷ 평소 식습관
일반 한식 위주로 먹었습니다.

❸ 미네랄 식이요법 프로그램
원인: 임신으로 인한 호르몬 변화로 일시적인 갑상선기능저하증이 생긴 경우였다.

❹ 식이요법
3개월 미네랄 식이요법 프로그램 진행 + 1년 주스 마심
소장 회복과 면역력 회복, 임신에 따른 호르몬과 영양분이 충분히 산모와 태아에게 제공되는 데 초점을 두었다.

→ 고현아주스, 미네랄엔자임, 미담순, 미담수, 미담초 복용
- 복합당으로 세포의 정보력과 미생물을 살려, 면역력을 되찾아 만

성염증을 해결하고 몸의 기력을 올려준다. 미네랄과 영양분을 공급하여 소장과 신장을 살리는 고현아주스
- 미네랄과 비타민을 제공하는 미네랄엔자임
- 유익 미생물과 세포를 살리는 미담순
- 미네랄과 복합당으로 신장을 살리는 미담수(영양간장)
- 소화흡수, 항우울 행복감을 주기 위한 미담초(세로토닌식초)

❺ 일반식

아침 : 주스·미네랄엔자임·미담순 + 한식

점심 : 주스 + 외식

저녁 : 주스·미네랄엔자임·미담순 + 한식

취침 전 : 주스

❻ 경과

한 달 동안은 변화를 못 느꼈지만 한 달 후부터 몸이 가벼워지고 힘이 생겼습니다. 피곤함이 없어져 걷기 운동도 하며 활력이 생겼습니다. 건강하게 아들을 출산했습니다. 임신 기간에는 음식에 신경을 많이 써야 하는데 식이요법 하면서 좋은 음식 먹을 수 있었고, 식습관도 고치게 되었습니다. 무엇보다 아이를 위해서 잘 선택한 것 같습니다. 갑상선약은 임신 기간 동안 계속 먹고 출산 후 끊었습니다.

갑상선결절 시술 후
재발 없는 30대 여자

❶ 증상

원래 몸이 종합병원이었습니다. 척추측만증도 있고 불면증도 있고 부정맥도 있었습니다. 감기에 걸리면 주로 목감기, 편도 쪽이 아팠습니다. 변비가 있었습니다. 손발이 자주 붓고 무거웠습니다. 잦은 체기가 있었고 소화가 잘 안됐습니다. 기운이 없고 피곤해서 약속도 취소하고 주말에는 하루 종일 자는 날이 많았습니다.

어느 날 거울을 보니 목에 혹이 2개 생겨 병원에서 검사를 했는데 1.4cm, 0.8cm 갑상선결절이 생겼다고 했습니다. 레이저로 시술하였고 조직 검사 결과 암은 아니었습니다.

❷ 평소 식습관

한식, 양식, 중식 가리지 않고 잘 먹습니다. 빵, 과자, 초콜릿, 사탕, 탄산음료 등 단 음식을 계속 먹었습니다. 단맛을 좋아했습니다. 고기도 좋아했습니다. 과식과 야식도 종종 먹었습니다. 음식을 신경써서 먹지는 않았습니다.

❸ 미네랄 식이요법 프로그램

원인: 몸에 계속해서 열을 주는 식습관이 문제였다. 저녁에 음식을 먹으면 폐, 위, 대장에 열이 생기는데 대장에 열이 많아지면서 변비가 생긴다.

단맛을 좋아하는 것은 신경을 많이 써서 뇌에 당분이 필요한 경우도 있고, 또는 스트레스를 많이 받아 스트레스를 빨리 해소하기 위해 단맛을 찾는 경우도 있다. 또 하나는 위장에서 소화를 못 시키기 때문에 빨리 에너지를 만들 수 있는 단순당을 찾다 보니 단맛을 즐겨 먹었다. 기운이 없는 것도 에너지가 부족하기 때문이다.

본인은 느낄지 모르지만 항상 본인이 감당하기 힘들 정도의 정신적인 스트레스 상황에 놓여 있었을 것이며, 음식을 먹어도 소화가 안돼 에너지가 부족하니 단맛을 찾았다.

결국 계속해서 단맛을 찾을 정도로 강한 스트레스로 인해 몸에 열이 가득 차 있었고, 몸의 이곳저곳을 독소가 돌아다니면서 약한 부위인 갑상선에 화상을 입힌 것이다.

❹ 식이요법

3개월 미네랄 식이요법 프로그램 진행

소장과 면역력 회복에 초점을 두었다.
또한 단맛을 좋아한다고 했지만 입맛은 장내 미생물이 바뀌면 자연스럽게 바뀌기 때문에 일부러 단 음식을 제한하지는 않았다.
저녁은 금식이나 소식으로 몸에 열을 생성하는 것을 막았다.

→ **고현아주스, 미네랄엔자임, 미담순, 미담수, 미담초, 숯 복용**
- 복합당으로 세포의 정보력과 미생물을 살려, 면역력을 되찾아 만성염증을 해결하고 몸의 기력을 올려준다. 미네랄과 영양분을 공급하여 소장과 신장을 살리는 고현아주스

- 미네랄과 비타민을 제공하는 미네랄엔자임
- 유익 미생물과 세포를 살리는 미담순
- 미네랄과 복합당으로 신장을 살리는 미담수(영양간장)
- 소화흡수, 항우울 행복감을 주기 위한 미담초(세로토닌식초)
- 인체해독과 몸속 찌꺼기를 제거하는 숯

❺ 일반식

아침 : 주스·미네랄엔자임·미담순 + 한식

점심 : 주스 + 외식

저녁 : 주스·미네랄엔자임·미담순 + 금식 또는 가볍게

취침 전 : 주스 + 숯

❻ 경과

4년이 흘렀지만 갑상선결절의 재발이 없고, 잘 지내고 있습니다. 예전과 달리 음식을 먹어도 속이 편합니다. 부기도 좋아졌습니다.

  3개월 동안 저녁 금식이나 소식하는 연습을 했고 그 후 2년 동안은 꾸준히 저녁을 적게 먹습니다. 살도 많이 빠졌고, 변비가 개선됐습니다.

  몸이 가볍고 피곤함이 덜해, 주말에도 잠만 자지 않고 친구도 만나고 동호회 활동도 하고 있습니다.

그리고 입맛도 변해서 예전처럼 단 음식을 찾지 않고 될 수 있으면 채소와 과일 등 건강식을 먹으려고 합니다.

갑상선기능저하증 약을 20년 복용하였으나 식이 후 약 끊게 된 40대 여자

❶ 증상

20년 전 갑상선기능저하증 판단을 받고 20년째 약을 복용했습니다. 병원에서 평생 약을 먹어야 한다고 했습니다.

저는 활동적인데, 3년 전부터는 약을 먹어도 기운이 없어 제 의지와 상관없이 활동량이 많이 줄었습니다. 저는 깔끔한 성격이어서 집안일도 부지런하게 정리 정돈 해놓는데, 어느 순간부터 힘에 부쳐 집안 상태도 어수선합니다. 하지만 치울 엄두가 안 납니다. 또한 앉았다 일어서려 해도 현기증으로 어지러울 때도 종종 있습니다. '몸이 예전 같지 않구나' 하고 매일 느낍니다.

평소 커피는 마시지 않았는데, 이제 커피를 마셔야 정신이 들고 기운이 나서 매일 2잔 이상 커피를 마십니다. 하지만 오후에 커피를 먹으면 잠을 못 잡니다.

몸이 차가운 편이고, 혈액순환이 잘 안되고, 탈모가 심해져 머리를 감을 때마다 머리카락이 한 뭉치씩 **빠져** 앞머리 부위가 **휑해졌**습니다.

예전에는 티셔츠를 입을 때 목이 답답해서 라운드 티만 입었는데, 몇 년 전부터는 추워서 저도 모르게 목티를 입습니다.

소화력은 좋은 편이었는데, 갑상선약을 먹은 지 10년 후부터 소화기능이 많이 떨어지고, 조금만 과식하면 체기 때문에 속이 답답해서 소화제를 수시로 먹습니다. 소식하는 편인데 살이 잘 빠지지 않아 항상 비만 상태입니다.

❷ 평소 식습관
가리지 않고 잘 먹습니다.

❸ 미네랄 식이요법 프로그램
원인: 갑상선 호르몬제를 복용해 갑상선기능과 수치는 유지해 갔지만, 근본적으로 갑상선을 병들게 하는 만성염증이 해결되지 않았다. 몸은 임시방편으로 유지되지만, 실질적으로 몸은 페인트칠이 되지 않은 철이 공기에 노출돼서 점점 녹스는 것과 같은 현상이었다.

따라서 갑상선 호르몬제는 복용하더라도 소장을 회복시켜 면역력을 키워 만성염증을 계속해서 해결할 수 있도록 해야 했다.

❹ 식이요법
3개월 미네랄 식이요법 프로그램 진행 + 1년 주스 마심
소장과 면역력 회복에 초점을 두었다. 염증을 해결해야 했기 때문에 저녁 주스를 2배로 먹게 했다. 면역력이 높아져 몸의 만성염증을 줄이고 영양분이 각각의 장기에 전달돼 몸의 시스템이 원활하게 돌아가도록 했다.

정신적인 스트레스도 관리할 수 있도록 했다.

몸에 열이 줄어들고, 다른 장기가 제 역할을 충실히 하면 갑상선에 무리가 덜 가게 되면서 갑상선기능이 회복되는 경우도 있었다.

→ **고현아주스, 미네랄엔자임, 셀레늄음식, 미담순, 미담수, 미담초, 숯 복용**
- 복합당으로 세포의 정보력과 미생물을 살려, 면역력을 되찾아 만성염증을 해결하고 몸의 기력을 올려준다. 미네랄과 영양분을 공급하여 소장과 신장을 살리는 고현아주스
- 미네랄과 비타민을 제공하는 미네랄엔자임
- 갑상선 호르몬을 만드는 셀레늄음식
- 유익 미생물과 세포를 살리는 미담순
- 미네랄과 복합당으로 신장을 살리는 미담수(영양간장)
- 소화흡수, 항우울 행복감을 주기 위한 미담초(세로토닌식초)
- 인체해독과 몸속 찌꺼기를 제거하는 숯

❺ 일반식

아침 : 주스·미네랄엔자임·미담순 + 한식

점심 : 주스 + 다양하게 먹었다

저녁 : 주스·미네랄엔자임·미담순 + 한식

취침 전 : 주스 + 숯

❻ 경과

2달이 지나니 몸이 따뜻해지고 피곤함이 많이 사라져서 운동을 시작하게 되었습니다.

  프로그램 끝난 다음에도 주스를 계속 마셨고, 1년 후 갑상선기능저하증 수치가 좋아졌다고 들었습니다. 다시 6개월이 지난 후에는 갑상선 수치가 정상이어서 더 이상 약을 복용하지 않았습니다.

감기도 잘 안 걸리고 피부도 좋아졌습니다.

소화 기능이 많이 좋아져 소화제를 더 이상 먹지 않습니다. 식이요법 하면서 익힌 식습관으로 가족 전체가 다 건강하게 지내고 있습니다.

갑상선기능저하증, 생리불순 부기가 해결된 20대 여자

❶ 증상

고등학교 때부터 갑상선기능저하증 진단을 받고 약을 먹었습니다.

생리불순과 부기가 심했습니다. 몸에 부종이 있고 다리가 쑤시고 코끼리 다리처럼 퉁퉁 붓고, 몸이 전반적으로 무거웠습니다.

항상 배에 가스가 차고 소화가 잘 안되고 변비가 있었습니다.

저는 성격이 밝고 긍정적이라서 늘 쾌활하게 지냈는데, 점점 머리도 무겁고 멍하고, 기분도 좋지 않고, 만사가 귀찮고 감정 조절이 잘 안돼서 분노와 우울감이 많았습니다.

아침에 일어나기도 힘들고 정신 차리기가 힘들어서 눈뜨자마자 무조건 아메리카노를 마셨습니다.

❷ 평소 식습관

소식합니다.

❸ 미네랄 식이요법 프로그램

원인: 만성염증으로 인해 세포의 정보력과 활력이 떨어진 상태였다. 갑상선 호르몬은 난소에서 난자가 건강하게 배란되도록 유도하여 생리를 규칙적으로 해 주는데, 갑상선 호르몬에 문제가 생기면서 생리불순이 생겼다. 임신 때도 영향을 끼칠 수 있기 때문에 소장을 회복하고 세포의 정보력을 회복시켜 몸의 시스템이 정상으로 돌아오게 했다.

❹ 식이요법

3개월 미네랄 식이요법 프로그램 진행 + 2년 주스

소장 회복과 면역력 회복, 만성염증 줄이기에 초점을 맞추었다. 몸이 붓는 것은 일산화질소가 많아 혈액순환에 좋은 우엉을 많이 섭취하도록 하였다.

→ 고현아주스, 미네랄엔자임, 미담순, 미담수, 미담초, 숯 복용

- 복합당으로 세포의 정보력과 미생물을 살려, 면역력을 되찾아 만성염증을 해결하고 몸의 기력을 올려준다. 미네랄과 영양분을 공급하여 소장과 신장을 살리는 고현아주스
- 미네랄과 비타민을 제공하는 미네랄엔자임
- 유익 미생물과 세포를 살리는 미담순
- 미네랄과 복합당으로 신장을 살리는 미담수(영양간장)
- 소화흡수, 항우울 행복감을 주기 위한 미담초(세로토닌식초)
- 인체해독과 몸속 찌꺼기를 제거하는 숯

❺ 일반식

아침 : 주스·미네랄엔자임·미담순 + 한식

점심 : 주스 + 외식

저녁 : 주스·미네랄엔자임·미담순 + 외식

취침 전 : 주스 + 숯

❻ 경과

3달이 지난 후부터 붓는 증상이 많이 좋아졌고, 다리가 쑤시고 무거운 증상도 좋아졌습니다.

 몸무게는 똑같은데 주변에서 살이 빠졌다는 얘기를 많이 들었습니다. 첫 달 생리 끝난 후에도 잔여물이 3~4일 나왔고, 그렇게 매번 생리 후에도 잔여물이 나오고 있습니다. 또한 1년 정도 지나니 생리주기가 규칙적으로 변했습니다. 생리혈도 맑고 좋습니다.

 이제는 회사 사람들이나 친구들을 만나도 피곤한 줄 모르고 즐겁게 지냅니다.

 몸이 규칙적으로 변하면서 마음 상태도 밝아졌습니다. 주변에서 많이 밝아졌다는 얘기를 자주 듣고, 제 스스로도 짜증이나 분노, 우울감 없이 늘 즐겁고 감사하게 살고 있습니다.

손주 양육 스트레스 갑상선기능저하증, 만성피로가 해결된 60대 여자

❶ 증상

아들 사업을 며느리도 같이해야 해서, 아들 집에서 갑자기 손주 3명을 혼자 양육하게 되었습니다. 매일 눈뜨자마자 애들 돌보느라 정신이 없고 지쳐서 잠도 언제 드는지 모를 정도였습니다.

어깨도 결리고 밤새 아파서 잠도 못 잤습니다. 몸이 이곳저곳 다 아팠습니다. 아이들 돌본 지 3개월이 지나 건강검진을 했는데 갑상선기능저하증 진단을 받았습니다.

나이 들면서 기운은 떨어졌지만 몸이 특별히 아픈 곳은 없었습니다.

갑상선약 한 알 복용했지만 몸이 지치고 녹초가 된 느낌이고 어지럽고 목소리도 쉬고 탈모도 생겼습니다.

보약을 먹는다 생각하고 미네랄 식이요법을 시작하였습니다. 아들이 고생했다고 해 주었습니다.

❷ 평소 식습관

소식을 하였습니다.

❸ 미네랄 식이요법 프로그램

원인: 갑작스러운 강한 스트레스로 인해 몸이 열을 받았지만 회복할 시간이 없었다. 계속되는 열이 만성염증을 일으켜 갑상선에 무리를 줬다.

❹ 식이요법

3개월 미네랄 식이요법 프로그램 진행

소장과 면역력 회복, 만성염증 줄이기를 하였다.

→ 고현아주스, 미네랄엔자임, 셀레늄음식, 미담순, 미담수, 미담초, 숯 복용

- 복합당으로 세포의 정보력과 미생물을 살려, 면역력을 되찾아 만성염증을 해결하고 몸의 기력을 올려준다. 미네랄과 영양분을 공급하여 소장과 신장을 살리는 고현아주스
- 미네랄과 비타민을 제공하는 미네랄엔자임
- 갑상선 호르몬을 만드는 셀레늄음식
- 유익 미생물과 세포를 살리는 미담순
- 미네랄과 복합당으로 신장을 살리는 미담수(영양간장)
- 소화흡수, 항우울 행복감을 주기 위한 미담초(세로토닌식초)
- 인체해독과 몸속 찌꺼기를 제거하는 숯

❺ 일반식

아침 : 주임·미네랄엔자임·미담순 + 한식

점심 : 주스 + 한식

저녁 : 주임·미네랄엔자임·미담순 + 한식

취침 전 : 주스 + 숯

❻ 경과

한 달 지나니 피로감은 많이 줄어들었고, 기운이 났습니다. 어지럼

증도 없어지면서 손주 양육도 수월해졌습니다. 6개월 후 의사 선생님이 갑상선이 정상 수치라고 하여 약은 중단하고 음식과 운동으로 건강관리를 하고 있습니다.

갑상선기능저하증, 10년 비만이 해결된 40대 여자

❶ 증상

갑상선기능저하증으로 10년 동안 갑상선약을 복용했습니다. 20대 때는 키 162cm, 몸무게가 50kg 초반이었지만 약 복용 후 몇 년 만에 70kg에 육박했습니다. 적게 먹는데도 몸이 항상 통통하고 비만 상태였고, 70kg에 가까운 체중을 유지하는 것도 힘들었습니다. 조금만 방심하면 바로 70kg이 넘었습니다.

다이어트로 항상 스트레스를 받고 살았습니다. 제 느낌에 먹어서 생기는 살보다는 부어서 살이 된 것 같습니다. 생리불순도 생겼습니다.

❷ 평소 식습관

365일 다이어트로 나름대로 식단 조절에 많이 노력했습니다.

❸ 미네랄 식이요법 프로그램

원인: 갑상선기능저하증으로 몸이 만성염증 상태로 몸에 열 생성이 잘되지 않아 신진대사가 느려지고 지방이 잘 타지 않아 다이어트가

쉽지 않은 상태였다.

❹ 식이요법

3개월 미네랄 식이요법 프로그램 진행 + 2년 주스

소장과 면역력 회복에 주력했으며, 갑상선의 무리를 덜어주기 위해 만성염증도 낮춰야만 했다. 주스 복용 시 생기는 열감으로 지방 독은 태워버리며, 몸속 독소도 제거하는 방식으로 몸의 활성도를 높였다.

→ **고현아주스, 미네랄엔자임, 셀레늄음식, 미담순, 미담수, 미담초, 숯 복용**

- 복합당으로 세포의 정보력과 미생물을 살려, 면역력을 되찾아 만성염증을 해결하고 몸의 기력을 올려준다. 미네랄과 영양분을 공급하여 소장과 신장을 살리는 고현아주스
- 미네랄과 비타민을 제공하는 미네랄엔자임
- 갑상선 호르몬을 만드는 셀레늄음식
- 유익 미생물과 세포를 살리는 미담순
- 미네랄과 복합당으로 신장을 살리는 미담수(영양간장)
- 소화흡수, 항우울 행복감을 주기 위한 미담초(세로토닌식초)
- 인체해독과 몸속 찌꺼기를 제거하는 숯

❺ 일반식

아침 : 주스·미네랄엔자임·미담순 + 한식
점심 : 주스 + 다양하게 먹었다

저녁 : 주스·미네랄엔자임·미담순 + 과일 또는 가벼운 식사

취침 전 : 주스 + 숯

❻ 경과

다이어트를 위해 몇 년 전까지만 해도 굶기가 가능했지만 이제는 굶는 다이어트는 어지럽고 몸이 떨려서 전혀 할 수가 없었습니다.

식이요법 덕분에 20대 이후 처음으로 50kg대에 진입했고 이후 1년 동안 4kg이 더 빠져서 현재는 55kg입니다.

예전에는 항상 뭘 먹어야 한다는 강박 관념이 있었는데 이제는 주스를 먹으면서 그런 생각이 줄어들었습니다. 몸에 스트레스를 주지 않고 건강하게 다이어트가 된 것 같아 기분이 좋습니다.

무엇보다 뱃살이 쏙 들어가고 가벼워졌습니다.

아직 손발은 차가운 편이지만 예전보다 따뜻하며 추위도 덜 타고 생리불순도 좋아졌습니다.

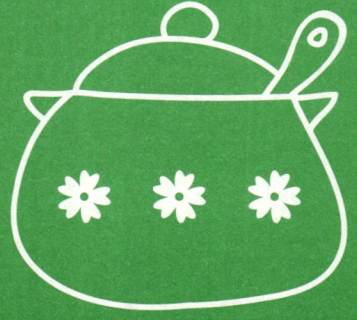

2부 음식치유

음식으로
갑상선기능저하증
갑상선결절
갑상선암을
치유한다

5장

미네랄 식이요법이란?

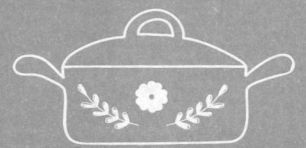

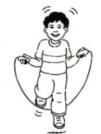

미네랄 식이요법이란?

식이전문가가 만드는 음식치유다

미네랄 식이요법은 약사, 한약사, 식이요법 전문가들이 함께하는 자연치유 식이요법이다.

사람마다 생활환경과 갑상선질환의 원인이 다르기 때문에 원인을 정확하게 파악하여 소장과 신장을 살리는 주스를 기본으로 몸에 필요한 9대 영양소를 공급해 건강을 회복시킨다.

음식치유란?

미네랄 식이요법을 이해하기 위해서는 음식치유의 개념을 알아야 한다.

우리 몸은 세포로 이루어졌으며 그 세포를 쪼개서 안으로 들어가면 원자(原子) 그리고 전자(電子), 더 안으로 들어가면 빛(光) 광이 붙는 광전자(光電子)로 구성되어 있다. 결국 우리 몸은 빛으로 이루어져 있다고 생각할 수 있다.

음식치유란? 빛에너지를 우리 몸에 넣어 밝은 빛으로 어두움(육체의 병 또는 마음의 병)을 물리치는 것이다.

이 빛은 태양의 빛이 될 수도 있고, 치유의 빛이 될 수도 있다. 태양은 일광욕이나 비타민D 합성 등 일정 부분에 사용하나, 아쉽게도 직접 우리 몸 안으로 들어와 몸의 생명활동을 할 수 있는 기와 혈을 만들지는 못한다.

그러나 우리는 빛에너지를 간접적으로 사용할 수 있다. 기는 이해와 용서, 감사와 따뜻함과 같은 치유에너지로 마음을 밝혀 얻을 수 있고, 혈은 태양을 받아 영양분으로 변화시킨 식물, 즉 엽록소를 통해 얻을 수 있다.

음식치유는 몸의 회복력이다

부러진 뼈는 우선 깁스로 고정해 뼈를 맞추지만, 그 후 뼈가 붙을 때까지 한참 동안을 기다려야 한다. 결국 부러진 뼈는 의료진이 맞춰 고정해주지만 고치는 것은 몸의 회복력에 달려있다. 그래서 나이 든 사람보다 젊은 사람의 뼈가 훨씬 더 잘 붙는다.

갑상선질환을 치유한다는 것은 우리 몸의 회복력을 되찾는 것이다. 여기서 회복력이란 무엇을 먹느냐에 달려있다. 왜냐하면 우리가 평소 먹는 음식이 세포와 미생물에 영향을 주어 좋은 방향 혹은 나쁜 방향으로 이끌 수 있기 때문이다. 미네랄 식이요법은 음식과 마음치유로 몸의 회복력을 높인다.

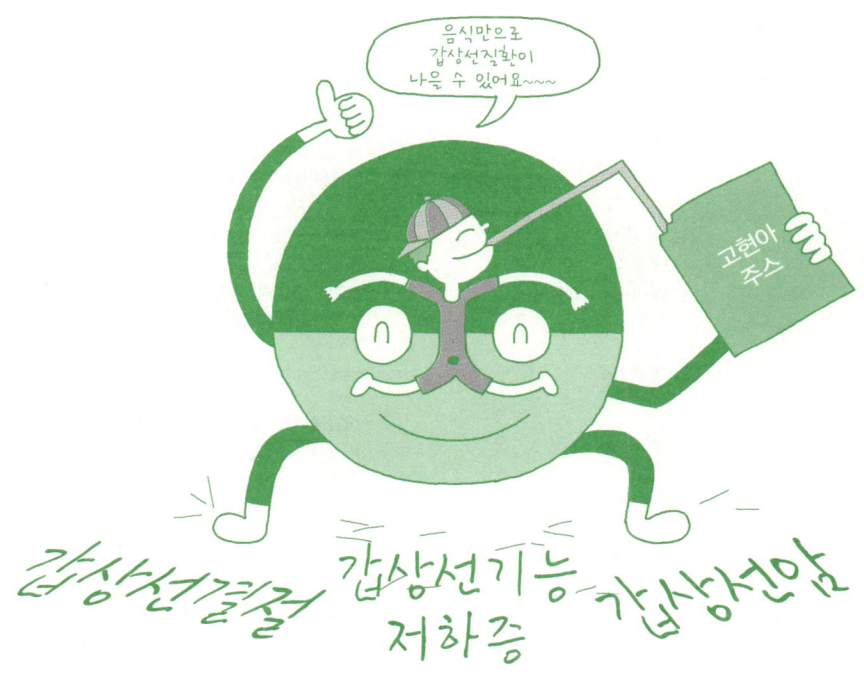

미네랄 식이요법은 치유의 기본 이념을 준수한다

치유는 음식으로 하지만 받아들이는 것은 마음에서 작용한다. 아무리 좋은 음식이라도 마음에서 의심하고 거부한다면 제대로 흡수되지 않는다. 그래서 미네랄 식이요법은 다음과 같은 치유의 기본 이념을 준수한다.

'내 몸과 마음은 매일 새롭게 태어난다.'
'음식으로 못 고치는 병은 약으로도 못 고친다.'
'세포와 미생물을 부활시켜서 내 몸과 마음을 자연 상태로 되돌린다.'
'용서와 기도로 마음이 열려야 세포도 열린다.'

| 기존 건강 음식 VS 미네랄 식이요법 |

	건강음식	미네랄 식이요법
개념	• 영양학적 개념 • 영양분을 보충	• 세포 부활개념 • 세포와 미생물생태계 복원 • 거룩한 생각과 거룩한 음식
기능	• 보조적 기능 • 약복용+음식조절	• 치유적 기능 • 약 대신 음식 • 소장과 면역력 회복 • 갑상선질환 개선에 도움
영양소	• 5대 영양소	• 9대 영양소
치유기준	• 재료의 약효	• 상담을 통해 생활환경과 원인에 맞춰 부족한 9대 영양소 공급
식재료	• 무농약·유기농 • 특정 식품	• 영양·미네랄·생리활성물질 • 풍부한 20년 이상 유기농지 수확물 • 다양한 종류의 채소, 과일
조리법	• 다양한 건강 조리	• 해독·숙성·스트레스 최소화 • 킬레이트공법
흡수율	• 10~60% 소화율 낮음	• 90% 이상 소화율 높음
향후	• 계속해서 건강음식을 찾게 됨	• 3개월 후 스스로 음식치유 가능
지향	• 건강한 평화 • 영양밥상	• 정신적인 평화 • 소박한 밥상

미네랄 식이요법은 세포와 미생물을 살리는 영양소를
생활환경과 원인에 맞춰 음식으로 공급하며
마음 길들이기로 몸의 증상을 치유한다.

음식(飮食)이 약이라는 뜻?

음식은 방향성이다. '약으로 치료 못 하는 것은 음식으로 치료한다.' 라는 말은 어떤 음식을 먹으면 어떤 질환이 치료된다고 착각할 수 있는데, 이 말은 음식으로 내 식생활 습관을 고쳐 몸이 원하는 방향으로 이끌어 줄 수 있다는 뜻이다.

생활습관으로 오는 질병인 경우는 약을 써도 곧 돌아오고 병이 반복된다. 이때 음식은 약이 될 수 있다. 잘못된 식습관으로 오는 독소로 인한 질환은 음식으로 몸을 변화시켜 몸을 건강한 방향으로 이끌어 줄 수 있기 때문이다. 이런 경우를 '약으로 치료 못 하는 것은 음식으로 치료한다.'라고 하는 것이다.

음식은 마부와 같다. 마부는 말에게 먹이를 주고, 쉬게 하고, 건강 관리를 하여 안전하게 목적지까지 이끌어 간다. 즉, 음식은 약처럼 즉시 효과를 내지는 못하지만, 염증을 일으키는 원인이 생기지 않도록 하여 우리 몸이 아프지 않은 곳으로 갈 수 있도록 이끄는 마부이다.

집을 예로 들면 집에 바퀴벌레, 쥐 등을 없애는 게 약이며, 벽이 구멍 나거나 파이프가 삭았거나 순간적으로 무너진 벽을 메꾸는 것은 영양제이고. 집을 주기적으로 청소하고 보수하고 깨끗하게 관리하는 게 음식이다.

음식은 약은 아니지만, 약의 성질로 작용할 수 있다.

건강한 몸과
바른 인성을 만든다

미네랄 식이요법은 음식을 통해 건강한 몸과 바른 인성을 만든다.

어떤 음식을 먹느냐에 따라 세포가 다르게 만들어지고 그 사람의 건강과 인성이 결정된다.

육식과 인공첨가물에는 인(p)이 많아 몸에 어혈을 일으켜 질병이 생기기 쉽다. 어혈은 순환장애를 일으켜 기(氣)를 막아 산만하고 쉽게 흥분하며 성급하고 분노와 폭력성을 가질 가능성을 높인다.

올바른 음식만이 손상되고 변질된 세포를 온전하게 살릴 수 있다. 미네랄 식이요법에서는 영양분, 미네랄, 각종 생리활성물질이 풍부한 20년 이상 유기농지에서 온전하게 자란 음식 재료를 사용한다.

세포와 미생물생태계가 건강해지면서 사람 몸이 건강해진다. 몸의 신호체계가 바로 잡히면서 사람의 생각과 행동도 바로 잡힌다. 바른 견해와 인성을 가진 사람으로 거듭날 수 있다. 더불어 이런 식습관에 길들면 스스로 몸에 좋은 음식을 찾을 뿐 아니라 소박한 밥상과 일상을 감사하고 즐기며 마음의 평화를 얻을 수 있다.

미네랄 식이요법은 올바른 먹거리로 세포와
미생물생태계가 건강해지면서 몸이 건강해진다.
또한 몸의 신호체계가 바로 잡히면서 사람의 생각과 행동도
바로 잡히고, 바른 견해와 인성을 갖는다.

몸이 건강해지는
음식 재료를 먹는다

최대한 토종종자를 먹는다

자신도 못 살리는데 어떻게 남을 살릴 수 있을까?

 현재 우리가 먹는 농산물의 대부분은 핵 돌연변이를 일으켜 자손을 못 만드는 육종씨앗이다. 이런 농산물을 먹으면 그 종자의 돌연변이 정보가 사람 몸속에서 정보의 오작동을 일으키고 결국 이상세포인 암과 각종 성인병을 유발한다. 가임 여성이면 불임률을 높인다. 따라서 건강하려면 온전한 세포의 정보력이 담긴 '토종종자'를 먹어야 한다. 미네랄 식이요법은 최대한 토종종자를 활용한 유기농산물을 사용한다.

깨끗하고 영양가가 풍부한 유기농을 먹는다

암에 걸린 사람들은 최대한 안전하고 건강한 먹거리를 찾는다. 그래서 직접 유기농 밭농사를 지으며 유기농 식사를 하는 사람들을 자주 볼 수 있다. 하지만 직접 유기농 농사를 짓고 유기농 식사를 했음에도 불구하고 2년 이내에 암이 재발하는 경우가 종종 있다. 이것은 유기농 채소여도 세포의 정보력 유무가 다르기 때문이다. 일반적으로 위암 절제 후 상추 같은 채소를 먹지 않도록 한다.

 그러나 미네랄 식이요법에서 제공하는 채소(미네랄엔자임)를 먹으면 오히려 암 수치가 좋아지기도 한다. 제대로 길러진 채소라면 먹어도 된다는 것이다. 세포의 정보력과 풍부한 영양가가 있는 유기농은 몸을 살린다. 즉, 제대로 된 유기농이 아니면 건강을 회복하는 데 의미가 없다.

| 농법의 종류 |

일반농업	유기농업	자연농업	천연농업
퇴비, 비료, 물 사용 땅 갈아엎음, 농약 사용	퇴비, 비료, 물 사용 땅 갈아엎음 농약을 사용하지 않음	하우스 퇴비 주지 않음 물 많이 주지 않음 풀을 뽑음	산에서 자라남 낙엽이 그대로 쌓여 있음

유기농은 농약을 사용하지 않았을 뿐 일반농업과 차이가 거의 없다. 왜냐면 땅이 죽어 있고 질산염으로 변해 있기 때문이다. 또한 땅을 갈아엎으면 햇빛에 미생물이 노출되어 죽는다.

산에서 자란 것은 뿌리가 옆으로 많이 퍼지나, 비료와 물을 많이 주어 키운 식물은 뿌리가 밑으로 깊게 내려가 질산염이 많고 미네랄은 적다. 자연 상태 그대로 낙엽이 있는 흙에서 자란 것이 양질의 식품이 된다.

미네랄 식이요법의 모든 재료는 20년 이상 유기농이라고 표현은 하지만 땅속의 미생물과 미네랄 영양분이 풍부하여 자연농에 가까운 유기농법으로 3無 농법인 무화학비료, 무제초제, 무살충제로 재배한 것을 사용한다. '식약동원(食藥同源) 즉 음식이 약이다.'라는 것을 실천할 수 있다. 동남아산 재료 역시 마찬가지다.

모든 채소나 과일의 기능성 성분은 대부분 껍질에 분포한다. 따라서 껍질째 안심하고 먹을 수 있는 음식이 몸에 더 건강하다. 이런 음식은 인공첨가물이나 화학비료로 만들어진 음식에 비해 우리 몸에 문제를 일으키는 확률도 줄어든다.

> ### 미네랄 식이요법의 식재료 원칙
> - 토종종자
> - 20년 이상 유기농 경작지
> - 미네랄, 영양분 70% 살아 있음
>   (무화학비료, 무제초제, 무살충제)

그러기에 우리는 20년 이상 유기농 경작지에서 인공적인 도움 없이, 거친 생존경쟁을 이겨낸 튼튼한 음식 재료를 최고로 간주하지만 일반적으로 구할 수 있는 최선의 선택은 유기농 제품이기에 가정에서 일반식을 할 때는 시중에서 구할 수 있는 유기농 제품을 권한다.

고현아 식이상담센터에서 제공하는 모든 유기농 채소, 과일은 씻지 않아도 안심하고 껍질째 먹을 수 있다. 따라서 같은 채소, 과일로 만든 음식이지만 미네랄 식이요법을 한 사람들은 그동안 약으로 고치지 못했던 갑상선질환이나 아토피, 건선, 면역력 저하, ADHD·틱·정서장애 증상 등이 개선되는 것을 확인할 수 있다.

미네랄 식이요법에서 유기농을 권장하는 이유는
'우리가 선택할 수 있는 식재료 중 가장 영양분이 풍부하고
깨끗한 음식을 먹자'라는 뜻이다.

약이 아닌 음식으로 세포와 미생물을 되살려 건강을 회복한다

미네랄 식이요법은 상담을 통해 각 개인의 생활환경과 원인에 맞춰 필요한 9대 영양소를 음식으로 먹게 함으로써 세포와 미생물, 소장을 회복시킨다. 몸의 기능을 약으로 회복할 때는 약 부작용이 생길 수 있지만, 음식은 부작용이 없다. 단 호전 반응은 나타날 수 있다. 결과적으로 각각의 미숙했던 세포와 장기 기능이 튼튼해지고, 미생물인 유익균의 활동이 정상적으로 이루어지면서 갑상선기능저하증(갑상샘저하증)·갑상선결절·갑상선암·암 수술 후 증상이 개선된다.

음식의 흡수율을 높인다

몸에 좋은 와송도 간장이나 식초와 같은 발효 소스를 곁들여 먹어야 효과가 난다. 건강이 나쁜 상태에서 소화가 안되는 음식은 오히려 독이 될 수 있다.

좋은 재료만큼 중요한 것은 생리활성물질이 세포에 충분히 전달되는 것이다. 갑상선질환을 치유하기 위해서 음식의 질보다 더 중요한 것은 흡수율이다. 몸의 흡수율을 좌우하는 조건은 세 가지이다.

첫 번째는 소장점막세포 교체이다
음식을 직접적으로 흡수하는 곳은 소장점막이다. 음식물의 흡수율을 높이기 위해서 소장점막세포를 교체해야 한다. 소장점막세포는 3일이면 교체되기 때문에 소장·신장주스(복합당)와 엽록소(미네랄엔자임)로 양수요법을 한다.

두 번째는 소장 유익균을 활성화한다

우리가 선택하는 음식은 뇌가 아닌 장내 미생물에 의해 결정된다. 장내 미생물에는 유익균과 유해균이 존재하는데, 우리가 최종적으로 선택하는 음식은 유익균과 유해균의 세력에 의해서 정해진다.

결국 우리가 먹는 음식은 세력이 강한 균이 원하는 음식이다. 유익균이 많으면 복합당·미네랄·자연식을 주로 먹고, 유해균이 많으면 저질당·육류·인스턴트를 선택하게 조종당한다.

따라서 유익균이 활성화될 수 있도록 소장·신장주스(복합당), 미담순, 조청, 올리고당, 콩 등을 섭취하도록 한다.

세 번째는 조리법을 바꾼다

조리법을 바꿔 식재료의 흡수율을 높인다. 채소, 과일을 날것으로 먹을 때 흡수율은 10%, 삶으면 30%, 삶고 갈면 60% 그리고 여기에 미담수(영양간장)와 미담초(세로토닌식초)를 넣으면 흡수율이 90%까지 올라간다.

흡수의 또 다른 문제

영양분이 풍부한 음식을 먹는다고 몸에 흡수가 다 되는 것이 아니다. 예를 들어 뼈 건강을 위해 칼슘제를 많이 복용하는데, 사실 칼슘 혼자는 흡수가 잘 안된다. 칼슘을 흡수하려면 '칼슘+마그네슘+비타민D'가 있어야 한다. 그런데 이렇게 구성된 종합 영양제를 먹어도 효과가 미비한 경우가 많다.

음식으로 멸치육수로 만든 미역국을 먹고, 밖에 나가 햇빛을 보면 된다. 그러면 칼슘, 마그네슘, 비타민D도 흡수되어 갑상선질환뿐만 아니라 우울증, 골다공증 등에도 효과가 있다.

미네랄 식이요법은 '킬레이트 공법'을 이용해서 식재료의 영양분이 몸 안에 흡수되도록 한다. 조리법에 대한 더 자세한 내용은 조리법 편에서 설명한다.

킬레이트 공법: 미네랄에 아미노산을 둘러싸게 하여 흡수율을 높이는 방법

미네랄 식이요법은 소장을 회복시키고,
킬레이트 공법의 조리법을 이용해 음식의 흡수율을
90% 이상으로 높인다.

몸을 건강하게 만드는 음식

① 깨끗하다.
② 풍부한 미네랄과 영양분이 세포와 미생물, 면역력을 살린다.
③ 소화흡수가 잘된다.
④ 독소, 유해물질 배출이 잘 된다.

감정세포(마음)를 치유한다

기는 빛의 흐름이며 마음이다

앞서 빛에너지는 몸 안의 기를 이용하여 마음을 밝혀 얻을 수 있다고 했다.

기는 입자의 흐름이며 빛의 흐름이다. 열과 빛은 같이 간다. 열이 난다는 것은 빛이 난다는 것이다. 따라서 몸에 열이 나면 계속해서 화학반응을 일으켜 빛이 나는 입자인 광자가 나온다. 광자는 고유의 주파수가 있다. 많아진 광자는 고유의 주파수로 흐르면서 강한 에너지가 된다. 즉, 기를 만들어 낸다.

기의 흐름은 마음의 힘이다. 마음은 모든 걸 만든다.

몸과 마음은 하나다. 행복한 마음을 갖게 하는 도파민은 스트레스를 받으면 화(火)로 변형이 이루어져 아드레날린으로 변한다. 제일 좋은 것이 제일 나쁜 것으로 바뀐다. 마음은 물질의 변화에 결정적이다. 마음이 힘들어지면 독성물질이 몸에 쌓인다.

마음은 위대한 치유 에너지이다. 마음이 맑은 사람은 기도 맑고 건강도 좋다. 좋은 마음을 가져야 좋은 물질을 만든다. 세포가 안정되고 활성화되면서 몸도 건강해진다. 따라서 마음을 잘 다스리면 기를 잘 다스릴 수 있고, 몸이 잘 다스려져 건강해진다.

건강해지려면 용서하는 마음을 가져야 한다

감정세포의 또 다른 이름은 마음이다. 감정세포가 건강해지려면 용서하고 기도하는 마음을 배워야 한다.

남을 욕하고 미워하고 화내고 짜증 내지 말아야 한다. 욕, 화내는 것은 분열, 화합을 깨뜨리는 것이다. 내 몸의 세포가 먼저 깨진다. 아내, 남편, 자식한테 화나 짜증을 내면 몸이 썩는다. 화를 내면 피가 썩기 때문이다. 생각이 많고 마음이 심란하면 호르몬 낭비가 심하다. 이 세상 모든 것은 마음에서 나온다. 내보내는 마음으로 살면 몸에 병이 없다.

용서는 상대방의 생각, 입장, 상황과 상관이 없다. 내가 살기 위해서 놓아 주는 행위다. 물론 용서를 한다는 게 쉬운 일은 아니다. 감정이 쌓인 게 말 한마디로 해결되는 것도 아니고, 용서하려고 노력해도 불만과 분노, 미움, 증오 등이 더 생길 수 있다. 하지만 감정이 쌓여 있는데 이에 대한 적절한 조치가 없다면 더 악화된다.

특히 분노는 감정세포를 병들게 한다. 분노란 내 뜻대로 안 될 때 남에게 화가 나고 스트레스가 생기는 감정이다. 더불어 상대방이 잘못에 대해 반드시 처벌받아야 한다고 생각한다. 상대방이 잘못했더라도 처벌받아야 한다는 인식이 없으면 분노는 생기지 않는다.

즉, 분노를 조절하지 못하는 사람들은 기본적으로 '나는 잘못한 게 없고 단지 피해자며, 잘못한 상대방은 처벌받아야 한다'는 인식이 있다. 마치 일이 잘 풀리면 내 탓이지만 안 풀리면 조상 탓하는 것과 같다. 그래서 분노를 가진 사람들은 자기 잘못을 잘 모르고, 계속 자기 합리화를 하며 남 탓, 분노, 화풀이한다.

이런 과정에서 분노의 감정이 더 강화되어 이성적인 판단을 못 하게 된다. 최소한 이성적으로 2~3개를 생각해야 하는데 분노만 강해져 1개밖에 생각할 수 없어 비정상적인 선택을 한다. 감정세포(마음)가 건강하기 위해 용서를 해야 하고, 용서를 하기 위해서도 우리는 분노의 감정을 다스려야 한다.

분노의 감정 줄이는 연습

① 분노가 치밀어 오를 때마다 머릿속 파란불이 켜지는 걸 확인한다
억울함이나 화라는 부정적인 감정이 생길 때마다. 잠시 호흡을 가다듬고 눈을 감으며 머릿속에 빨간불이 꺼지고 파란불이 켜져 있다고 상상해야 한다. 그렇게 하는 것만으로도 어느 정도 진정 효과를 볼 수 있다.

② 분노의 원인을 본다
그다음은 분노의 원인을 바라보는 것이다. 진정되지 않은 상태에서는 감정으로만 보였던 일들이 진정되면, 전체적인 맥락이 보이고 상황을 이해할 수 있다. 그렇게 하는 것만으로도 외부로 돌리는 분노의 방향을 잡을 수 있다.
감정을 한순간에 다 바꾸고 정리한다는 것은 불가능한 일이다. 하지만 '내가 왜 분노하고 미워하고 힘들어하는지'에 대해 차근차근 바라보거나 기록한다면 시간이 걸리더라도 작은 부분부터 조금씩 변화가 생길 것이다.

③ 나를 구하기 위해 상대를 용서한다
용서는 상대방을 이해하고 온전히 죄를 사해준다는 것이 아니다. 분노와 슬픔의 감정에서 다친 나를 구하기 위해 내 마음과 상황을 정리하는 거다. 항상 화를 붙들고 있는 나의 마음을 용서하고 위로하며, 작은 것에도 감사하는 마음으로 삶을 대해야 나의 감정세포와 몸이 건강해진다.

미네랄 식이요법은 마음과 몸을 병들게 하는
분노의 감정을 용서를 통해 마음을 치유한다.

미네랄 식이요법			
고현아 주스 미네랄 식이 →	몸&혈관 청소 양질의 영양분 공급 소장, 신장 회복 →	면역력 상승 열과 염증 해결 세포의 정보력 회복 장내 유익균 회복 건강한 세포, 미생물 세팅 →	식습관 마음 관리 건강 회복

음식으로 몸이 건강해지는 원리

(1) 소장이 살아난다

> 복합당과 9대 영양소로 소장과 면역력을 살려
> 열과 만성염증을 해결하고 세포와 미생물을 되살린다

■ **소장이 치유에 중요한 이유?**

음식치유로 치료 능력을 극대화하려면 면역력이 회복돼야 한다. 소장은 인체의 세포와 미생물, 기혈 회복의 근간이자 면역력의 70%를 만든다. 따라서 소장이 건강하면 면역력이 회복되어 열과 만성염증을 제거하고 세포의 정보력과 장내 미생물을 되살린다.

① 열을 해결한다

소장은 열을 치유할 수 있다.

스트레스로 생긴 화(火)의 열은 기(氣)의 순환을 방해하는 마음의 응어리를 만들어 몸을 병들게 한다. 소장은 기분을 좋게 하는 행복호르몬인 도파민과 세로토닌의 95%를 만든다. 따라서 소장이 건강하면 양질의 행복호르몬이 만들어져 스트레스로 받는 화(火)의 민감도를 많이 낮춘다. 이러면 감정세포가 열을 받는 상황이 줄어들고, 용서하는 마음을 낼 수 있다. 즉, 소장은 열을 제어해 세포의 정보력 상실을 막고 기 흐름을 원활하게 만들어 질병을 예방하고 치료한다.

② 만성염증을 해결한다

소장은 만성염증을 해결할 수 있다.

질병의 70% 정도가 장누수에 뿌리를 둔다. 만성질환이 있는 사람은 장누수증후군이 있는 경우가 상당히 많다. 소장이 좋지 않으면 구멍 난 하수도관으로부터 점점 오염이 퍼지는 것과 같은 장누수 증상으로 몸이 만성염증 상태가 된다.

따라서 소장이 건강하면 소장점막세포가 좋아지고 장누수 증상이 개선되어 만성염증도 해결된다. 우리 몸의 피가 깨끗해진다. 그만큼 소장은 건강의 척도이자 만성염증을 해결하는 열쇠이다.

소장은 갑상선질환을 치유하기 위한
열과 만성염증을 해결하는 핵심 열쇠이다.

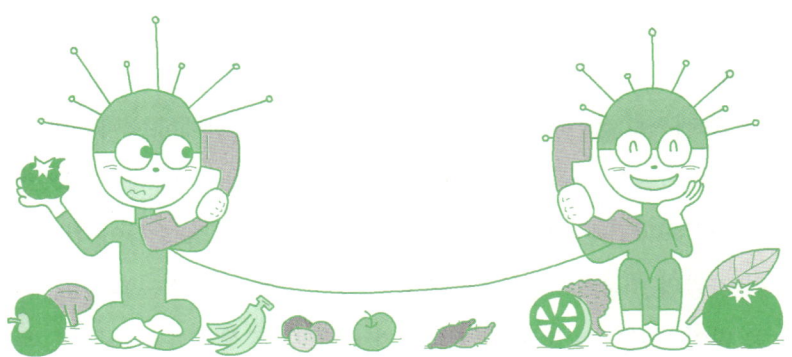

| **세포가 건강해진다.** | 양질의 복합당은 세포 간 의사소통을 원활하게 해 준다.

③ 복합당을 공급한다

세포를 살리는 복합당

무슨 병이든 결국은 세포가 병이 들어 생긴 것이다. 달리 말하면 '병이 생긴다.'라는 것은 세포 표면에 있는 복합당의 정보가 변경되었다는 의미이다. 따라서 모든 치료의 기본은 망가진 세포를 바로 세우는 복합당에서 시작한다.

히포크라테스 수프는 히포크라테스가 암 치료를 위해 사용했던 것인데, 1928년 독일인 의사인 '거슨박사'가 재발견한 음식이다. 히포크라테스 수프는 항암력이 높은 각종 채소, 과일이 가진 복합당을 추출해서 사용했다. 복합당의 주요성분은 섬유소, 복합당(20가지 이상), 마그네슘, 칼륨, 비타민C 등이며 양수에 가까운 개념으로 세포 부활의 핵심이다.

복합당은 DNA 변이 변경, 불량세포 제거, 손상되고 변질한 세포

재생 및 치유로 세포 환경을 정상으로 조성 등 세포의 정보력을 바로잡아 각종 장기세포가 제 역할을 충실히 이행하도록 만든다.

따라서 세포의 정보력도 바로 서면서 갑상선기능저하증·갑상선결절·갑상선암 증상이 긍정적으로 개선되는 것을 볼 수 있다.

장내 미생물을 살리는 복합당

건강의 첫 번째는 장내 미생물 관리이다. 장내 미생물은 질병을 발생시키고 진행 과정에도 관여한다. 갑상선기능저하증·갑상선결

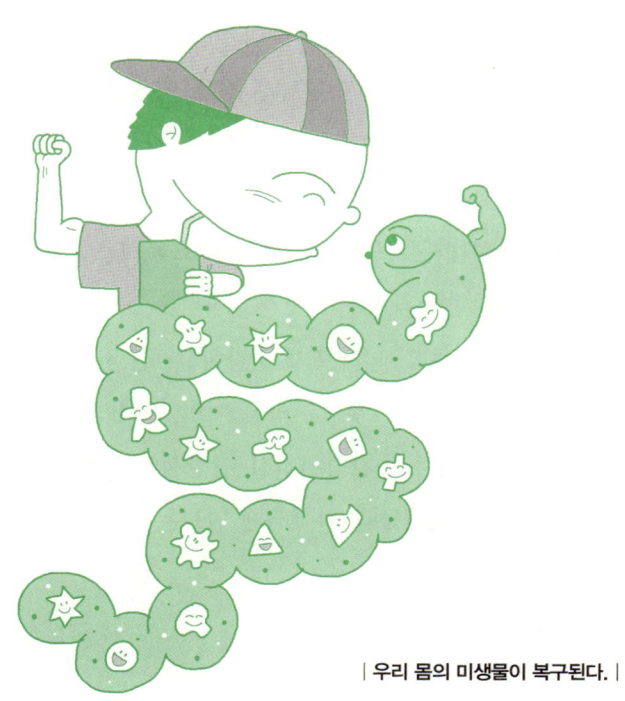

| 우리 몸의 미생물이 복구된다. |

절·갑상선암뿐만 아니라 비만, 당뇨, 노화, 암 등 각종 질병은 장내 미생물의 작용과 밀접한 관련이 있다. 그런데 문제는 이런 질병이 점점 증가하는 추세라는 것이다. 즉, 우리의 장내 미생물생태계가 좋지 않다는 뜻이다.

좋은 장내 미생물생태계란 장내 미생물 수가 다양하고, 장내 미생물 중 유익균이 우세한 환경이다. 그런데 현대인들이 즐겨 먹는 육류, 각종 가공식품, 간편식품은 고단백, 고열량, 고지방의 3고 식품이다. 장내 미생물의 먹이인 복합당, 식이섬유는 절대적으로 부족하여 장내 미생물생태계를 좋게 만들기는 역부족이다.

복합당은 세포를 살리는 동시에 장내 미생물도 살린다.

우리가 먹는 당 종류에 따라 장내 미생물의 지능이 바뀌고 몸과 마음의 건강이 좌우된다. 복합당은 장내 미생물 중 유익균의 밥이다. 양질의 복합당을 먹을수록 그에 맞는 유익균이 번성한다. 건강한 유익균이 많아지면 소장과 신장 회복, 신경전달물질 회복, 면역 기능 향상, 소화대사 기능 향상, 호르몬 조절, 혈당 조절 등 인간 몸의 필수 치료제 역할을 충실하게 이행한다.

특히 염증을 없애고, 뇌세포가 성장하고, 신경전달물질의 기능이 회복되면서 감정, 식욕, 수면, 행복, 기억, 인지, 운동 조절이 개선되고 갑상선기능저하증·갑상선결절·갑상선암도 회복된다.

복합당이 장내 미생물을 건강하게 만드는 사실은 논문에서도 밝혀졌다.

염증성 장 질환(IBD)의 원인 규명

미 미시간대 연구진은 염증성 장 질환(IBD)의 원인을 규명하는 데 실마리가 될 만한 연구 결과를 발표했다.

이번 연구는 식중독의 주범으로 꼽히는 병원성 대장균(E.coli)도 건강한 장에 존재하지만, 병원성 대장균이 양성 대장균과의 경쟁에서 이기면 염증이 생긴다는 것이다. 가마다 교수팀은 이전의 연구에서, 대장균이 가장 좋아하는 영양분은 탄수화물이며, 양성 대장균이나 다른 유익균이 탄수화물 대사를 통해 병원성 대장균을 억제한다는 걸 입증한 바 있다. 또 장에 염증이 생기면 유익균이 감소하면서 대장균의 성장에 필요한 탄수화물의 양도 줄지만, 반대로 유해균인 병원성 대장균은 계속해서 지배 영역을 넓혀간다는 것도 당시 밝혔다.

실제 생쥐 실험에서 생쥐의 장에 염증이 생기면 병원성 대장균은 세린(serine)을 선호하는 성질이 생겼다. 세린은 인체 내에서 합성되는 아미노산의 일종이다.

연구팀은 또한 병원성 대장균이 세린 대사에 관여하는 유전자 발현도를 높이고, IBD에 걸린 생쥐에 세린 함량이 낮은 먹이를 주면 과도한 유전자 발현을 제어할 수 있다는 걸 확인했다.

이는 곧 영양분의 종류를 조절하면, 유해균인 병원성 대장균도 제어할 수 있다는 걸 시사한다.

가마다 교수는 "염증을 해결하기 위해 물론 항생제를 쓸 수 있지만, 항생제를 쓰면 나쁜 균과 함께 좋은 균까지 사멸하는 게 문제"라고 말했다.

출처: 과학저널 '네이처 미생물학' 논문 (2019년)

위 논문을 음식치유의 관점에서 해석하면 건강을 좌우하는 영양분은 복합탄수화물, 즉 복합당이다.

우리 몸에 이로운 유익균이 가장 좋아하는 영양분도 복합당이다. 양질의 복합당이 많을수록 복합당의 정보가 온전하게 유지되고, 유익균이 유해균을 제어해 염증이 생기지 않는다. 몸의 건강과 발육 상태가 온전하게 유지한다.

반면 유해균은 세력을 키우기 위해 탄수화물이 아닌 다른 성분을 선호한다. 위 실험에서는 장에 염증이 생긴 쥐는 세린을 선호하는 성질이 생겼다. 이 말은 유해균은 복합당이 아닌 다른 음식을 선호하게 만들어 복합당의 정보를 변경시키는 것이다. 그러면 유익균의 수가 줄고 몸이 염증 상태로 변해 유해균이 살기 좋은 환경이 된다.

이런 이유로 몸이 아프거나 갑상선기능저하증·갑상선결절·갑상선암인 사람들은 소화장애가 많고, 단순당이 많은 음식, 인스턴트, 고기를 선호하고, 편식, 과식, 야식 등의 나쁜 식습관을 관찰할 수 있다.

위의 논문을 통해서 음식이 우리 몸에 미치는 영향과 함께 우리 몸은 음식으로 얼마든지 건강해지는 걸 확인할 수 있다. 양질의 복합당을 먹음으로써 변경된 복합당의 정보가 다시 원위치를 찾고, 유익균의 힘이 세지면 유해균의 힘이 적어져 우리 몸은 스스로 건강을 관리할 수 있다.

복합당이 많은 식품

고현아주스(최선의 복합당)
미담순, 조청, 올리고당, 미담수(영양간장), 미담초(세로토닌식초)
현미, 통보리, 통밀 등 곡류의 겉 부분,
연근, 바나나, 사과 등 채소 과일

복합당은 세포와 장내 미생물을 살려 갑상선기능저하증
갑상선결절·갑상선암을 치유한다.

■ 9대 영양소를 공급한다

세포와 미생물을 살리는 9대 영양소

갑상선기능저하증·갑상선결절·갑상선암을 치유하기 위해서는 '영양학적 개념의 5대 영양소'가 아닌 '세포 부활의 개념인 9대 영양소'를 먹는다. 즉 건강한 세포의 조건은 '필수아미노산 8종류(단백질)＋복합당＋미네랄＋비타민＋효소'를 고루 갖춘 영양소를 먹는다.

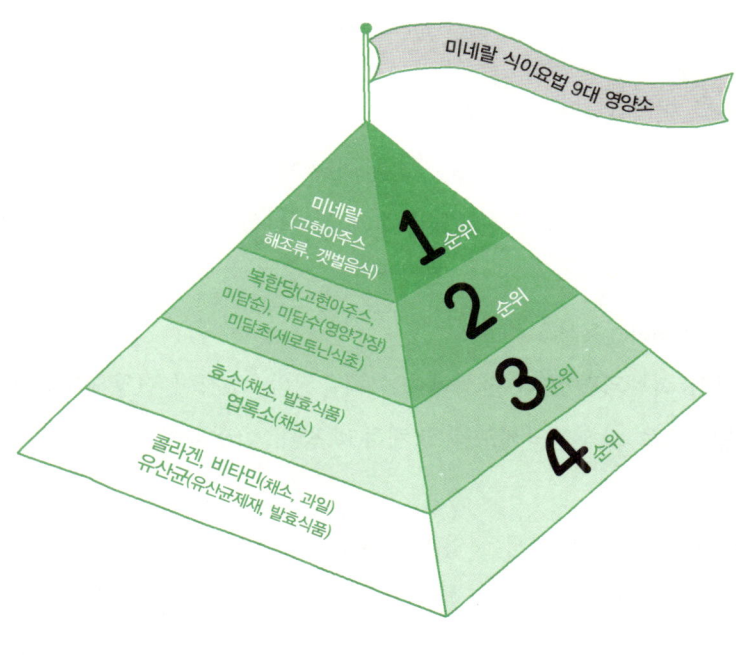

9대 영양소는 세포를 살려 갑상선기능저하증
갑상선결절·갑상선암을 치유한다.

건강한 세포의 조건

- **필수아미노산 8종류** 세포 내 각종 화학반응의 촉매 물질로 세포분열과 성장시킴
- **복합당** 세포 영양 공급, 손상된 세포를 정상화하여 세포의 정보력을 바로 세움
- **미네랄** 세포가 건강하기 위한 가장 기본적인 조건인 세포의 안주인(K)과 바깥 주인(Na)이 비율을 일정하게 유지시킴
- **비타민** 세포 성장, 세포재생과 활성화, 세포 변이 방지, 세포 항산화, 멜라닌세포 생성 억제, 면역세포 생성, 암세포 파괴 등
- **효소** 면역세포 증가, 세포 활성화, 세포 기능 향상, 세포의 돌연변이 방지, 세포벽 분해, 세포 청소 등

■ 소장, 면역력, 세포, 미생물이 살아난다

소장, 면역력, 세포, 미생물을 살리는 가장 확실한 치료법은 원인이 되는 열과 염증을 제거하는 것이다. 즉, 소장기능을 회복하는 것이다.

소장이 회복하는 음식을 먹는다

소장이 회복되면 열과 만성염증이 치유된다. 소장이 건강해지려면 복합당으로 소장점막세포를 교체하고 장내 미생물에 영양분을 공급한다.

미네랄 식이요법에서는 양질의 복합당이 있는 소장·신장주스와 미담순으로 세포를 정상으로 만들고, 소장점막세포를 교체하여 장누수를 막고, 장내 미생물을 되살려 소장을 회복하고, 면역력을 올려 열과 만성염증을 개선한다. 다만 장내 미생물 환경이 좋아지려면 회복이 오래 걸릴 수밖에 없다. 꾸준한 소장 관리가 중요하다.

항원을 줄이는 훈련을 한다

소장이 회복되려면 소장 능력이 향상되어야 한다. 소장은 훈련하면 할수록 능력이 향상된다.

면역력이 떨어질 때 나오는 알레르기성질환이나 자가면역질환은 소장에서 출발한다. 소화가 안된 음식 찌꺼기(항원)가 많을수록 면역반응이 많이 일어난다. 즉, 전투가 많이 일어날수록 우리 몸을 지키기 위한 Th1세포(면역을 주관하는 세포)가 과하게 많아져서 부작용으로 자가면역질환이 생기고, 이는 결국 Th2세포(알레르기를 일으키는 세포를 감시)도 많아져 알레르기성 반응이 나온다.

면역세포는 싸움거리가 많아질수록 광란 상태가 된다. 따라서 소장 훈련을 잘한다는 것은 싸움거리를 줄이는 것이다. 만약 저녁 한 끼를 굶는다면 우리 몸 안의 면역세포는 오래간만에 휴일을 갖는다. 저녁을 금식했으니 음식물 찌꺼기가 안 생기고 항원이 안 들어와 싸움거리가 없다. 면역세포는 휴식을 취하고 안정된다.

소장 회복을 위해 건강한 소장 습관 길들이기는 필수이다.

소장 회복을 위해서는 소장을 망가지게 하는 음식물 통제, 항원 줄이기, 소장 회복 음식 섭취 그 외 스트레스 관리, 생활습관 개선 등을 해야 한다. 열과 만성염증이 개선되면 소장, 면역력, 세포, 미생물이 살아나고 갑상선기능저하증·갑상선결절·갑상선암이 회복된다.

특히 음식물 섭취가 치료에 영향을 많이 끼치기 때문에 소장을 회복하는 음식을 우선으로 먹어야 한다.

항원을 줄이는 방법

① 소화를 잘한다
음식을 먹을 때 소식하고 꼭꼭 씹어 먹는다. 소식하면 우리 몸의 자체 효소를 아낄 수 있다. 꼭꼭 씹으면 각각의 음식이 가진 분해효소 역시 활발해진다. 아밀라아제는 음식을 먹고 30초가 지나야 많이 나오고, 침은 위산 역류 시 위산을 씻어내는 데 효과적이다.

② 화식(火食) 하는 경우 소화를 돕는 반찬을 같이 먹는다
식초나 초절임, 매실청, 간장, 미담순을 활용한다.

③ 점막이 손상된 경우 점막 강화 음식을 먹는다
유산균, 갯벌 음식, 버섯, 오메가-3 음식을 먹는다.

④ 숯을 먹는다
숯은 장 안의 항원을 없애는 핵심이다. 숯을 먹으면 다음 날 대변 색깔이 검고 변의 질감이 딱딱해진다. 숯이 장 속에 항원 물질을 흡착해서 배출시키기 때문이다. 숯이 없으면 미역을 먹는다.
* 숯은 약국에서 판매하는 의약품용 숯을 먹는다.

소장 회복 음식과 항원을 줄이는 훈련을 통해
소장, 면역력, 세포, 장내 미생물이 되살아나 갑상선기능저하증
갑상선결절·갑상선암이 치유된다.

■ 소장주스

미네랄 식이요법에서는 소장을 살리기 위해 소장주스를 먹는다. (소장주스 효능과 레시피는 치유 프로그램 음식 편에 있음)

  소장주스 원리는 시궁창이 된 강이 다시 맑은 강이 되는 과정을

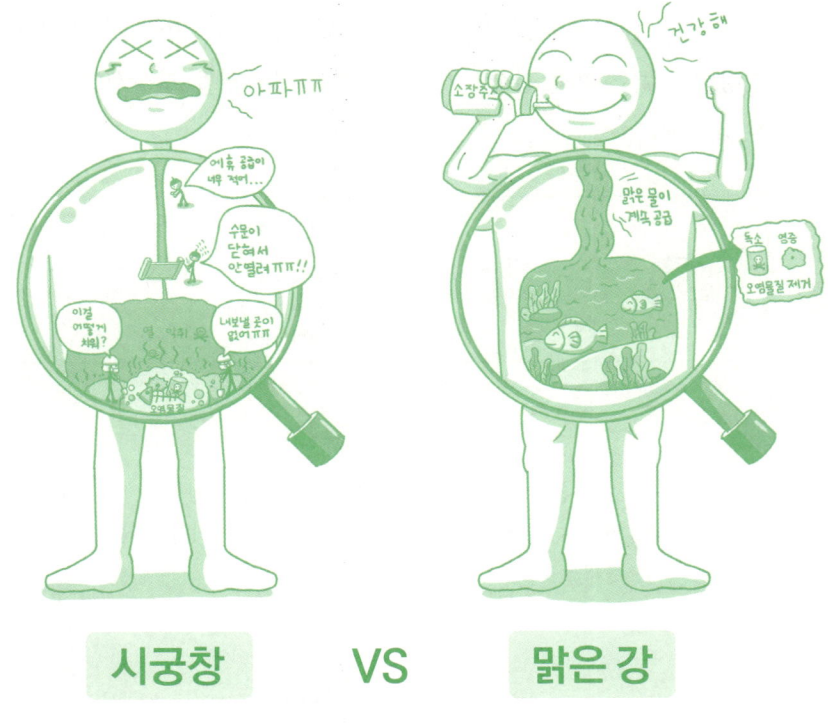

시궁창 VS 맑은 강

 연상하면 쉽다. 시궁창이 된 강을 살리려면 물의 흐름을 막는 보를 해체하고, 바닥의 오염물질을 제거하고, 맑은 물을 계속 넣어 산소와 영양분을 공급한다. 강의 수질 상태가 어느 정도 궤도에 오르면 그 위에 건강한 물고기와 수초를 넣어 준다. 이런 작업을 계속한다면 시간이 걸리더라도 시궁창은 다시 맑은 강으로 살아난다.
 맑은 물에 해당하는 소장주스는 다양한 역할을 한다. 보와 강바닥에 해당하는 소장점막세포를 교체하고, 물고기에 해당하는 세포를 건강하게 하고, 플랑크톤과 수초 같은 유익균을 풍성하게 만든다.

이런 과정을 통해 세포의 정보력이 바로 잡히고, 미생물생태계가 건강하고 튼튼해져 갑상선기능저하증·갑상선결절·갑상선암 증상도 개선된다.

| 시궁창
(병든 소장) | → | 맑은 물
(소장주스) | → | 보와 강바닥 공사
(소장점막세포 교체)
물고기(세포)
플랑크톤, 수초(유익균)
산소(미담순) | → | 맑은 강
(건강한 소장) |

소장주스는 복합당으로 세포의 정보력과 장내 미생물을 되살려
갑상선기능저하증·갑상선결절·갑상선암을 치유한다.

(2) 신장이 살아난다

> 복합당과 9대 영양소, 미네랄로 신장을 살려
> 열을 제어하고 세포를 보존한다

■ **신장이 치유에 중요한 이유?**

열을 해결한다

갑상선질환은 열과 관련이 깊다. 열로 인해 세포가 만성염증 상태가 된 것이다.

우리 몸에 과잉된 열, 스트레스, 화(火)는 신장에서 치유해 준다.

신장은 인체의 수분량과 미네랄 농도를 적절하게 조절하여 열을 제어한다. 이를 통해 세포가 열을 받지 않고 건강한 상태로 유지되도록 도와 갑상선질환을 치유한다.

그 외 신장은 인체의 노폐물 제거 및 각종 대사물질 조절, 약물 및 독성 물질 배설, 체내의 산-알칼리성 밸런스 조절, 호르몬과 비타민을 생성하여 다른 장기의 기능을 조절하며, 체내 면역 컨트롤타워로 생명 유지를 위한 중요한 생리적 기능을 담당하고 있다.

신장은 열을 제어해 갑상선질환을 예방하고 관리한다.

■ **미네랄을 공급한다**

신장을 위해서도 복합당과 9대 영양소를 먹는다. 이 영양소들은 앞서 소장을 건강하게 만들었듯이 신장도 건강하게 만든다.

미네랄 공급

음식의 신진대사 작용을 높이고, 외부의 스트레스를 순조롭게 이겨내기 위해서 미네랄을 많이 먹어야 한다. 하지만 미네랄은 흡수가 쉽지 않기 때문에 흡수가 잘되는 이온화 형태여야 한다. 즉 우리가 섭취할 미네랄은 수용성에 이온 상태로 전환이 가능해야 한다.(이온화여야 하는 이유는 3장에도 설명이 있지만, 인간 몸에 흐르는 전기는 전자의 흐름이 아니라 이온의 흐름이기 때문이다.)

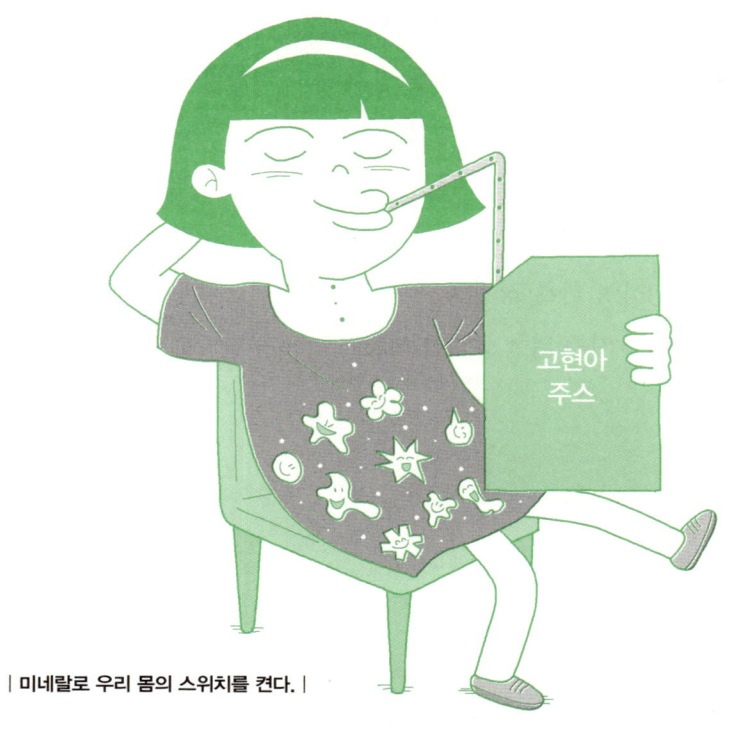

| 미네랄로 우리 몸의 스위치를 켠다. |

| 미네랄의 종류 |

종류	흡수율
이온미네랄	액체 속에 이온의 형태로 완전히 녹아 있어 인체 내로 흡수될 수 있는 미네랄로 흡수율 70~80% 고현아주스
유기미네랄	동·식물조직 내 유기화합물 형태로 존재하는 미네랄로 흡수율 20~50%
금속미네랄	흔히 볼 수 있는 금속 형태의 미네랄로 철, 구리, 마그네슘 등 흡수율 1~5%
콜로이달미네랄	동식물의 화석이나 유기물이 많이 포함된 토양에서 채취한 미네랄로 흡수율 유기미네랄과 같음

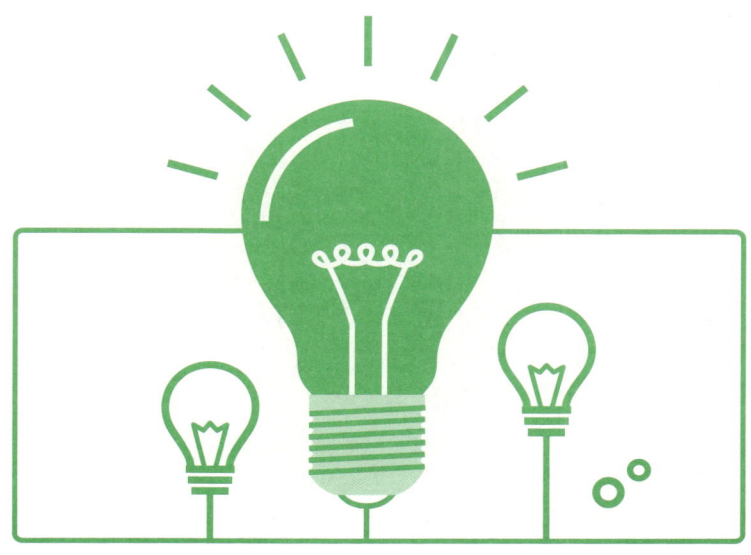

　고현아주스는 미네랄 흡수율이 높은 이온 미네랄로 전환된 음료이다. 따라서 주스에 + - 양극을 넣으면 전구에 불이 들어온다. 미네랄은 몸속에 꺼져 있던 스위치를 켜주고 세포의 기능을 정상화한다. 고현아주스 외에 미네랄 흡수가 쉬운 미네랄엔자임, 미담순, 미담수(영양간장), 미담초(세로토닌식초) 등으로 필요한 미네랄을 공급한다. 집에서 음식을 먹을 때 천일염과 조선간장을 곁들이면 미네랄의 도움을 받을 수 있다.

미네랄은 신장을 살려 갑상선기능저하증
갑상선결절·갑상선암을 치유한다.

■ 세포와 신장이 살아난다

미네랄은 세포를 살린다

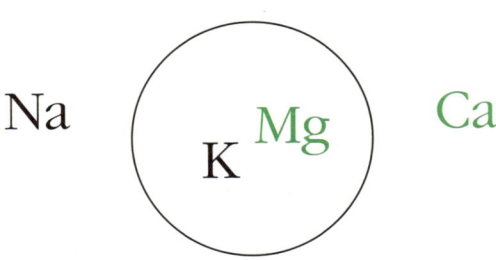

우리 몸이 가장 건강한 상태는 세포의 미네랄 비율이 일정하게 유지될 때이다. 생명이 최초로 태어날 때 중심을 잡아준 미네랄은 칼륨이다. 세포의 안주인은 칼륨(K)과 마그네슘(Mg)이고, 바깥은 나트륨(Na)과 칼슘(Ca)이다.

성인들에게 흔한 만성질환인 고혈압은 세포 속에 칼슘(Ca)이나 나트륨(Na)이 많은 상태다. 세포가 비정상적이라는 뜻이다. 따라서 세포가 정상적이고 건강한 상태로 유지하도록 양질의 칼륨과 마그네슘이 세포의 안주인이 되도록 제 위치를 찾아줘야 한다.

칼륨과 마그네슘은 빛(태양)에너지를 저장하는 엽록소에 많이 있다. 미네랄 식이요법에서는 양질의 엽록소가 들어 있는 소장·신장 주스와 미네랄엔자임으로 우리 몸에 필요한 칼륨과 마그네슘을 다량으로 공급해 세포 안주인의 자리를 되찾아준다. 세포를 가장 건강한 상태로 되돌려 갑상선기능저하증·갑상선결절·갑상선암에 도움을 준다.

> ## 흡수율의 관점에서 천일염과
> ## 조선간장을 먹는 이유
>
>
> 음식을 할 때 소금과 간장을 넣으면 감칠맛이 한층 상승한다.
> 맛도 맛이지만, 이제 건강을 위해 천일염과 조선간장을 자주 애용하도록 한다.
> 이유는 세포는 칼륨과 나트륨으로 구성되어 있는데, 나트륨에 해당하는 천일염과 조선간장이 음식에 들어가면 세포가 문을 열어 영양성분의 흡수율을 높이기 때문이다.

미네랄은 신장을 살린다

세포가 열로부터 자유로워지려면 열을 제어하는 신장이 튼튼해야 한다. 미네랄은 염도를 조절하여 열을 제어해 세포와 신장을 살린다.

미네랄을 섭취하기 위해서는 채소, 과일과 함께 천일염을 먹어야 한다. 채소·과일에는 칼륨과 마그네슘이 풍부하고, 천일염에는 나트륨 외 80여 가지 미네랄이 있다. 미네랄 식이요법에서는 소장·신장주스와 미네랄엔자임, 미담수, 미담순으로 다량의 미네랄이 몸에 흡수될 수 있도록 공급한다. 신장이 건강해져 열 제어 능력이 높아지면 갑상선기능저하증·갑상선결절·갑상선암 증상이 줄어든다.

미네랄 섭취로 세포와 신장이 살아나 갑상선기능저하증
갑상선결절·갑상선암이 치유된다.

방송이나 언론에서 소금을 먹지 말라는 이유

그런데 방송이나 언론에서는 '짜게 먹지 말라', '소금을 많이 먹지 말라'고 한다. 이유는 시중에 파는 소금은 '정제염'이며 순수한 나트륨(NaCl)으로 많이 먹을수록 신장에 부담을 주기 때문이다. 시중 과자나 가공식품들 뒷면을 보면 대부분 '정제염'이라고 쓰여 있다. 시중 음식점에서도 정제염을 많이 사용한다. 천일염과 정제염은 다르기에 방송이나 언론에서는 '짜게 먹지 말라'고 캠페인을 하는 것이다.

천일염을 먹어야 하는 이유
천일염은 큰 개념의 미네랄 덩어리이며, 신장에서 미네랄 균형을 맞춰 신장을 살려 열을 제어하기 때문이다.

■ 신장주스

미네랄 식이요법에서는 신장을 살리기 위해 신장주스를 먹는다.(신장주스 효능과 레시피는 6장 치유 프로그램 음식 편에 있음)

신장주스의 원리는 스트레스를 관리하는 부신의 코르티솔 호르몬에 필요한 영양분을 공급하고, 풍부한 미네랄로 미네랄 균형을 맞춰 신장에서 열을 제어한다.

스트레스와 열을 낮추고 신장을 살린다

부신은 신장 위에 위치하며 안드로겐·DHEA·코르티솔 등 다양한 호르몬을 만든다. 이 중 코르티솔은 스트레스를 관리하는 호르몬이다. 스트레스로 인한 열을 관리하려면 부신이 건강해지는 음식을 먹어야 한다. 부신은 다양한 과일을 좋아한다. 신장주스는 다양한 과일로 이루어져 부신과 신장을 편안하게 하고, 스트레스와 열의 민감도를 낮춘다.

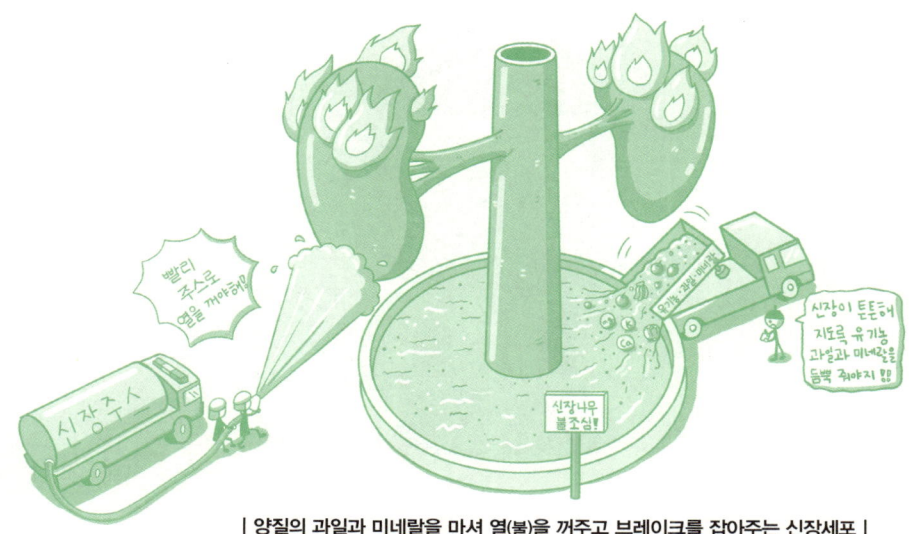

| 양질의 과일과 미네랄을 마셔 열(불)을 꺼주고 브레이크를 잡아주는 신장세포 |

미네랄 균형을 맞춰 신장을 살린다

신장에서는 미네랄 균형을 맞추기 위해 다양하고 다량의 미네랄이 필요하다. 신장주스는 다양하고 풍부한 미네랄로 신장의 미네랄 균형을 맞춘다. 따라서 신장의 대사작용이 원활해지고 열 조절이 쉬워져 갑상선기능저하증·갑상선결절·갑상선암 증상을 제어한다.

신장주스는 복합당과 미네랄로 신장을 되살려
갑상선기능저하증·갑상선결절·갑상선암을 치유한다.

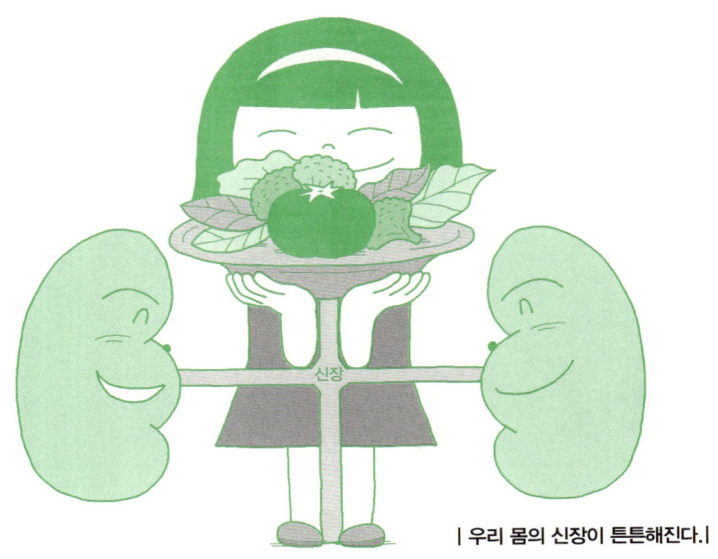

| 우리 몸의 신장이 튼튼해진다. |

(3) 간이 살아난다

복합당과 9대 영양소, 미네랄엔자임으로 간을 살려
스트레스, 열을 해결하고 갑상선을 보호한다

■ **간이 치유에 중요한 이유?**

① **스트레스, 열을 해결한다**

신장은 몸의 열을 식히는 곳이며, 간은 열을 직접 받는 곳이다. 또한, 간과 갑상선은 매우 밀접한 관계로 간이 스트레스, 열을 받으면 동시에 갑상선도 스트레스를 받는다. 간은 간열을 꺼주는 엽록소를 섭취하면 스트레스, 열이 줄어 분노·짜증·화 등의 감정세포도 열이 줄어든다. 감정세포가 안정되면서 열을 받는 비중이 줄어 스트레스, 열에 민감한 갑상선질환이 치유된다.

간은 스트레스, 열을 제어해 갑상선질환을 예방하고 관리한다.

■ 엽록소를 공급한다

간을 위해서도 복합당과 9대 영양소를 먹는다. 이 영양소들은 앞서 소장과 신장을 건강하게 만들었듯이 간도 건강하게 만든다.
엽록소는 〈혈(血)을 되살리는 엽록소 편〉을 참조

■ 간이 살아난다.

소장이 회복되면 간도 회복된다. 또한, 간세포를 건강하게 해 주는 음식을 먹으면 간은 건강해진다.
　미네랄 식이요법에서는 소장을 회복시켜주는 소장주스로 간에 필요한 영양분을 공급해 간을 회복시킨다. 또한, 엽록소인 미네랄엔자임으로 직접 간열을 꺼주고 간세포를 활성화해 간을 되살린다. 건강해진 간은 기능이 높아져 스트레스, 열에 강하고 피로를 개선해줘 스트레스, 열로 인한 갑상선기능저하증·갑상선결절·갑상선암에 도움을 준다.

■ **미네랄엔자임**

미네랄엔자임은 다양한 엽록소로 구성되어 있다. 미네랄엔자임은 갑상선 호르몬의 질을 높여 갑상선기능을 활성화한다. 또한, 간세포를 좋게 하여 간열을 조절하고, 염증을 제거하고, 스트레스, 열을 예방한다. 더욱이 혈액을 깨끗하게 하고, 양질의 혈액을 보충하여 간을 살린다. 따라서 간세포가 좋아지면서 면역력을 올리고 스트레스를 완화해 갑상선을 보호하고 갑상선기능저하증·갑상선결절·갑상선암을 개선한다.

미네랄엔자임은 간세포를 되살려
갑상선기능저하증·갑상선결절·갑상선암을 치유한다.

(4) 기혈순환을 되살린다

■ **혈(血)을 되살리는 엽록소**

지구상에 사는 모든 생명체는 태양(빛)에너지를 먹고 산다. 동물은 태양에너지를 먹기 위해 태양에너지를 농축한 엽록소를 섭취한다. 엽록소는 염증을 제거하고 피를 깨끗하게 만든다.

　미네랄 식이요법에서는 각종 식물을 발효시켜 흡수가 좋은 미네랄엔자임으로 엽록소를 공급한다. 미네랄엔자임은 미네랄과 비타민이 풍부하고, 혈액의 염증을 제거하고, 피를 깨끗하게 하고, 세포를 건강하게 하고, 세포의 정보력을 바로잡아 갑상선기능저하증·갑상선결절·갑상선암을 치유한다.

엽록소(미네랄엔자임)를 섭취하면
① 혈(血)을 생성하고 피를 깨끗하게 한다.
② 항산화 작용, 최종당화산물, 갈색물질 제거 등 신체 재생을 위해 필수적인 요소이다.
③ 유전적 변화 극복에 좋다. 질병 원인 물질 억제에 좋다.
④ 혈액의 점도가 탁하면 암 전이도 빠르고 질병 발생이 잘 되는데 엽록소는 이를 해결한다.
⑤ 디톡스: 과자, 고기 등에서 과잉된 혈당과 단백질이 결합한 프리노신이라는 갈색물질(당 독소)은 여러 가지 병을 일으키는 원인이 된다. 염증 수치를 증가시키고, 백혈구 수치를 떨어뜨리는데 엽록소는 갈색물질을 제거하여 몸에 염증 수치를 정상으로 만든다.

갑상선질환을 치유하기 위해서는 혈액을 생성하고
피를 깨끗하게 하는 엽록소를 다량으로 섭취해야 한다.

■ **기(氣)를 되살리는 감정세포(마음)치유**

용서

음식치유는 먹는다고 치료되는 것이 아니다. 앞서 언급했듯 음식치유의 핵심은 용서이다. 용서 없이 어떤 좋은 성분의 음식을 먹는다고 좋은 결과가 나오는 건 아니다. 음식치유는 치료가 되는 좋은 성분을 몸이 받아들이고 흡수할 수 있느냐이다.

그러기 위해서 마음의 문을 열어야 한다. 마음이 닫혀 있으면 어떤 음식이 들어와도 받아들이지 못한다. 마음이 닫히는 근본은 용서가 없고 세상과 남에 대한 분노와 억울함이 있기 때문이다. 용서하면 마음의 어두운 부분에 밝은 빛이 들어오고, 마음이 밝아지고 몸이 이완되면서 음식을 받아들여 음식치유가 시작된다.

울컥함을 토해야 한다

갑상선암이나 갑상선에 문제가 있는 사람들은 할 말을 못 하고 참아서 생기는 사람들이 많다. 올라오는 울컥함을 토해내야 하는데, 그러지 못하고 목에서 꾹꾹 참아 갑상선에 문제가 생긴다. 그래서 대부분의 갑상선질환인 사람들은 온순하지만, 마음 한구석에 다른 사람에 대한 분노와 억울함이 많다.

분노와 억울함을 떨칠 수 있도록 해야 한다. 그 방법이 용서하는 것이다. 힘든 일이지만 상대방의 입장과 상황에서 바라봐야 한다. 그러다 보면 이해가 되는 부분이 있고 그때부터 용서가 시작된다. 잘못한 사실 그 자체를 옳다고 해석하라는 것이 아니다. 잘못한 것은 잘못한 것이다. 다만 내가 감정적으로 '그럴 수 있지'라며 그 상황을 한발 물러서서 화, 분노, 증오, 미움 등의 감정을 털고 넘어갈 수 있어야 한다.

자신을 스스로 위로해 줘야 한다
그리고 더 중요한 것은 그런 상황에서 상처받은 자신에게 자책과 질책을 하지 말고, 스스로 위로를 해 줘야 한다.

가령 다른 사람 때문에 자신이 피해를 보았을 때, 아무 소리도 못 하고 당하기만 한 상황이었다면 '내가 그때 반박해야 했는데~ 분하다', '나는 왜 이렇게 바보 같지?'라는 자책보다는 '내가 그때 참았기 때문에 일이 커지지 않았고 이 정도에서 마무리될 수 있었어', '나는 강하잖아, 이제까지 잘 헤쳐 왔고 잘 살아왔어. 이 정도면 된 거야!'라고 나의 감정을 회복시키는 작업을 반드시 해야 한다.

쌍방의 문제이다
그리고 어떠한 문제가 발생하기 전에 항상 전조증상이 있다는 걸 명심하고 이상한 느낌이나 불합리한 상황이 나타나기 시작한다면, 그 상황에 대해 냉정하게 생각하는 습관을 길들여야 한다. 이때 제일 중요한 것은 자신의 감정에 취하면 안 되는 것이다.

왜냐면 정확한 상황 파악을 위해서 상대방의 의견을 충분히 들어봐야 한다. 그런데 내 감정부터 앞세우면 상대는 오히려 나에게 불쾌한 감정을 가져 사실과 이성보다는 왜곡과 감정적으로 반응할 수 있다. 그러면 나는 상황을 제대로 인지하지 못한 채 화나는 감정과 인정 못 하는 감정이 뒤섞이면서 악수를 둘 수 있다.

'바꿔야 한다'는 강한 의지를 내자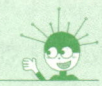

주변 사람들을 관찰하면 '왜 저렇게 살지?', '조금만 노력하면 되는데', '조금만 생각을 달리하면 되는데'라며, 제3자가 볼 때 그 사람이 너무나 아닌 길을 걷고 있고, 어떻게 하면 제대로 사는 방법이 보이지만, 몇 년이 지나도 당사자들은 조금도 달라진 게 없이 매일 똑같은 패턴의 삶을 사는 걸 봤던 경험이 있을 것이다.

'누구보다 소중한 자신의 인생인데, 왜 변화 없이 똑같이 살까?'

상담해 보면 거의 97% 사람들이 고정된 생각과 자신의 습관대로 살고 있었다. 매우 강한 의지를 갖고 자신을 바꾸려는 사람은 3% 정도밖엔 안 됐다. 습관대로만 살아간다면, 그건 인간의 삶이라 말하기 어려울 것이다.

건강도 마찬가지다. 내 생각과 습관이 몸으로 나오는 것이다. 한 번뿐인 자신의 참 인생과 건강을 위해서라도 자신을 위로할 줄 알고, 조금씩 점진적으로 자신을 바꾸는 강한 의지를 낸다면 반드시 삶의 원동력이라는 긍정 에너지가 생겨 자신이 원하는 삶의 방향과 건강을 획득할 수 있을 것이다.

   많은 사람이 머릿속에선 좋은 방향을 생각하지만, 실제로 말은 마음과 달리 곱게 나가지 않을 때가 많다. 이럴 땐 3초만 멈춰 '후~~' 하면서 후 속에 불쾌한 감정들을 함께 날려 버린 후 대화를 해야 한다.

   내 시각을 한쪽으로만 접근하지 말고 충분히 상대방의 의견과 상황을 파악해야 한다. 사실관계, 인과관계에 따라 전체적인 맥락을 보고 상대방이 왜 그렇게까지 하였는지 생각해 본다. 상대방이 이해되면 상대의 마음을 달래고 풀어주면서 차근차근 자신의 감정을 말한다. 이러다 보면 서로 한발씩 양보하게 되어 문제를 해결할 수 있어 더 좋은 기회를 충분히 만들 수 있다.

이것만은 실천해 보자

◈ **대화를 망치는 법**

'넌 그래' 화법

비난 – "당신이 그렇지 뭐~", "당신은 어떻게 된 사람이~"
방어 – "당신도 그랬잖아", "당신은 안 그래?", "당신이 하든가!"
경멸 – "진짜 뭣 같아", "새대가리면서", "내가 봐준다"
담쌓기 – 상대방과 대화하지 않고, '혼자 떠들어라' 하며 그냥 두기

◈ **지혜로운 대화 법**

'나 전달'화법
"여보 나는 집이 정돈된 게 좋아, 빨아야 할 옷은 세탁기에 갖다 놓는 게 어떨까?"
"내 부탁 들어줘서 고마워요."

대화를 망치는 법은 피하고 요청, 인정, 존중하는 대화를 해야 한다. 내가 원하는 바를 구체적으로 부드럽고 정중하게 요청하고, 상대방이 부탁을 들어줬을 때는 고마움을 표시한다.

대부분의 관계에서 일방적인 문제보다는 쌍방의 문제가 90%를 넘는다. 또한, 상대방도 지금 발생한 하나의 상황과 사건보다는 그동안 당신에게 쌓인 감정의 골이 한 번에 터진 상태일 수도 있다.

실제로 상담을 해 보면 모든 상황을 절대적으로 남 탓을 하며 억울함과 분노를 호소하는 사람들이 많았다. 그러나 이제부터는 관점을 남이 아닌 나로 바꿔야 한다.

강압적인 엄마의 훈육방식에 대한 마음의 응어리를 풀지 못하고 30년째 갑상선기능저하증, 불면에 시달리며 목소리부터 분노와 억울함에 가득 찬 50대 여자분이 있었다.

자신의 엄마는 남에게 자랑하기를 좋아하고 성격이 예민해 큰딸인 자신에게 엄마의 스트레스를 다 풀었다고 한다. 칭찬 한번 없이 늘 구박과 지적으로만 일관해 자신은 강압적 환경 속에서 주눅이 들고 기 한번 펴지 못하고 결국 마음에 이렇게 병이 들어 아프다며 제발 살려달라면서 울분을 토했다. 그 여성분은 자신의 엄마를 그 여자라고 표현했다.

결혼 후 아이를 출산하면서 자연스럽게 되는 게 엄마지만 엄마 역할을 못 하는 분도 많다. 하지만 50년 인생 중 단 한 번만이라도 진지하게 '엄마가 어떤 이유로 저렇게 됐을까?'를 감정적으로 이해해 줬다면, 그리고 엄마에게 '우리들 키우시느라 그때 너무 힘들지 않았냐?'고 물어봤다면, 마지막으로 '엄마를 위로해 줬다면 어땠을까?' 분명히 이 여성분은 아프지 않았을 것이다.

엄마의 행동이 잘했다는 게 아니라 내가 아팠던 만큼 엄마에게도 너무 큰 스트레스가 있었고 그걸 풀어야 하는데, 힘없는 나에게 풀 수밖에 없었던 상황을 헤아려 본다면 50년 넘게 엄마를 증오하고 분노하기보다는 한 여자의 인생, 엄마의 인생에 대한 제대로 보는 눈이 생겼을 것이다.

그런데 서로 너무 평행선으로 살아왔다. 자신이 낫기를 바란다면 지금이라도 엄마가 행했던 그 상황을 이해하고, 엄마를 용서해야만 치유의 빛과 음식이 이 여성에게 들어갈 수 있다.

남편의 외도로 화병과 우울증을 호소하는 아내들도 많다.

외도는 분명히 도덕적으로 문제가 있고 나쁜 행위다. 그 사실에 대해서 남편의 잘못을 두둔할 이유는 없다. 그런데 병적으로 외도를 하는 남자가 아니라면 외도 이전에 분명히 부부 사이에 둘만의 문제가 존재한다. 남편의 외도로 자신의 삶이 피폐해졌다는 아내들은 대부분 이 부분에 대해 외면했다.

남편의 외도가 있었지만, 지금은 서로 잘 지내는 아내들은 이런 말을 했다. "사실 저도 남편한테 잘 한 게 별로 없어서", "남편이 저 때문에 많이 힘들었을 거예요", "남편이 (정서적으로) 많이 외로웠던 것 같아요."

남편을 건강하게 가정으로 되돌아오게 하고 싶다면 아내는 자신을 냉정하게 돌아봐야 한다. '왜 나의 남편이 바람을 피웠는가?'에 대해 깊게 고민해봐야 한다. 그리고 남편, 상간녀에 대해 생각해봐야 한다. 모든 일은 원인이 존재한다. 무턱대고 모든 잘못이 남편과 상간녀에게 있는 게 아닐 수도 있다. 피해자인 아내를 탓하고 외도를 저지른 남편을 옹호하는 것이 아니라 그렇게 되는 상황에는 분명히 이유가 존재한다는 것을 인지해야 한다.

또한, 결혼이라는 것은 서로의 필요에 의해서 잠시 삶을 공유하는 것이다. 남편과 아내, 아빠와 엄마로서 역할을 하며 서로 행복하기 위한 삶을 공유하고 나누는 개념이다. 한쪽에게 희생이나 책임감을 강요하거나 끌려가면 안 된다. 그런 의미에서 아내는 남편과 어떤 삶을 공유하고 나누고 있었는지 되돌아봐야 한다.

자신을 돌아볼 줄 안다면 화살의 대상이 한쪽으로만 향하지 않는다.

고부갈등으로 인한 갑상선질환, 우울증, 화병, 소화불량을 호소하는 며느리들도 많다.

아들인 남편에게는 잘하지만 유독 며느리인 나에게 잔인하게 대하는 시어머니. 해외여행을 다녀왔는데 아들 손자 선물은 사 오지만 며느리 선물은 하나도 없었다.

홀로된 시어머니와 같이 사는데 시어머니가 경제권을 쥐고 며느리를 종 부리듯 한다. 시어머니의 폭언과 차별에 진절머리가 난다.

이제까지 모셔왔던 시어머니가 계심에도 불구하고, 얼마 전 이혼한 시아버지와 재혼한 새 시어머니가 시어머니 대우를 강요한다.

나의 상식으로는 이해할 수도 없는 시어머니의 형태에 스트레스를 넘어 몸과 마음에 병이 왔다. 시댁의 '시' 자만 들어도 치가 떨리는 상황을 어떻게 받아들여야 하나? 세상에 나와 같은 존재는 단 한 명도 없다. 너무 다른 존재들이 함께 살기 위해 규칙을 만들어 조심스럽게 어울려 살아가는 것뿐이다. 그리고 시부모님 역시 잠시 삶을 공유하는 존재일 뿐이다. 모든 것을 당신 기준으로만 해석하면 안 된다. 곰곰이 생각하면 시어머니가 원하는 것, 바라는 것은 정해져 있다.

당신은 남편을 보고 결혼한 것이다. 그리고 당신이 상상할 수 없는 억지스러운 환경에서 몇십 년을 살아왔을 남편은 늘 홀로 외롭고 힘든 삶을 살아왔을 것이다. 남편이 짠하고 안쓰럽게 보이지 않는가? 당신에게 소중한 사람은 시어머니가 아니라, 남편이다. 남편 마음을 위로하고 편하게 해 주기 위해서라도 시어머니가 하는 말과 행동 하나하나에 자신의 감정을 너무 소비하진 말아야 한다.

그래서 '무조건 용서를 해야 한다'가 아니라 '용서를 해야겠다.'라는 마음을 내는 것이다. 또한, 용서는 통 크게 하는 것이다. 지나간 일은 이미 결과가 나와 있다. 되돌릴 수도 없고 고쳐지지도 않는다. 과거에 매이면 스트레스가 가중되고 스스로 지옥을 만드는 거다. 지나간 것은 그대로 통 크게 덮고 가야 한다. 일사부재리의 원칙을 용서에 적용하도록 한다.

자신을 뺀 모든 사람이건 사물이건 상황에 따라 달라지고, 상황 따라 만나는 존재라는 것을 알고 상대방의 상황과 입장부터 통찰력 있게 보고 이해해 줄 수 있어야 한다.

그래서 정말 갑상선질환에서 벗어나 건강해지기 원한다면 음식치유의 힘을 얻어 죽은 세포가 물러가고 밝고 건강한 세포가 재생할 수 있도록 미워하는 마음을 내려놓고 용서를 해야 한다.

갑상선질환을 치유하기 위해서는 용서가 첫걸음이다.
'무조건 용서를 해야 한다'가 아니라
'용서를 해야겠다.'라는 마음을 내는 것이다.

6장

갑상선기능저하증
갑상선결절
미네랄 식이요법

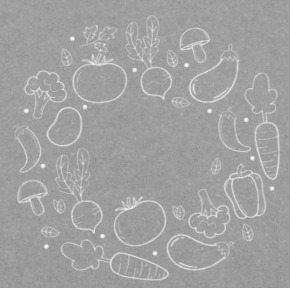

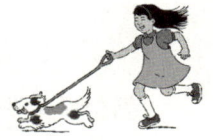

음식으로 갑상선질환을 건강하게 하는 원리

미네랄 식이요법으로 갑상선질환이 개선되는 이유는 음식과 마음 치유로 세포와 미생물이 건강해지고 기혈순환이 원활해지기 때문이다.

이 말은 소장과 신장이 회복돼 몸의 면역력이 올라가고 만성염증은 제거되면서, 세포와 미생물이 정상화되고 에너지 대사율이 높아져 몸을 건강하고 활력 있게 만드는 것이다.

미네랄 식이요법, 음식으로 갑상선질환이 건강해지는 이유

① 음식이 약이다

미네랄 식이요법에서 사용되는 음식은 화학비료나 농약, 인공첨가물이 들어 있지 않아 깨끗하고 안전하며 몸에 부담을 주지 않는다. 또 영양가가 풍부하며 흡수율이 높아 먹을수록 약이 된다.

② 복합당으로 세포의 정보력을 바로잡는다

병은 세포 표면에 복합당의 정보가 변경되면서 시작한다. 양질의 복합당으로 망가진 세포의 정보를 바로잡는다. 갑상선세포도 건강해진다.

③ 복합당·미담순·미네랄엔자임으로 에너지 대사 미생물인 '프레보텔라균'이 건강해진다

우리 몸의 장 속 미생물은 다양한 효소를 만들면서 대사작용이 시작된다. 특히 에너지 대사에 관여하는 중요한 미생물은 '프레보텔라균'인데, 이 균은 채소·과일·견과류·해조류의 부드러운 섬유소를 먹고 발효하여 효소를 만들어 낸다. 반면 우리가 즐겨 먹는 인스턴트·단순당·화학첨가물 등은 효소를 잘 만들지 못한다. 소장·신장주스와 미담순, 미네랄엔자임은 양질의 섬유소가 풍부하여 프레보텔라균을 건강하게 만든다. 따라서 꾸준히 복용하면 건강한 프레보텔라균이 많아지면서 대사기능이 원활해지고 에너지 활성도가 높아진다. 갑상선 이상으로 신진대사가 저하되고 늘 피곤한 몸에 활력을 넘치게 한다.

④ 복합당으로 면역력이 좋아진다

모든 염증질환은 면역력 저하와 관련이 깊다. 면역력이 높아지면 염증수치가 낮아지고 만성염증을 막을 수 있다. 면역력을 높이는 장내 유익 미생물의 밥인 복합당으로 갑상선질환의 예방과 치료, 관리에 효과적이다.

⑤ 복합당·미네랄엔자임으로 혈액이 깨끗해진다

복합당은 혈관을 청소하고 독소를 태우고, 미네랄엔자임은 혈액을 깨끗하게 만들어 갑상선에 생기는 어혈과 만성염증을 제거해줘 갑상선에 무리를 주지 않는다.

⑥ 복합당·미네랄로 열을 제어한다

복합당과 미네랄이 열을 제어하는 신장을 회복함으로써 세포가 열에 노출되지 않도록 하여 결과적으로 갑상선기능을 정상적으로 만든다.

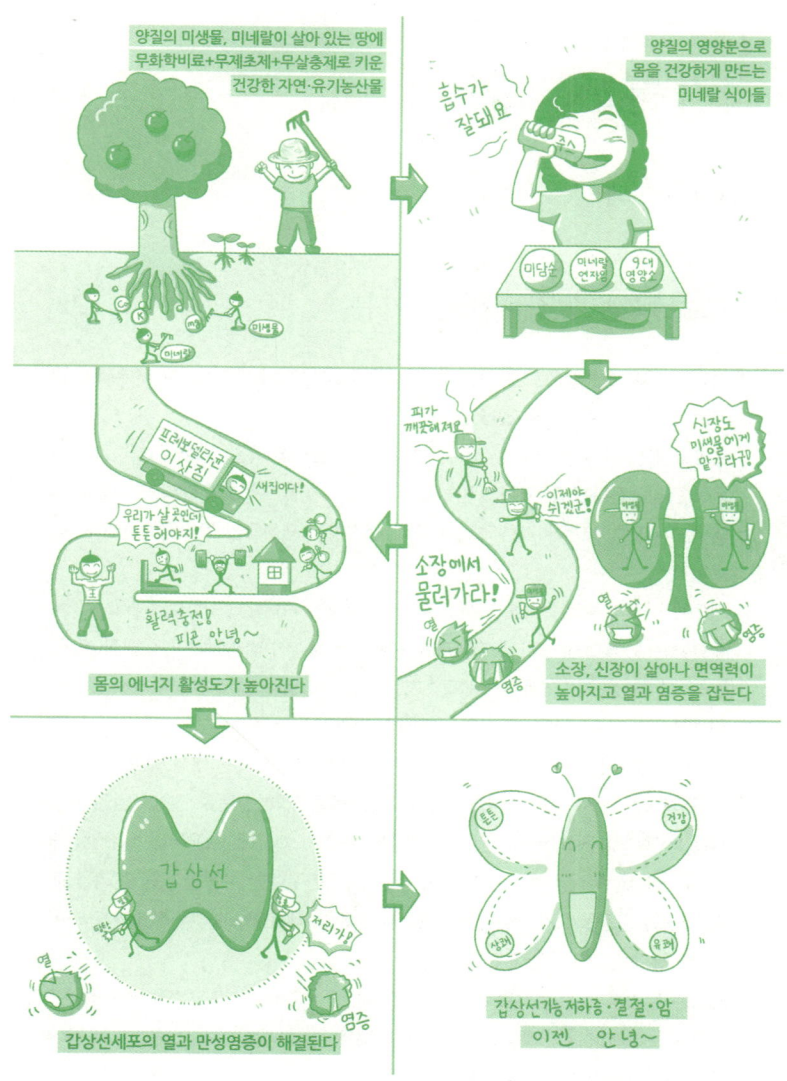

| 미네랄 식이요법으로 갑상선질환이 좋아지는 원리 |

프로그램 3개월과
유기농을 먹는 이유

3개월 프로그램

프로그램을 3달 하는 이유

미네랄 식이요법에서는 음식치유 프로그램을 3개월만 진행한다. 그 후부터는 집에서 본인 스스로 관리할 것을 권한다.

프로그램을 3개월 진행하는 이유는 음식치유의 원리에 따른 것이다.

몸이 건강해진다는 걸 확신할 방법은 '세포'에서 찾을 수 있다. 왜냐면 우리 몸의 대부분 세포는 새롭게 재생되고, 세포가 건강하게 재생되면 몸도 건강해지기 때문이다.

세포는 각각의 재생주기를 가지고 있다. 백혈구는 48시간, 소장점막세포는 3일, 적혈구는 3~4개월 등이다. 그중에서도 피, 즉 혈액이 바뀌어야 건강해질 수 있는데, 혈액(적혈구)은 재생되는 세포주기가 최소 100일이 필요하다. 따라서 건강한 신체를 만들기 위해서는 최소 3~4개월의 기간이 걸린다.

또 우리 몸은 끊임없이 세포가 교체되기 때문에 건강관리는 평생 해야 한다. 다만, 현재 건강하지 못한 사람들, 갑상선기능저하증·갑상선결절·갑상선암인 사람들은 당장 적혈구를 바꿔야 건강을 장담할 수 있기 때문에, 지금부터 최소한 3개월에서 6개월 이상은 반드시 양질의 영양 섭취와 꾸준한 운동과 마음 관리를 해서 세포의 건강을 되찾아야 한다. 그래서 미네랄 식이요법에서는 적혈구가 바뀌는 3개월 동안 프로그램을 진행한다.

세포는 우리가 먹는 음식으로 만들어지기 때문에 미네랄 식이요법에서는 적혈구가 바뀌는 3개월 동안 시중에서 구하기 어려운 양질의 영양분을 집중적으로 몸에 공급하여 세포의 정보력을 바꾸고, 미생물을 키워 몸을 건강하게 되살려 몸이 제 기능을 찾게 만드는 것이다.

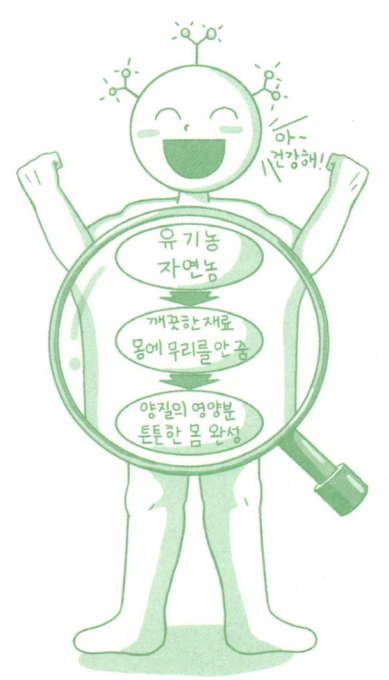 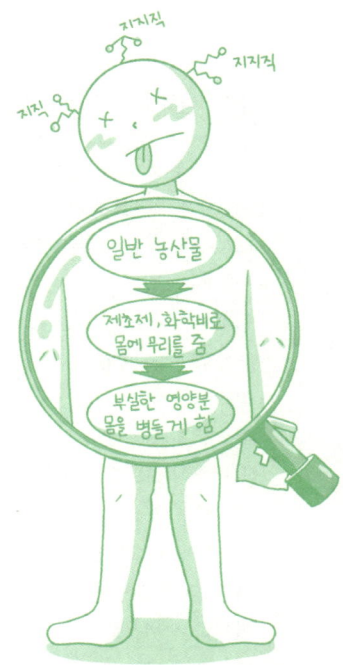

건강한 몸이 만들어진다　VS　**아픈 몸이 계속된다**

인체 세포의 재생주기

우리 몸에는 매일 100억 개 세포가 태어나고 죽고의 분해하는 과정을 끊임없이 반복한다.

　세포는 간단하게 핵, 인, 미토콘드리아, 리보솜, 골지체 등으로 이루어져 있으며 이들은 대부분 수분과 단백질 기타 영양소로 이루어진다. 여기에서 가장 핵심인 물과 단백질이 충분히 공급되지 않으면 세포는 제 기능을 못 하고 사라진다.

인체 세포 재생주기

- **백혈구** 평균 48시간
- **위장세포** 2시간 30분
- **내장세포** 2시간 30분~7일
- **위벽세포** 2일
- **정자세포** 2~3일
- **소장점막세포** 3일
- **장세포** 3~4일
- **혈소판** 10일
- **피부 표피세포** 2주~4주
- **피부세포** 약 28일(아토피, 여드름, 무좀 등)
- **두피세포** 약 2개월(탈모, 세치)
- **림프구** 2개월~1년
- **적혈구** 3~4개월
- **대식, 상피세포** 수개월~수년
- **뼈, 근육, 장기세포** 120~200일
- **손톱, 발톱** 약 6개월
- **췌장세포** 1년 이상
- **신경세포** 약 7년
- **뼈 조직** 약 7년
- **골세포** 25년~30년
- **뇌 세포** 약 60년

자연농에 가까운 유기농을 먹어야 하는 이유

독성과 발암물질을 최대한 줄인 재료여야 한다

전북의 한 마을에서는 500m 옆에 비료공장이 들어온 후 주민 4명 중 1명꼴로 암에 걸렸다.

원인은 퇴비로만 사용해야 할 연초박(담뱃잎 찌꺼기)을 비료의 원료로 생산하는 과정에서 발암물질이 배출됐기 때문이다. 연초박은 담뱃잎 찌꺼기라 일반 담뱃잎 성분과 같아서 밤낮으로 굴뚝에서 나오는 연기가 담배 연기와 다름없는 셈이다. 즉, 발암물질이 공기와 물로 흘러갔다는 뜻이다. 쉽게 매일 밤낮으로 공장 굴뚝 크기의 담배를 피우고 담뱃재 물을 먹고 씻었다고 보면 된다.

이 마을 외에도 집단 암 발병한 마을이 있다. 남원에는 1999년 아스콘 공장이 들어선 후 10명이 넘는 주민에게 암이 생겼다. 정읍에는 2016년 폐기물재활용업체가 들어온 후 4명이 암으로 사망했다. 인천의 한 마을에는 수도권 쓰레기 매립지가 들어선 후 20여 명의 주민에게 암이 생겼다. 당진에는 석탄발전소와 송전탑이 건설된 후 24명의 주민에게 암이 생겼다.

발암의 원인이 되는 물질들이 노출된 환경에서 자란 음식 재료를 먹는 것은 발암물질을 먹는 것과 같다. 따라서 건강을 위한 먹거리라면 환경오염이 최대한 적은 안전하고 믿을 수 있는 유기농지에서 키운 음식 재료를 먹어야 한다.

농약과 함께 화학비료도 암을 일으킬 수 있다

식물은 자신의 정보대로 자라고 열매를 맺는다. 원래 50cm 크게 프로그램되어 있는데, 화학 비료가 들어가면서 100cm까지 커졌다면 과연 건강한 음식 재료로 사용할 수 있을까? 앞서 비료공장의 원료로 쓰는 연초박으로 인해 암이 발생했다는 걸 알았다. 비료 자체에는 문제가 없다고 생각할지라도 그런 담뱃잎 찌꺼기로 만든 비료가 과연 건강을 보장할 수 있을까?

식물이 성장하기 위해서는 미생물과 미네랄, 영양물질이 풍부해야 한다. 산에는 낙엽이 퇴비층을 이뤄 미생물, 미네랄, 영양물질이 풍부하여 식물이 스스로 자랄 수 있다. 하지만 밭이나 논은 유기농지가 아니면 식물이 잘 자랄 수가 없다. 그래서 비료를 사용할 수밖에 없다.

화학비료의 질소는 식물의 길이와 열매, 잎의 성장을 잘하도록

유기농을 먹는 이유

미네랄 식이요법에서는 최소 3개월 동안은 자연농·유기농 제품을 권장한다.
일반인이라면 굳이 자연농이나 유기농 식품이 아니어도 된다. 하지만 음식을 먹는 목적이 몸의 건강이라면 깨끗하고 미생물과 미네랄, 영양분이 풍부하고 천연 퇴비로 길러진 음식 재료를 먹어야 한다. 미생물과 미네랄이 없거나, 농약이나 화학비료로 길러졌거나, 불순물이 섞인 채소나 과일은 음식치유에서 추구하는 건강에는 부합하지 못한다. 오히려 몸을 병들게 할 수 있다.
미네랄 식이요법에서는 일차적으로 환경오염을 최소로 하며, 미네랄과 미생물이 살아 있는 땅, 원재료의 씨앗 그리고 안전하고 믿을 수 있는 3무 농법으로 길러지는 과정을 매우 중요하게 생각한다. 이렇게 원재료가 만들어지는 과정에서 이미 그 음식이 우리 몸에 약이 되거나 독이 되는 게 결정되기 때문이다.
건강한 음식만이 건강한 세포와 미생물을 만들어 몸을 치료할 수 있으므로 미네랄 식이요법에서는 영양분, 미네랄, 각종 생리활성물질이 풍부한 20년 이상 유기농지에서 자연농법에 가까워지도록 만든 음식 재료를 이용해서 몸을 되살린다.
따라서 적혈구가 바뀌는 3개월만큼은 반드시 자연농이나 유기농 제품을 애용할 것을 권장하는 것이다. 3개월 동안 몸만들기를 잘 따라서 왔다면 몸에 새로운 정보력이 반영됨으로 그 후에는 계속 자연농이나 유기농 식품을 사용해도 좋고, 자연농이나 유기농 식품이 아닐지라도 불순물과 유해물질을 해독하여 먹으면 된다.

미네랄 식이요법 제품 특징

세포의 정보력이 살아 있는 유기농산물
20년 이상 유기농 경작지의 100% 유기농 재료
파이토케미컬, 항암물질, 미네랄 풍부
칼륨중독 방지 – 미담수로 미네랄 균형을 맞춤
맛이 좋아 어린이가 먹기 좋음
無 방부제, 無 색소, 無 설탕, 無 첨가물
믿을 수 있는 생산시스템(미소식 해독, 살균포장, 식품위생법에 의거 품질검사 실시)

- 갑상선기능저하증·갑상선결절·갑상선암을 일으키는 원인인 소장, 신장, 간 회복
- 건강한 세포와 미생물이 살아나면서 몸이 정상상태로 돌아옴
- 약이 아닌 음식으로 몸에 필요한 영양분을 공급함으로 부작용이 없음
- 세포가 바뀌는 3개월 동안만 진행하며 그 후에는 집에서 관리

미네랄 식이요법 후 증상이 좋아지는 이유는 미생물과 미네랄이 살아 있는 유기농 땅에서 농약, 제초제, 화학비료를 사용하지 않은 건강한 원재료에 있다. 건강을 위한 식이요법은 재료부터 꼼꼼하게 확인하도록 한다.

만들어 덩치를 크게 만든다. 이때 식물에 질산염이 과다하게 축적되고 이는 다시 우리 인체로 들어가 헬리코박터 파일로리균과 같은 유해균과 만나 아질산염으로 변한다. 아질산염은 다시 발암물질인 나이트로소아민으로 변환돼 암을 일으킬 수도 있다.

또한, 화학비료로 키운 일반 채소와 구운 고기를 먹으면 아질산염이 발생하여 발암물질을 만든다. 질산은 발암물질의 원인이 되고, 간과 신장에 부담을 준다.

물론 햄 같은 가공육에 있는 아민과 아질산나트륨과 같은 발색제

가 만나면서 생기는 니트로소아민 양이 더 많아서 가공육이 더 안 좋지만, 외형만 크게 성장한 식물도 건강하지 않다는 의미이다.

반면 천연 퇴비나 미생물 용법으로 사용한 거름은 발암물질에 대한 위험이 적다. 따라서 같은 유기농이라도 최대한 자연농에 가까운 농법으로 자란 음식 재료를 써야 한다. 미네랄 식이요법에서는 씨앗을 뿌릴 때부터 천연 퇴비를 사용해서 몸에 독성이 되는 성분을 최대한 줄인 식재료로 만든 음식이다.

치유 프로그램 수칙

1. 기본수칙

❶ 음식치유에 대한 믿음과 감사하는 마음을 가지고 시작한다

미네랄 식이요법은 순수한 음식으로 하는 자연치유다. 이는 증상에 대한 순간요법이 아닌, 근본에 대한 교정이기에 시간을 두고 접근해야 한다. 만약 자연치유에 확신이 없다면 불안함과 두려움이 생기면서 우리가 원하는 세포의 정보력 입력이 어려워진다. 따라서 마음을 열고 믿음과 감사하는 마음을 바탕에 둘 수 있을 때, 미네랄 식이요법을 시작해야 한다.

❷ 미네랄 식이요법을 하는 동안 다른 치료법은 최소한으로 한다

미네랄 식이요법은 인위적인 치유가 아니다. 몸이 살아나는 시간을 충분히 줘야 하므로 미네랄 식이요법을 하는 동안 다른 치료법은 최소한으로 한다. 갑상선질환의 경우 약은 계속 먹도록 한다.

❸ 미워하는 사람이 있다면 용서하는 마음을 갖도록 한다

면역력의 30%는 마음이다. 그리고 마음은 신경전달물질이다. 좋은 음식을 먹어도 마음이 좋지 않다면 신경전달물질이 제대로 전달되지 않아 세포는 잘못된 정보력을 받는다. 사람이 가장 크게 스트레스, 화를 받는 것은 사람에 대한 감정이다. 누군가를 미워한다면 끊임없이 화가 나 몸은 스트레스를 받는다. 세포에 계속 열이 가해져 갑상선에 무리를 준다.

❹ 시작 전 자신의 과거부터 현재까지 증상을 꼼꼼하게 쓴다

자신의 증상을 꼼꼼하게 써 놓지 않으면 변화가 생겨도 늘 불안하게 된다. 따라서 시작 전 자신의 증상을 꼼꼼하게 기록해 놓아야 한다.

❺ 일정시간 일정량을 먹도록 한다

우리가 하려는 일은 세포에 바른 정보를 입력하는 것이다. 불규칙한 식사가 되면 세포에 정보력 입력이 힘들어진다. 반드시 일정시간 일정량을 지켜서 세포의 정보력을 바로 세워야 한다.

❻ 변화에 관해 안 되는 부분을 보지 말고 좋아진 부분을 먼저 체크한다

같은 것을 봐도 어떻게 받아들이는가가 중요하다. 긍정적인 방향을 보는 사람은 치료 효과가 빠르다. 하지만 아직 변하지 않은 쪽만 보는 사람은 효과가 늦어진다. 감정세포(마음)가 회복되지 않았기 때문이다.

❼ 병이 지나간 자리에는 반드시 흔적이 남는다는 것을 잊지 말아야 한다

20년 전에 천식을 앓았던 사람이 폐 사진을 찍어보면 폐에 천식의 흔적이 남아 있다. 갑상선기능저하증·갑상선결절·갑상선암을 겪은 사람은 소장과 신장이 약하다. 미네랄 식이요법을 통해 원위치로 되돌려 놓더라도 약했던 부위이기 때문에 기존의 식습관과 생활환경으로 돌아간다면 언제든지 병은 재발된다는 것을 명심해야 한다.

❽ 자신이 건강하다고 믿고 갑상선질환에 대해 무뎌져야 한다

미네랄 식이요법은 갑상선 증상을 질병으로 보지 않는다. 단지, 세포와 미생물이 열과 염증으로 인하여 손상되고 기혈순환이 원활하지 않을 뿐이다. 미네랄 식이요법은 자신에게 부족한 것을 보강하는 작업이다. 따라서 식이요법을 하면서 자신이 질병을 가지고 있는 환자라는 생각으로부터 무뎌지고 '몸이란 나의 의지와 함께 잘 다스리고 관리하는 것'으로 인식의 전환을 한다.

기본수칙

- 믿음과 감사
- 미네랄 식이요법에만 전념(약은 그대로 복용한다)
- 용서하기
- 자신의 증상 적기
- 일정시간 일정량 먹기
- 변화된 부분 체크하기
- 병은 언제든지 재발한다는 생각 잊지 않기
- 갑상선 환자라는 사실에서 무뎌지기

2. 생활수칙

■ 가슴을 펴고 뒤로 젖힌다

자세는 마음에 영향을 미친다. 하버드 경영대학원 교수이자 사회심리학자인 에이미 커디에 따르면 2분 동안 당당한 자세를 취했을 때 남성호르몬인 테스토스테론은 20% 증가하고, 스트레스호르몬인 코르티솔은 25% 감소한다고 했다. 반면 움츠린 자세를 취하면 테스토스테론은 10% 감소하고, 코르티솔은 15% 증가한다고 발표했다.

갑상선질환은 스트레스로 인한 열로도 발생하기 때문에 스트레스를 낮추기 위해 평소에 자세에 신경을 써야 한다.

음식치유의 관점에서 갑상선질환에 대한 자세를 본다면 심장의 열이 상승할 때 폐가 심장의 열을 내려줘야 하는데 제대로 내리지 못한 결과로 갑상선에 무리를 준 것이다. 특히, 여자는 가슴 때문에 열이 막힌다. 가슴을 앞으로 숙이면 열이 가슴에 뭉쳐 잘 펴지질 않는다. 따라서 하루에도 수시로 가슴을 펴고 뒤로 젖히는 스트레칭을 하도록 한다.

■ 반신욕

일주일에 3~5회
복부를 따뜻하게 하려면 반신욕이 필요하다.

3. 조리수칙

미네랄 식이요법에서 조리법은 특별히 어렵지 않다. 다만 건강을 회복하기 위한 조리이기에 음식 재료는 껍질째 삶아 간장이나 식초를 섞어 먹도록 한다.

채소나 과일을 삶아 먹으면 비타민이 파괴된다는 개념을 잠시 내려놓아야 한다. 몸을 치유하기 위해서 제일 중요한 복합당을 먹어야 하기 때문이다. 비타민이 필요하다면 생채소나 생과일을 약간만 더 먹는다.

미네랄 식이요법 조리 포인트: 해독과 숙성, 흡수율 높이기, 스트레스 최소화, 미네랄 균형 맞추기

■ 조리의 원칙
❶ 미소식 해독하기: 미강효소, 소금, 식초를 아래 비율로 만들어 재료를 해독
❷ 숙성: 해독한 음식 재료를 각각 재료에 맞춰 숙성시킨다.
❸ 흡수율 높이기: 삶고 끓이고 간다. 미담수와 미담초를 첨가한다.
❹ 스트레스 최소화하는 조리: 각자 취향에 맞게 조리한다.
❺ 미네랄 균형 맞추기: 미담수 첨가

* 미담수 대신 조선간장을 활용. 미담초 대신 식초를 활용할 수 있다.

■ 해독하기
• 미소식 해독물을 만들면 천연 미네랄과 효소, 효모 작용이 이루어진다.
• 해독, 농약잔류물, 미세먼지, 유해물질이 제거된다.
• 채소, 과일 상태가 최상이 된다.
• 해독물 비율

해조류·과일·채소: 물 1,000cc, 미강효소 20cc, 소금 20cc, 식초 20cc

쌀·콩: 물 1,000cc, 미강효소 20cc, 소금 20cc, 식초 40cc

(소금은 1년 미만 최근 출시된 것으로 사용한다. 이는 소금에 남아 있는 간수의 독을 이용하기 때문이다. 식초는 현미식초나 양조식초를 사용하고 사과식초는 사용하지 않는다.)

- 재료를 해독물에 넣고 해조류·과일·채소 1시간 / 쌀·콩 3시간 동안 담근다.

■ 흡수율 높이기

- 삶고 끓이고 간다. 과일도 약이 되려면 끓여 먹는다.
- 소스를 첨가: 미담수와 미담초를 첨가한다.
- 채소는 칼륨이 많아서 나트륨이 있어야 한다.
- 미네랄은 단백질, 나트륨, 효모 세 가지가 혼합되어야 흡수된다. 단백질과 나트륨, 효모 세 가지 모두 든 것이 간장이다. 그리고 식초가 같이 있으면 흡수가 더 좋아진다.

4. 식사수칙

미네랄 식사법은 백혈구가 만들어지는 10일
그리고 적혈구가 완성되는 100일까지 몸만들기

- **양수요법**: 소장점막세포를 교체하는 시간
- **레시틴요법**: 새로 태어난 소장점막세포의 지질막을 강화하는 시간
- **보식, 영양요법**: 적혈구를 완성하는 시간

| 미네랄 식이 식사법 |

	양수요법 3~5일	레시틴요법 2일	보식+영양요법 100일
아침	주스 미네랄엔자임	주스 미네랄엔자임	주스 미네랄엔자임 밥 또는 미네랄죽 미담순, 효소, 유산균
점심	주스	주스	주스 밥(일반식사) 미담순, 효소, 유산균
저녁	주스 미네랄엔자임	주스 미네랄엔자임	주스 미네랄엔자임 미담순, 효소, 유산균
취침 전	주스	주스	주스 숯가루
비고	식사할 때는 밥, 국 포함 4가지를 넘지 않는다. 파동수는 수시로 마신다. (파동수는 우엉차에 미담수(조선간장), 미담초(식초)를 넣어 만든다.) 미네랄 식이요법에서는 갑상선 약은 먹도록 한다. (자세한 갑상선약 복용 여부는 의사와 상의 후 결정하도록 한다.)		

■ **일반식사**

주스, 미네랄엔자임, 미담순, 효소, 유산균 등과 함께 일반 식사를 편안하게 한다.

■ **흡수가 잘 되는 부드러운 음식으로**

갑상선기능저하증이 생기면 음식의 소화흡수가 떨어진다. 왜냐면 갑상선기능저하증으로 인해 갑상선 호르몬이 부족해지면 근육의 움직임이 느려진다. 이는 결국 소장에도 영향을 끼쳐 느려진 장운동으로 영양분 흡수력 저하의 악순환이 된다.

갑상선기능저하증이라면 위에 근육을 많이 안 움직여도 항상 편안한 상태를 유지할 수 있도록 거친 음식을 자제하고, 에너지를 최대한 적게 쓰는 방향으로 식사를 해야 한다. 거친 곡식이 영양학적으로 좋긴 하지만, 소화가 어려워 더 많은 찌꺼기를 만들며 더 많은 에너지를 소모하기 때문에 갑상선 호르몬을 과도하게 쓰게되고 몸은 고장나게 된다.

따라서 갑상선기능저하증일 경우는 부드럽고 흡수가 잘되는 음식으로 몸에 영양을 맞춰줘야 한다. 미네랄 식이요법에서 고현아주스는 위와 소장을 편안하게 해 주고 흡수에 초점을 맞춰 갑상선기능저하증에 도움을 많이 준다. 집에서는 밥보다는 죽이나 수프를 먹는다. 밥은 압력밥솥으로 지어 먹는다. 채소는 데쳐서 먹고, 고기는 압력밥솥에 쪄서 먹도록 한다.

■ **저녁은 금식 또는 소식**

저녁을 먹는 건 좋지 않다. 피가 탁해지기 때문이다. 피는 돌면서 정화하기 때문에 혈류 흐름이 나빠지고 탁한 피에 세포가 힘들어진다.

■ **국은 짜지 않은 찌개 식으로**

우리가 한약을 먹을 때 약재가 우려진 물만 먹는다. 끓이는 과정에서 약재의 영양성분이 녹아 나오기 때문이다. 또한 천일염을 사용하면 다량의 미네랄을 먹을 수 있어 좋다. 국은 물이 많은 국물 대신 걸쭉한 국(짜지 않은 찌개) 식으로 끓여 국물 속에 있는 영양분을 다 먹도록 한다.

■ **식사 횟수와 식사량: 여러 종류의 음식 대신 4가지 소식 식단**

사람은 태어날 때 소화효소와 대사효소의 양이 정해져 있다. 그렇기에 효소를 최대한 아껴야 한다. 여러 종류의 음식을 먹으면 몸의 효소와 에너지가 소화에만 소모되어, 정작 몸을 치유하고 재생하는 데 부족하게 된다. 따라서 밥+국+미역반찬 포함 4가지를 넘지 않아야 한다. 식사 횟수와 양보다는 장내 유익균의 먹이가 되는 식단인지에 관심을 두도록 한다.

갑상선기능저하증·갑상선결절 치유 프로그램

갑상선기능저하증(갑상샘저하증)·갑상선결절 등을 치유하기 위해서는 원인을 정확하게 파악하고, 9대 영양소 중 지금 필요한 영양소를 구성해서 음식을 만든다.

　음식치유의 기본은 영양분의 통로인 소장을 회복하는 고현아주스로 시작한다. 자신에게 필요한 식재료로 세포와 장기, 미생물이 살아날 수 있도록 하여 건강한 몸을 만든다. 그리고 스스로 감정세포(마음)를 치유하는 시간을 갖도록 권한다.

| 미네랄 식이요법 전문 프로그램 |

	원인분석 및 식이요법 계획	1일	치유과정	3개월
갑상선 질환자	원인 유형 분류 및 고객에 맞춘 영양소 구성하기	미네랄 식이 시작	→ 세포, 미생물 복원	→ 갑상선기능저하증, 갑상선결절 치유 식이요법 마스터 집에서 스스로 식이 가능
		양수요법	→ 마음치유 잘못된 행동 수정 자신감 회복	→ 감정세포(마음)가 건강해짐

▶ **프로그램 과정**

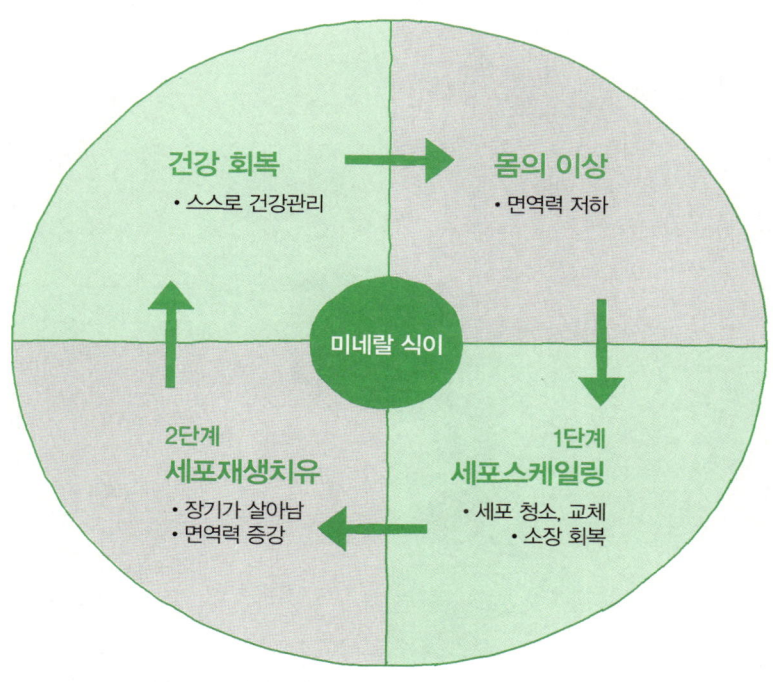

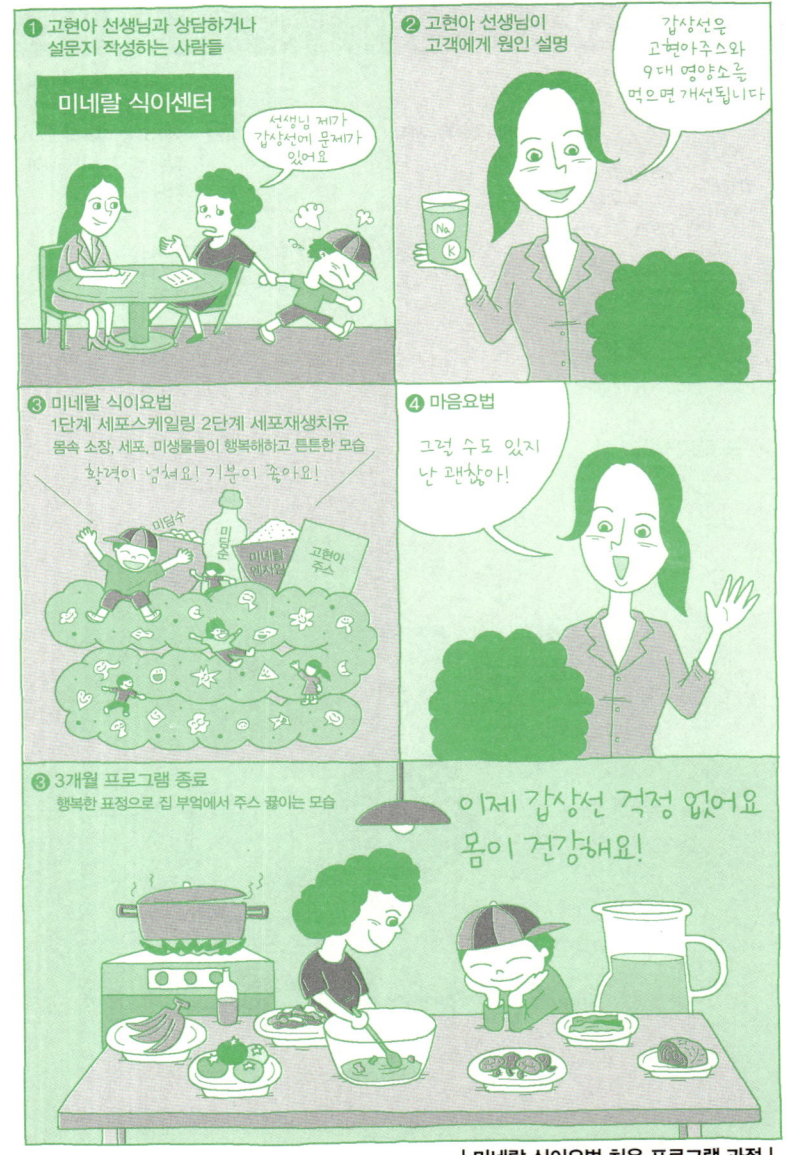

| 미네랄 식이요법 치유 프로그램 과정 |

설문 및 상담 프로그램

❶ 설문 및 상담
설문과 상담을 통해 원인을 파악한다.
(지방과 외국에 계시는 분들을 위해 상담내용과 시간은 대면상담과 전화상담 똑같이 진행)

❷ 원인 파악과 식이요법 방향 제시
원인에 맞는 9대 영양소와 방향을 제시한다.

❸ 미네랄 식이요법 시작

소장, 신장 회복
미네랄과 영양분이 풍부한 고현아주스, 미네랄엔자임 등 음식으로 소장과 신장을 회복한다.

세포와 미생물생태계 회복
20년 이상 유기농경지에서 재배한 음식 재료와 함께 세포를 살리는 9대 영양소를 바탕으로 고객에 맞춘 '필수아미노산 8종류(단백질) + 복합당 + 미네랄 + 비타민 + 효소'를 공급하여 세포와 미생물을 바로 세운다. 세포 정보력이 올바르게 입력되고 미생물생태계가 회복된다.

❹ 마음요법(감정세포) 진행

기혈순환 회복
미네랄엔자임으로 정상적인 혈(血)을 만들고 마음치유로 기(氣)를 만들어 기혈순환을 원활하게 이끈다.

❺ 3개월 프로그램 종료

마음엔 평화, 자신만의 행복한 삶을 추구
소장이 회복되면서 양질의 영양분과 올바른 정보력이 세포에 입력되고, 유지되면서 몸은 건강해지고 마음은 더욱 성숙해진다. 즉 건강한 몸과 올바른 마음으로 평화롭고 타인과의 비교가 아닌 자신만의 행복한 삶을 추구한다.

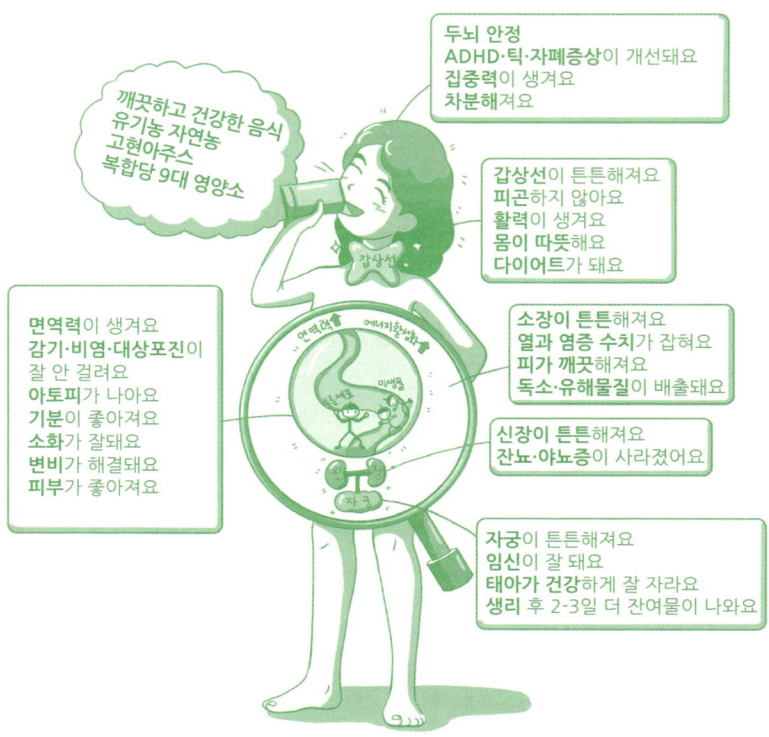

■ 미네랄 식이요법 후 경과

일반적으로 미네랄 식이요법은 2주~3달 경과 시 몸의 변화를 느낄 수 있다.

  3개월 경과 후 70%는 에너지대사를 주관하는 장내 미생물인 프로보텔라균이 건강해짐으로 피곤함이 개선되고 몸에 활력이 생긴다. 또한, 소장이 살아나면서 면역력이 높아지고 기존에 면역력저하로 수시로 나타나는 감기나 대상포진에 잘 걸리지 않는다. 혈액순환이 잘되기 때문에 손발이 따뜻해지고, 몸에 염증도 줄어들면서 부기와 통증도 줄어든다.

하지만 30%는 효과를 보지 못한다. 이러한 차이는 갑상선질환을 일으킨 원인에서 찾을 수 있다.

우리의 몸이 아픈 이유는 음식문제 49%, 마음환경문제 51% 때문이다. 몸에 기능상 문제가 없다면 미네랄 식이요법에서는 음식문제인 49%를 해결할 수 있다. 마음환경문제는 전적으로 본인에게 달려 있다. 그러므로 스스로 어떠한 의지를 가지고 실행하느냐가 중요하다. 마음환경문제가 해결되지 않으면, 기분이 나쁠 때 아무리 좋은 음식을 먹어도 체하는 것과 같아서 미네랄 식이요법을 하는 게 의미가 없다.

이런 이유로 고현아 식이상담센터는 고객이 상담을 하거나 식이 프로그램을 원한다고 하여 전부 프로그램을 진행하는 건 아니다. 최소한 자연치유에 대한 이해, 소장의 중요성, 그리고 자신이 마음에서 부여잡고 있는 화, 분노, 증오, 욕심, 자만심, 이기심을 내려놓을 때 진행이 가능하다고 안내한다.

1. 양수요법

양수요법은 소장점막세포를 새롭게 만드는 아주 중요한 시간이다. 이 시기에는 주로 소장·신장주스, 미네랄엔자임, 파동수만 먹는다. 왜냐하면 소장점막세포는 3일이면 교체되는데 이때 새로운 세포들에게 좋은 음식에 대한 정보를 입력시킨다.

하지만 이 시기에 다른 음식이 들어간다면 정보가 일정하지 않아 건강한 소장점막세포로 만드는 게 어려워진다. 따라서 탄수화물, 지방, 단백질을 금식하도록 한다.

소장점막의 교체 시간은 굶거나 해독하는 시간이 아니라 3일 동안 소장·신장주스로 새로운 소장점막세포와 유익 미생물이 만들어지며 면역력이 살아나는 시간이다. 그동안 지친 소장을 쉬게 하면서 소장에게 고마워하고 미안해하는 마음을 갖도록 한다.

이 시기에는 혈관이 청소되고 막힌 신경이 뚫리며 몸속 찌꺼기와 유해균들이 몸 밖으로 나가게 되므로 두통, 복통, 입 냄새, 열이 나고, 감기증상, 통증, 졸림, 불면, 발진, 설사, 구토, 고성, 심한 틱 등이 나타날 수 있다. 장내 유해균이 많을수록, 약을 오래 복용한 사람일수록 심하다. 보통은 7일~15일 안에 이러한 반응이 나오지만, 사람에 따라서 3달이 넘는 경우도 있다.

양수요법은 3일이 기본이지만 7일 동안 한다면 소장점막세포 교체가 더 완벽해지므로 할 수 있다면 5~7일을 권장한다.

> **양수요법 3~7일**
> 주스 + 미네랄엔자임 + 파동수

2. 레시틴요법

레시틴요법은 양수요법으로 새로 만들어진 소장점막세포가 견고해지고 단단해지는 시간이다. 소장·신장주스, 미네랄엔자임, 파동수 외 레시틴을 보충하기 위해 콩 음식을 먹는다.

이 시기는 탄수화물, 지방을 금식한다. 방귀와 배에서 소리가 나기 시작한다. 방귀에 소리가 크지만 냄새가 거의 나지 않는다. 단 유해균이 많으면 고약한 냄새가 난다.

> **레시틴요법 3일**
> 주스 + 미네랄엔자임 + 파동수 + 콩죽 + 밥을 제외한 식사

3. 보양·영양요법(일반식)

보양·영양요법은 양수요법과 레시틴이 끝난 후 3개월 동안 하는 일반식이다. 기존 식사와 함께 소장·신장주스, 미네랄엔자임, 미담순, 유산균 등을 먹는다.

이 시기는 세포에 입력된 좋은 정보력을 훈련하는 시간이다. 좋은 생각과 따뜻한 대화법을 해야 한다. 몸에 필요한 영양분이 채워지고 불필요한 요소들이 배출되면서 계단식으로 몸이 만들어진다.

미담순은 양수 개념의 물질로써 최대한 양수와 가까운 환경을 만들어 우리 몸의 세포 분열이 정상화되도록 하는 정말 중요한 음식이다. 매끼 미담순을 먹을 수 있으면 좋고 상황이 여의치 않다면 하루에 두 끼라도 먹어야 한다. 식사 도중 먹는 것도 좋고, 미담순을 한약 파우치에 포장 및 냉장 보관하여 식후 마신다거나 몇 개의 작은 통에 나누어 보관하여 규칙적으로 마시는 방법도 좋다.

소장은 16시간 동안은 비어 있어야 다시 제 기능을 원활하게 할 수 있다. 매일 세끼를 다 먹는다면 하루 중 최소 12시간 동안 혈액, 효소, 미네랄 등이 소화기관에 매달리므로 세포재생과 치유 시간이 부족해질 수 있다. 세포 기능의 정상화가 힘들어진다.

신장을 살리는 것도 중요하다. 신장에 무리를 주지 않도록 저녁은 주스, 미네랄엔자임 위주로 하며 배가 고프면 미역과 과일을 먹는다.

보통 건강식이라 하면 맛없다는 생각에 스트레스를 받곤 한다. 그러나 소장이 회복되면 자연스럽게 입맛이 변하여 마음이 편안해진다. 소장이 회복된다는 것은 장내 미생물생태계가 회복되면서 유익 미생물이 많아지는 것이다. 유익 미생물은 자신들이 좋아하는 음식을 섭취할 수 있도록 계속해서 신호를 뇌로 보내어 결과적으로 우리 입맛도 자연스럽게 변하게 된다. 따라서 자연스럽게 밀가루, 고기에 대한 민감도가 떨어지게 돼 예전보다 밀가루나 고기를 자제하게 된다.

일반식
주스 + 미네랄엔자임 + 미담순 + 유산균 + 기존 식사 + 그 외 식품

치유 프로그램 음식

1. 갑상선기능저하증·갑상선결절에 좋은 음식, 주의해야 할 음식

갑상선기능저하증·갑상선결절 환자는 갑상선 호르몬이 부족할 경우 문제가 될 수 있다.

> 좋은 음식

미역, 다시마, 김, 마늘, 양파, 버섯, 미나리, 호박, 사과, 바나나, 당근, 생선

요오드가 많은 해조류 (미역, 다시마, 파래, 김 등)

요오드는 갑상선 호르몬을 만드는데 필요한 물질이다. 일반적인 갑상선기능저하증의 원인은 만성염증으로, 요오드가 부족하거나 많아서 생기는 병이 아니다. 그러므로 대표적인 요오드 식품인 해조류에 대해 거부감을 가질 필요는 없다.

다만 갑상선기능저하증으로 갑상선약을 복용하는 사람은 요오드가 과잉될 수 있기 때문에 해조류를 적게 먹되, 좋은 해조류로 양질의 요오드를 공급해야 한다. 즉, 일반 식사에서 먹는 미역국 정도의 요오드양은 상관이 없으나 다시마환같이 해조류를 환으로 만든 음식은 고농축의 요오드이기 때문에 피해야 한다.

셀레늄 (땅콩류, 고기류, 버섯류, 통곡류, 마늘, 참깨, 해바라기씨 등)

셀레늄은 갑상선 호르몬 생성에 중요한 영양소이다. 셀레늄 결핍 시 갑상선기능저하증을 악화시킬 수 있다. 셀레늄의 적절한 섭취는 요오드 결핍으로 인한 신경학적 증상을 예방할 수 있다. 비타민E와 같이 먹어야 효과가 좋다.

면역력 증강 식품 (사과, 바나나, 당근, 자몽, 양파, 마늘, 미나리, 생선, 버섯류 등)

아연 (생선류, 통곡류, 해바라기씨, 달걀, 굴)

아연 결핍 시 갑상선질환이 나타날 수 있다. 아연은 갑상선 호르몬

을 생성하는 효소를 활성화한다.

비타민B군 (돼지고기, 해바라기씨, 달걀, 우유, 버섯, 생선, 소고기, 닭고기, 굴, 조개류 등)

미네랄이 풍부한 음식 (천일염)

엽산 (키위, 달걀, 매생이, 토마토 등)

좋은 지방 (참기름, 들기름, 압착 올리브유, 호두, 콩, 아마씨, 해바라기씨, 연어, 고등어, 참치, 정어리, 무지방·저지방 유제품 등)

오메가-3 지방산

오메가-3 지방산은 대표적인 불포화지방산으로 세포막의 중요한 구성 성분이며 혈액응고, 동맥벽 수축 및 이완, 염증조절 기능, 혈중 중성지방 수치를 낮춤, 혈전으로 인해 혈액의 흐름이 막히지 않도록 돕는다. 주로 고등어, 참치, 연어, 아마씨유, 호두, 들기름에 많이 있다. 오메가-3는 필수 지방이지만 우리 몸에서 만들어지지 않기 때문에 식품을 통해 흡수해야 한다.

다가불포화지방산 오메가-3의 알파 리놀렌산(아마씨유, 들기름, 생선기름 등)
단일불포화지방산 올레인산(올리브유 등)

주의해야 할 음식

배추, 무, 브로콜리, 순무, 갓, 시금치, 케일, 복숭아, 배, 녹즙, 두부, 콩류, 설탕, 밀가루 등

콩류

갑상선기능저하증을 앓고 있는 사람은 이소플라본이 많이 함유된 식품을 피하는 것이 좋다. 두부, 두유, 콩나물 등 콩류 식품은 이소

플라본이 함유되어 있어 갑상선 호르몬의 생성을 방해하고 호르몬의 흡수를 저하한다는 보고가 있다. 단, 갑상선기능이 정상적인 사람은 아무런 영향을 받지 않는다.

십자화과 식물

십자화과 식물(무, 배추, 갓, 열무, 얼갈이배추, 총각무, 청경채, 유채, 브로콜리, 콜리플라워, 양배추, 케일(쌈 케일, 녹즙용 케일), 적환무(20일 무) 등)에는 갑상선 호르몬의 분비를 방해하는 고이트로겐이라는 물질이 포함되어 있기 때문에 갑상선 호르몬 약의 기능을 저해시킬 수 있다.

일반적인 식사에서 먹는 양의 배추김치, 뭇국, 양배추쌈, 브로콜리 몇 조각은 상관없지만, 양배추즙, 브로콜리즙, 케일즙 등 고농축 즙은 갑상선 호르몬 생성을 방해하기 때문에 치료 기간에는 섭취를 중단한다.

과도한 단백질

고기, 생선, 달걀 등

피해야 할 음식

나쁜 지방(포화지방, 트랜스지방)

고기류, 유제품, 마가린, 식물성쇼트닝, 마요네즈, 쇠기름, 돼지기름, 닭 껍질, 가공 버터, 팜유, 쿠키, 비스킷, 도넛, 빵, 레토르트식품, 과자, 라면, 피자, 빙과류, 인스턴트음료, 어육가공품 등

나쁜 지방 섭취 줄이는 방법

포화지방이나 트랜스지방이 많은 가공식품, 패스트푸드보다는 자연식품의 섭취를 늘리는 것이 트랜스지방 섭취를 피하는 가장 좋은 방법이다.

- 육류는 껍질과 지방층을 제거한 후 살코기만을 사용한다.
- 가공식품 선택할 때 식품표시의 원재료명에 '가공유지', '마가린', '쇼트닝', '팜유', '야자유' 등 문구 식품은 피한다.
- 마가린, 가공버터, 마요네즈, 기름진 드레싱 대신 달걀, 올리브오일, 식초로 만든 마요네즈나 유기농버터, 치즈, 유자청 등을 이용한 드레싱을 사용한다.
- 내장류, 베이컨, 핫도그, 햄, 소시지 등은 피한다.
- 가급적 튀긴 음식은 먹지 않는다. 튀김보다는 찜이나 데쳐 섭취하도록 한다.
- 라면은 뜨거운 물에 한 번 끓여 기름기를 뺀 뒤, 새로운 물에 다시 끓인다.
- 프라이드치킨을 먹을 때는 기름기가 많은 껍질을 벗기고 섭취한다.
- 고기 육수 사용 시, 육수 위에 뜨는 기름을 걷어 내거나 차게 식힌 뒤 굳은 기름을 제거하고 사용한다.
- 커피는 되도록 프림이나 설탕을 첨가하지 않고 블랙으로 마신다. 또한 커피를 마실 때 휘핑크림 등을 같이 먹는데 포화지방이 많이 함유돼 있으므로 피한다.
- 우유는 저지방이나 무지방 우유를 선택한다.
- 트랜스지방의 생성을 막기 위해 식용유는 밀봉한 후 어두운 곳에 보관한다.
- 가공식품 영양성분에 트랜스지방과 포화지방의 양을 꼭 확인한다.

요즘 사람들은 식품의 영양성분에서 열량과 탄수화물, 식품첨가물은 확인하지만, 포화지방이나 트랜스지방을 체크하는 사람들은 적다. 건강을 위해 트랜스지방은 섭취를 자제해야 하며 가공식품을 살 때 먼저 함량을 확인할 필요가 있다. 세계보건기구는 트랜스지방 일일 섭취량에 대해 총열량의 1%(2000kcal 섭취할 경우 양으로 2g 이하)를 넘지 말라고 권고한다.

하지만 트랜스지방은 우리가 섭취하고 있는 많은 식품에 알게 모르게 들어가 있다. 심지어 '가공식품 영양표시'에 해당 식품의 1회 제공량당 트랜스지방이 0.2g 미만인 경우에는 0g으로 표시할 수 있도록 했다. 따라서 식품 영양표시에 트랜스지방이 0g이라고 해도 100% 안심할 수 없다. 트랜스지방이 0 이상이거나 원재료명에서 부분경화유가 발견되는 식품은 섭취하지 않는 것이 좋다.

식품첨가물이 들어간 식품

❶ 보존제(방부제) 세균류의 성장을 억제하여 식품의 부패나 변질 방지
- **식품첨가물** 소르빈산칼륨, 솔빈산, 프로피온산나트륨, 데히드로초산나트륨, 파라옥신안식 향산, 안식향산나트륨 등
- **사용식품** 과자, 빵, 유산균음료, 어육제품, 단무지, 간장, 케첩, 발효유, 합성간장, 치즈, 버터, 마가린 등
- **인체에 미치는 영향** 아소산과 반응하여 암을 유발하고 눈, 피부 점막을 자극하여 염색체 이상을 일으키거나 간질병, 경련 등을 유발하기도 한다.

❷ 인공감미료 단맛을 내는 것으로 효과가 설탕의 수백 배에 해당됨
- **식품첨가물** 아스파탐, 글리실리진산나트륨, 둘신, 사이클레메이트, 사카린나트륨 등.
- **사용식품** 과자, 청량음료, 빙과류, 젤리, 아이스크림, 합성된장, 합성간장, 청량음료, 간장 등에 사용. 껌에 가장 많이 들어가는 것이 당류인데 요즘엔 설탕 대신 인공 감미료를 많이 쓴다.
- **인체에 미치는 영향** 뇌 및 골격에 이상 반응을 보인다. 경직, 경련, 소화기 및 콩팥장애를 일으킬 수 있다.

❸ 화학조미료 식품이 가진 기존의 맛을 더욱 강화하거나 새로운 맛을 내거나 나쁜 맛을 감춤
- **식품첨가물** 글루타민산나트륨(MSG), 5-이노신산, 5-구아닐
  (글루타민산나트륨은 입맛을 중독시키는 향미증진제)
- **사용식품** 과자, 빵, 음료, 캐러멜, 맛소금 등 모든 종류에 들어간다.
- **인체에 미치는 영향** 현기증, 손발저림, 두통, 입의 신경세포 파괴와 뇌혈액종 문관장애, 호르몬, 생식기능, 갑상선 장애 등을 일으킨다.

❹ 착색제 색을 내는 물질
- **식품첨가물** 타르색소(황색 4호, 5호), 아질산나트륨, 아토산나트륨
- **사용식품** 치즈, 버터, 아이스크림, 과자, 사탕, 소시지, 통조림고기, 푸딩, 햄, 과일주스, 어육제품에 사용된다.

- **인체에 미치는 영향** 암을 유발하며 간, 혈액, 콩팥장애, 뇌장애, 빈혈증, 호흡기 능약화, 급성구토, 발한, 의식불명 등을 일으킬 수 있다.

❺ **산미료** 음식물에 신맛을 더하기 위한 물질
- **식품첨가물** 젖산, 푸마르산, 푸마르산나트륨이 해당된다.
  젖산은 우유를 발효할 때 젖당에서 생성되는 물질로 부패와 잡균의 증식을 막는 효과
- **사용식품** 청량음료, 빵, 과자, 젤리, 아이스크림, 소스, 합성청주, 절임식품 등
- **인체에 미치는 영향** 급성출혈, 적혈구 감소 등이 있으며, 특히 초산비닐은 피부나 점막, 눈에 자극을 주는 유해물질로 규정되어 있다.

❻ **산화방지제** 산소에 의해 지방성 식품과 탄수화물 식품의 변질을 방지하는 화학물질
- **식품첨가물** BHA(부틸히드록시아니졸), BHT(디부틸히드록시톨루엔), 에르솔빈산, 에르솔빈산나트륨, 구연산 등
- **사용식품** 과자, 크래커, 수프, 쇼트닝, 식용유, 버터, 생선, 염장생선, 냉동식품, 치즈, 버터, 청량음료, 주류, 주스, 과즙, 잼, 젤리, 사탕, 아이스크림 등
- **인체에 미치는 영향** 암을 유발하며, 콜레스테롤 상승, 염색체 이상 등 비교적 독성이 약한 편이다.

❼ **합성팽창제** 빵이나 과자를 부풀게 하는 화학물질
- **식품첨가물** 베이킹파우더(탄산수소나트륨)
- **사용식품** 빵, 케이크, 비스킷, 초콜릿 등
- **인체에 미치는 영향** 카드뮴, 납 등 중금속 중독을 유발하는 부작용이 있으며, 장기간 다량 복용하면 헤모글로빈 빈혈증, 구토 등을 일으킬 위험이 있다.

❽ **발색제** 색을 선명하게 하는 화학물질
- **식품첨가물** 아질산나트륨
- **사용식품** 각종식품, 어육제품, 야채나 과실류 등
- **인체에 미치는 영향** 헤모글로빈 빈혈증, 호흡기능 악화, 급성구토, 발한, 의식불명 등 햄과 소시지 등 육가공품에 대한 아질산나트륨의 안전섭취량의 기준은

체중 1kg당 2.7g 이하로 가이드라인이 정해져 있다.

❾ **탈색제** 색을 하얗게 만드는 데 사용하는 화학물질
- **식품첨가물** 아황산표백제, 아염소산나트륨, 과산화수소 등
- **사용식품** 과자, 빵, 빙과류, 체리, 포도, 복숭아, 어묵 등의 농수산가공품에 사용
- **인체에 미치는 영향** 신경 및 순환기 장애, 위 점막 자극, 기관지염, 천식유발, 유전자 손상, 염색체 이상의 부작용을 초래한다.

❿ **살균제** 식품을 살균하는 데 쓰는 화학물질
- **식품 첨가물** 표백분, 차아염소산나트륨, 에틸렌옥사이드, 사라시분 유지 등
- **사용식품** 두부, 어육제품, 햄, 소시지, 야채, 과실류, 식혜, 음료수, 과실·야채 음료수의 제조에 사용
- **인체에 미치는 영향** 피부염을 일으키고 고환이 위축되며, 암을 발생시킬 우려가 있다.

2. 세포, 미생물, 소장과 신장을 살리는 고현아주스

■ 고현아주스란?

고현아주스는 만병통치약이 아니다. 우리 몸은 세포와 미생물로 이루어져 있는데, 세포와 미생물이 건강하지 못하면 장기도 건강하지 못해 결국 몸에서 부작용이 발생한다. 고현아주스는 엄마의 양수에 착안해서 제작한 것이다. 양수에서 태아의 세포가 건강하게 자라나듯, 세포의 기능을 정상으로 돌릴 수 있는 양질의 영양분·복합당·파이토케미컬·미네랄로 구성되어 있다. 세포와 미생물이 필요한 요소를 공급해 장기가 제 기능을 할 수 있도록 도와준다. 고현아주스는 몸에 부족한 영양분을 채워주는 개념으로 보면 된다.

고현아주스는 다량의 식물영양소인 양질의 복합당과 미네랄이 풍부하다. 따라서 고현아주스를 마시면 복합당으로 세포가 채워져 바른 정보력이 형성된다. 또한, 미네랄로 몸의 스위치가 켜지고 소장과 신장이 회복되면서 세포와 미생물이 살아나 갑상선기능저하증·갑상선결절·갑상선암 증상에 도움을 준다.

■ 세포를 살린다

세포 표면에는 수많은 안테나가 있다. 그 안테나가 많으면 세포끼리 교신이 잘돼서 몸이 건강해지고, 반대로 안테나가 적으면 교신이 안돼 몸은 병들게 된다. 세포의 안테나는 복합당으로 구성되어 있다. 고현아주스는 깨끗하고 안전한 복합당으로 만들어져, 마시면 세포의 안테나가 많아져 세포가 살아나고 교신이 활발해지며 세포의 정보력이 정상화돼 갑상선기능저하증·갑상선결절·갑상선암 증상을 개선한다.

■ 장내 유익균을 살린다

우리 몸의 면역력은 소장의 유익균이 담당한다. 유익균의 먹이는 복합당이다. 고현아주스는 양질의 복합당이 풍부해, 마시면 유익균이 살아나면서 면역력이 높아진다. 이로 인해 몸의 염증이 해결되고 손상된 세포가 건강해져서 몸이 원활하게 돌아간다. 또한 신경전달물질인 도파민과 세로토닌도 건강해지면서 감정이 안정된다. 이를 바탕으로 스트레스에 대한 저항력이 강해져 갑상선기능저하증·갑상선결절·갑상선암이 좋아진다.

■ 복합당을 먹을 수 있는 이유

식물(채소, 과일)의 구성 성분

- 섬유소와 엽록소 30~35%
- ★ 다당체 40% 복합당이 만들어진다
- 지질 15%
- 단백질, 미네랄, 비타민 2%

복합당은 당이 연결되어 큰 형태를 이룬 것이다. 고현아주스로 복합당을 먹을 수 있는 이유는 채소, 과일의 성분 40%가 다당체이기 때문이다. 다당체는 복합당을 만들며 세포와 세포 사이의 정보력을 키우고 장해독과 장점막을 강화한다. 더욱이 복합당은 소장 효소 기능 강화와 부신피질 기능을 도우며, 노폐물·콜레스테롤·유해물질 등을 체외로 배출시킨다.

■ 미네랄을 먹을 수 있는 이유

고현아주스는 미생물과 미네랄이 살아 있는 땅에서 재배된 음식 재료로 미네랄이 풍부하다. 양질의 단백질, 지방, 탄수화물이 섞인 에너지물과 파이토케미컬, 미네랄이 첨가된 고현아주스는 세포 기능을 정상으로 만드는 양수 기능을 가진 양수물로 세포의 정보력을 최대한 살려 세포가 건강해지도록 도와준다.

신장주스는 세포, 신장, 간을 살린다

① 신장주스는 세포를 보존한다. 신장을 되살려 열을 제어함으로써 세포가 열에 손상되지 않도록 세포를 보존한다.

② 신장주스는 세포와 신장의 미네랄 균형을 맞춘다. 신장주스 역시 다량의 미네랄로 세포의 칼륨과 나트륨 구성 비율을 맞춰 세포를 건강하게 하며, 신장에서 미네랄 균형을 맞춰 신장을 살리고 보호한다. 신장주스는 칼륨이 많아 몸에 있는 잉여 나트륨을 빼내는 작용을 하여 이 역시 신장을 살리고 고혈압을 예방한다. 따라서 주스를 먹고 적응하는 과정 동안 칼륨이 많이 검출될 수 있고 화장실을 자주 갈 수 있다.

③ 신장주스는 면역재생주스로 면역기능이 뛰어나다. 우리 몸속 독소와 염증이 가장 많은 부위가 복부지방(내장지방)인데, 신장주스는 복부지방을 태워 독소를 배출시키고 염증을 제거해 면역력을 향상한다.
신장주스는 독소와 염증을 태우기 때문에 열이 발생한다. 따라서 신장주스를 처음 마실 때는 감기에 든 것처럼 몸에 열감이 생긴다. 또 지방을 태우기 때문에 시간이 지나면 체중은 줄지 않았지만, 주변으로부터 살이 빠졌다는 소리를 듣거나 스스로 뱃살이 많이 빠진 걸 발견할 수 있다. 몸이 건강해진다.

④ 신장주스는 피를 깨끗하게 한다. 혈액과 혈관을 청소하여 피를 깨끗하게 하고, 콜레스테롤과 염증 수치도 낮춰준다.

⑤ 신장주스는 해독 기능이 탁월하다. 몸속 장기의 순환을 활성화해 세포의 해독과 재생이 활발히 일어나 몸을 해독하고, 몸속의 중금속, 유해물질, 잔류농약 등을 배출한다.

⑥ 신장주스는 스트레스, 열을 관리한다. 신장의 부신에서 스트레스 호르몬인 코르티솔(cortisol)이 나오는데, 부신은 과일을 좋아한다. 신장주스는 다양한 과일로 스트레스 호르몬의 수치를 낮춰 스트레스와 열을 줄여준다. 결과적으로 갑상선 호르몬의 사용을 최소화해 갑상선기능을 원활하게 도와준다. 이런 과정에서 간에 일을 덜어줘 간을 살아나게 한다.

⑦ 신장주스는 프레보텔라균의 먹이로 몸을 에너지 넘치고 활력 있게 만든다.

＊ 이 부분은 자연치유를 이해하는 분만 읽길 바란다. 신장주스를 복용하면 지방의 독이 태워지는데 이때 발생하는 그을음은 항암에 효과가 매우 좋다. 세포가 정상적인 형태와 기능을 되찾기 시작하는 것이다. 그래서 건강하기 바란다면 저녁과 취침 전에 반드시 신장주스를 마실 것을 권한다.

소장주스는 세포, 유익균, 면역력, 소장, 간을 살린다

① 소장주스는 세포의 정보력을 바로 세운다. 세포 표면의 안테나를 바로 세워 세포를 건강하게 만들고, 세포의 정보력도 바로 세워 세포의 기능을 향상한다. 암세포를 억제하고 전이를 막는다.

② 소장주스는 세포의 미네랄 비율을 맞춘다. 세포의 칼륨과 나트륨 구성 비율을 일정하게 유지해 세포를 건강하게 만든다.

③ 소장주스는 소화 기능을 살린다. 소장점막세포가 교체되고 소장세포가 살아나 소장기능을 향상한다.

④ 소장주스는 장내 유익균을 살린다. 장내 미생물 중 유익균에게 양질의 영양분을 공급해 유익균을 살리고 번성시킨다.

⑤ 소장주스는 면역기능을 높인다. 유익균이 활성화되면서 면역력이 좋아지고, 열과 염증이 해소되어 몸이 건강해진다.

⑥ 소장주스는 신진대사를 높인다. 장내 미생물인 프레보텔라균에게 영양분을 공급해 몸의 신진대사와 활성도를 높여 갑상선 호르몬을 최소한으로 사용하여 갑상선질환에 도움을 준다.

⑦ 소장주스는 간과 신장을 살린다. 소장에서 만들어진 영양분이 장기로 공급되어 간과 신장이 살아난다. 각각의 장기는 자신의 역할을 충실하게 이행한다.

■ 고현아주스 효능

① 소장점막세포를 교체한다.
② 소장과 신장이 회복되고 튼튼해진다.
③ 복합당의 효과가 생긴다.
④ 세포에 영양분이 공급되고, 바른 정보가 입력된다.
⑤ 세포 비율을 정상적으로 맞춰 세포 환경을 정상적으로 만든다.
⑥ 열과 염증을 해결한다.
⑦ 몸 안의 불량세포가 제거되고 파괴된 세포가 부활한다.
⑧ 각종 장기세포들이 제 역할을 충실히 하게 된다.
⑨ 소장의 미생물생태계가 건강해져 유익균이 많아진다.
⑩ 미네랄이 공급되어 몸의 대사작용이 원활해진다.
⑪ 손상되고 변질된 세포가 재생되고 치유된다.
⑫ 몸을 해독과 재생시킨다.
⑬ 혈액을 깨끗하게 하고 혈관 청소로 콜레스테롤 수치를 낮춘다.
⑭ 프레보텔라균의 먹이로 신진대사를 높이고 에너지 활성도를 높인다.
⑮ 스트레스를 줄이고, 감정조절 능력이 수월해진다.
⑯ 갑상선기능저하증·갑상선결절·갑상선암 증상에 도움을 준다.

■ 집에서 만드는 주스 레시피

소장을 살리는 주스

[재료]

상황버섯(국산) 1개, 유기농 양배추大(국산) 1/2개, 유기농 토마토(국산) 4개, 유기농 말린 무청(국산) 1단, 미역(국산) 100g, 유기농 당근(국산)

1개, 검정콩(국산) 100g, 유기농 우엉(국산) 100g, 유기농 쇠비름(오행초) 추출액(국산) 100g, 유기농 무大(국산) 1/2개, 마카(페루) 50g, 규격 외 일반 가공식품(모닝가) 50g, 스피루리나 분말(필리핀산) 30g

[만드는 법]

① 물 1리터(ℓ) 기준으로 식초와 소금을 두 수저씩 비율로 넣은 후 그 물에 재료를 1시간 동안 담가 불순물을 제거한다.
② 1의 재료를 물로 씻는다.
③ 재료 총량의 2배의 물을 넣고 3~5시간 동안 끓인다. 오래 끓일수록 좋다.
④ 천일염으로 만든 조선간장을 넣은 후 냉장 보관한다.

[복용법]

식전 30분에 먹는다.

신장을 살리는 주스

[재료]

상황버섯(국산) 1개, 잎새버섯(국산) 1개, 가시여지잎 분말(필리핀산) 50g, 유기농 바나나大(필리핀산) 2개, 유기농 사과(국산) 2개, 유기농 토마토(국산) 4개, 파인애플(필리핀산) 1개, 유기농 양배추大(국산) 1/2개, 미역(국산) 100g, 유기농 쇠비름(오행초) 추출액(국산) 100g, 스피루리나분말(필리핀산) 30g

> 만드는 법

① 물 1리터(ℓ) 기준으로 식초와 소금을 두 수저씩 비율로 넣은 후 그 물에 재료를 1시간 동안 담가 불순물을 제거한다.
② 1의 재료를 물로 씻는다.
③ 재료 총량의 2배의 물을 넣고 3~5시간 동안 끓인다. 오래 끓일수록 좋다.
④ 천일염으로 만든 조선간장을 넣은 후 냉장 보관한다.

※ 20년 이상 유기농으로 재배한 곳에서 나는 채소, 과일이 가장 좋다. 신장이 약하신 분은 토마토, 당뇨는 부추, 갱년기에는 칡, 혈압과 혈액에는 바나나 등을 2배로 넣는다. 사람마다 몸 상태가 다르기 때문에 자신의 몸의 상태와 기호에 따라 변경하면 된다. 자신에 맞는 레피시를 만드는 게 중요하다.

> 복용법

식전 30분에 먹는다.

3. 소장과 대장을 살리는 생식

■ 생식이란?

갑상선질환이 있는 사람들은 소화 기능이 약하기 때문에 소화가 잘되는 음식을 선택해야 한다. 자신은 소화가 잘된다고 생각할 수 있지만, 사실은 단순히 장 운동력이 좋아 음식물을 깨고 부수며 배출하는 게 원활할 뿐이다.

소장과 대장에는 열이 많다. 따라서 소장을 살리기 위해서는 생식을 해야 한다. 생식은 장을 해독하고 장점막을 살리며 몸을 정상화한다. 아침이나 저녁에 생식을 한다면 세포는 필요로 하는 영양소를 공급받아 톡시헝거 증상이 개선된다.

그러나 생식이라고 해서 날것을 먹는 게 아니다. 생식 개념의 음식을 먹어야 한다.

미네랄 식이요법에서 사용하는 생식죽은 유기농 채소를 그대로, 유기농 곡물은 소화가 잘될 수 있도록 한 번 쪄서 급속 건조한 후 효소 코팅으로 효소가 그대로 살아있다. 끓여 먹거나 끓는 물을 부은 다음 5분 후 먹을 수 있다. 죽이라기보다는 효소 덩어리로 소화가 편하고 부족한 영양 공급에 효과적이다.

■ 생식 효능

① 소장과 대장을 살린다.
② 소화가 잘된다.
③ 세포가 필요한 영양분을 공급한다.

■ 집에서 만드는 생식죽

[재료]

불린 각종 유기농 곡물 15g, 채소수 1컵, 채소 약간, 간장 약간

[만드는 법]

① 불린 곡물과 채소수 1/4컵을 믹서에 넣어 간다.
② 채소는 끓는 물에 데친 다음 찬물에 헹궈 물기를 꼭 짜고 0.2cm 크기로 다진다.

③ 냄비에 곡물, 나머지 채소수 3/4컵을 넣고 센 불로 끓인다.
죽이 끓어오르면 약한 불로 줄이고 저어가며 3분 정도 끓이다 채소를 넣고 6~7분 더 끓인다.

4. 세포를 되살리는 미담순

■ **미담순이란?**

갑상선질환을 가진 사람들은 소장의 장내 미생물이 부실하고 신장기능이 약하다. 따라서 소장의 장내 미생물과 신장기능을 올려야 한다.

미담순은 각종 채소, 과일, 약초, 게르마늄, 방선균, 슈퍼균 등을 포함한 9대 영양소의 집합체이자 모든 것을 소생시키는 물질이다. 미네랄과 천연효소 덩어리로 최고의 호르몬제이다. 미담순은 기혈의 모든 영양소를 갖춰 양수와 태반의 효과와 맞먹으며 항암과 면역력 향상에 매우 좋다. 세포를 소생시키며, 소장과 신장을 살리고 미생물을 건강하게 만들어 몸을 바로 세운다.

또한 미담순은 산소 역할을 해 준다. 혈액 속에 들어 있는 헤모글로빈을 깨끗하게 만들기 위하여 몸에 산소를 넣어주고 청소를 해 준다.

■ **미담순 효능**

① 영양소의 집합체이다.

미담순에는 유황, 마그네슘, 아연, 비소, 콜라겐, 비타민C, 비타민U, 글루타민, 메티오닌 등의 중요한 미량 원소들이 균형 있게 함유되어 있으며, 필수아미노산과 식이섬유가 풍부하게 함유되어 있다.
② 천연 효소 덩어리이자 최고의 호르몬이다.
③ 산소를 공급하고 해독작용을 한다.
④ 면역력을 높인다.
⑤ 부신의 보약이다.
⑥ 신장기능을 도와주고 간에 영양을 공급한다.
⑦ 소화흡수를 돕고 위장기능을 높여준다.
⑧ 정장작용을 하여 변비와 대장암을 예방한다.
⑨ 신진대사를 촉진하여 피를 정화한다.
⑩ 비만에 효과가 있다.
⑪ 다량의 유산균으로 살균·항균작용을 한다.
⑫ 다량의 칼슘 공급원이다.
⑬ 장내 미생물을 살리는 명약이다.
⑭ 갑상선기능저하증·갑상선결절·갑상선암·아토피·류마티스·자가면역질환과 항암에 매우 효과적이다.
⑮ 몸의 신호체계를 바로잡아 건강을 바로잡아 준다.
⑯ 세포를 소생시킨다.

■ **복용법**

우리 몸은 호르몬 작용에 의해 항상성을 유지한다. 뇌하수체에서 이뇨 호르몬이 분비되면 혈중 소금기가 불순물과 함께 빠른 속도로 중금속과 결합하여 소변으로 빠져나가기 때문에 미담순은 짜게 먹는 게 좋다.

5. 소화와 대사를 돕는 효소

■ 효소란?

효소는 인체 내 촉매제로써 특정 대사를 수행하기 위한 단백질이다. 즉 몸속 일꾼이다. 체내에는 크게 대사효소와 소화효소가 있으며 효소의 양은 한정되어 있다. 또한, 나이가 들면 생성되는 효소의 양은 줄어든다. 주인이 떠난 빈집은 폐허가 되듯, 몸에 일꾼이 없어지면 그 부위는 제 기능을 하지 못하면서 병이 든다.

효소치료의 권위자 에드워드 하우웰 박사는 "사람이 일생 동안 체내에서 생산할 수 있는 효소의 양은 정해져 있고, 사람의 수명은 신체 내 효소의 양에 의해 결정된다."라고 했다. 따라서 효소를 보충하는 것은 생명의 기름을 보충하는 일이다.

효소의 전환

대사효소 → 재생효소
관리효소 → 치유효소
전환효소 → 부활효소
청소효소 → 면역효소

다시 말해 효소가 많을수록 치료가 잘된다. 대사효소는 재생효소로, 관리효소는 치유효소로, 전환효소는 부활효소로, 청소효소는 면역효소로 몸을 치료하고 건강하게 할 수 있다.

갑상선질환을 앓는 사람들은 음식물을 제대로 소화하기 어렵다. 이렇게 소화력이 약한 이유는 체내에 효소가 부족하기 때문이다. 따라서 음식물의 소화와 대사작용을 돕는 효소를 많이 먹어야 한다.

미네랄 식이요법에서는 유기농 현미 미강과 비타민을 첨가해 만든 액상효소와 미강을 응축복합 발효시킨 미강효소로 몸의 일꾼들을 튼튼하게 만들어 소화와 대사작용, 생리활성을 활발하게 도와준다.

■ 효소 효능

① 소화가 어려운 고분자식품을 발효균의 효소에 의해 저분자로 분해해 소화흡수가 쉬워진다.
② 속이 편안해진다.
③ 소화된 음식의 영양분이 체내 곳곳의 세포로 흡수가 잘된다.
④ 비타민, 미네랄, 호르몬 기능을 활성화한다.
⑤ 인체 생리작용을 활성화한다.
⑥ 효소 부족으로 생기는 인체의 문제를 해소해준다.
⑦ 손상된 대장의 환경을 바로잡아 정장과 영양을 한꺼번에 해결한다.

■ 집에서 먹는 효소

음식 재료를 설탕에 절인 것은 효소가 아니며, 유산균가루를 넣어 균에 의해 정상적인 발효가 된 발효추출물을 만든다. 또는 시중에 판매하는 효소제품을 구입한다.

6. 혈액생성, 미네랄, 비타민을 공급하는 미네랄엔자임

■ 미네랄엔자임(mineral enzyme)이란?

갑상선기능저하증·갑상선결절인 사람들은 몸에 스위치를 켜주는 미네랄과 비타민이 절대적으로 부족하다. 따라서 미네랄과 비타민을 공급해줘야 한다. 미네랄 식이요법에서는 20년 이상 유기농경지에서 재배한 채소, 약초들로 만든 미네랄엔자임을 사용한다. 엽록소, 엽산, 마그네슘, 식이섬유, 효소, 천연 비타민과 천연 미네랄이 풍부하게 들어 있다. 그리고 발효 과정을 통해 채소를 날로 먹는 것보다 흡수력이 좋으며, 채소와 약초를 대량으로 섭취할 수 있다. 미네랄엔자임은 미네랄주스, 미담순의 기능을 높이는 불쏘시개 역할을 한다.

■ **미네랄엔자임(mineral enzyme) 효능**

① 장내 좋은 세균(유익균)의 먹이 역할을 한다.
 유익균 증가로 면역력 상승, 소화흡수를 원활하게 하며, 장 내부를 깨끗하게 유지한다. 해독·항균·항암 등 몸속 상태를 깨끗하게 하고 면역력을 상승시켜 증상이 개선된다.
② 헤모글로빈 공급으로 혈액을 보충한다.
③ 미네랄엔자임은 태양에너지를 그대로 먹는 것이며, 살아 있는 식물성 비타민으로 흡수가 된다.
④ 미네랄엔자임은 세포의 기본단위이며, 세포재생에 탁월한 효과를 발휘해 신장대사 및 세포분열과 증식을 왕성하게 하고 장기를 정상화한다.
⑤ 장기의 열을 꺼주는 역할을 한다. 열을 식혀주기 위해서 반드시 먹어야 한다.
⑥ 미네랄엔자임 10g이면 채소 500g을 먹는 것이다.

활력 미네랄엔자임

열과 염증 제거, 면역력 향상, 스트레스 약화, 피로회복, 독소 제거, 세포치유, 간세포와 갑상선세포 건강하게 만듦

활력은 기(氣)를 되살린다. 활력은 간세포와 갑상선세포를 보호하는 엽록소의 조합이다. 열과 염증을 제거해 몸의 독소를 제거한다. 몸의 면역력이 올라가고, 스트레스에 강해지고 피로감이 줄어든다. 세포치유가 원활하게 이뤄져 간세포와 갑상선세포가 건강해지고 활력이 생겨 간염·간경화·간암과 같은 질환과 갑상선기능저하증·갑상선결절·갑상선암을 개선한다.

청혈 미네랄엔자임

혈액 청소, 혈보충, 독소 제거, 면역력 향상, 세포재생, 간세포와 갑상선세포에 영양분을 공급

청혈은 혈(血)을 만들고 혈액을 깨끗하게 한다. 혈(혈을 보충)작용과 정혈(맑은 피로 생기를 돌게 함)작용을 한다. 혈관을 청소하고, 독소를 제거하고, 깨끗한 피를 생성하여 혈을 보충하고, 면역력을 올리고, 세포에 양질의 영양분을 공급해 간세포와 갑상선세포를 되살려 갑상선기능저하증·갑상선결절·갑상선암에 도움을 준다. 또한, 계속해서 깨끗한 피를 생성하고 혈액을 보충하므로 빈혈 증상이나 임산부, 산모, 제왕절개를 한 산모에게는 몸의 기능과 회복을 촉진하는 임신과 산후조리의 필수 식품이다.

* 하루에 2~3번씩 먹는다. 요리에 자주 활용하면 건강에 도움이 된다.
  미네랄엔자임에서 느껴지는 단맛은 설탕(단순당)이 아닌 스테비아와 천연 감미료를 사용했다.

■ **집에서 먹는 미네랄엔자임**(mineral enzyme)

각종 야채를 매끼 최대한 많은 양(2~3대접)으로 흡수를 돕기 위해 미담수(천일염으로 만든 조선간장), 미담초(집에 있는 식초)와 함께 먹는다.

7. 미네랄 공급, 소화대사, 몸을 살리는 미담수(영양간장)

■ 우리가 먹는 시중 간장은 어떤 것일까?

천일염으로 만들어진 조선간장은 미네랄의 보고이다. 또한 여기에 기능을 더하면 최고의 명약이 될 수 있다.

먼저 우리가 흔히 먹는 간장에 대해 고찰해야 한다. 시중에서 판매되는 간장 중에는 산분해간장이 많다. 산분해간장은 공장에서 짧은 기간 대량으로 생산이 가능한 간장이다. 식용유 등에 사용하고 남은 탈지대두에 기름을 빼고, 염산과 소금, 당분, 과당, 캐러멜색소, 향미증진제 등 여러 가지 식품첨가물을 넣어 만든 화학간장으로 액체조미료이다.

따라서 산분해간장으로는 미네랄을 충분히 섭취할 수 없으며, 화학첨가물질로 인하여 신장을 망가지게 할 수 있다. 또한 정상 발효가 아닌 화학적 방법으로 만들기 때문에 염산으로 단백질을 분해하는 과정에서 원치 않는 다른 부산물이 생길 수 있다. 대표적으로 암이나 불임 유발, 생식기능장애 등을 일으킬 수 있는 모노클로로프로판디올과 같은 물질이 생길 수 있다.

외식은 대부분 산분해간장을 사용한 음식을 먹게 된다. 게다가 요즘은 많은 가정에서도 산분해간장을 먹는다. 재료를 유기농 채소, 유기농 달걀, 두부를 먹는다고 해도 소스가 화학제품이라면 우리 몸은 어떻게 될까? 음식을 만들기 전, 외식 하기 전 어떤 재료가 들어 있는지 생각해 보는 습관을 갖도록 한다.

제조법에 따른 간장의 종류

- **조선간장** 전통방법으로 담은 간장, 전통 방법인 메주와 소금, 숯을 넣어 6개월 숙성시킨 간장
- **양조간장** 일본식, 대량생산을 위해 도입된 방식, 콩·곡식에 누룩균을 배양해 발효시킨 간장
- **산분해간장** 염산을 이용 화학분해 한 액체조미료, 단백질원료를 화학적 방법인 식용염산으로 분해해 아미노산을 만든 후 중화제로 중화시켜 소금, 카라멜색소, 조미료, 향미물질을 배합한 간장
- **혼합간장** 산분해간장 + 양조간장, 산분해간장이 섞인 비율이 높을수록 저렴

■ **간장 고르는 법**

간장 뒷면에 있는 식품유형을 확인한 후 유기농 한식간장(조선간장: 소금, 물, 메주로 만들어 짐)을 구입한다.

■ **미담수(영양간장)란?**

갑상선기능저하증·갑상선결절·갑상선암은 미네랄 부족으로 신장기능이 약해져 열을 잡아주지 못하고 세포가 열상을 입으면서 병이 온다. 그러므로 미네랄을 보충하고 신장기능을 향상해야 한다. 미담수(영양간장)는 천일염과 유기농 콩, 각종 영양소에 해당하는 재료를 발효한 간장으로 미네랄이 부족한 요즘, 가장 안정적으로 미네랄을 먹는 방법이다. 또한, 미담수는 미네랄뿐 아니라 효소, 레시틴, 키토산, 콜라겐 등 세포에 필요한 음식을 한 번에 섭취할 수 있어 몸을 살리는 명약이다.

■ **미담수**(영양간장)**의 효능**

① 미네랄밸런스를 맞춘다.

　현대의 음식 재료에는 미네랄이 부족하여 음식을 먹어도 대사작용이 제대로 이뤄지지 않는다.

　효소와 비타민 등은 미네랄이 있을 때 기능을 발휘한다.

② 칼슘, 인, 대사조절로 세포와 뼈를 튼튼하게 한다.

③ 미생물 활동을 좋게 만든다.

④ 파괴된 인체조직을 빠른 속도로 회복시킨다.

⑤ 양수개념의 물질로 천연 항암, 호르몬제다.

⑥ 세포재생 작용을 한다.

⑦ 몸의 독소를 분해하고 배출한다.

⑧ 정장작용, 혈액을 맑게 하고 혈관을 부드럽게 한다.

⑨ 키토산, 콜라겐, 효소, 효모, 레시틴 등을 흡수하기 쉽게 한다.

⑩ 칼륨 중독을 막는다. 채소나 과일에는 칼륨이 많이 함유돼 있어 채소와 과일만 먹게 되면 칼륨 중독으로 간과 신장기능이 망가질 수 있다. (나트륨 많이 먹으면 신장이 나빠진다는 원리와 같다. 칼륨은 나트륨과 짝을 이루기 때문에 칼륨도 많아지면 신장에 악영향을 준다.)

⑪ 각종 요리의 간장 베이스로 맛과 영양이 만점이다.

⑫ 천연방부제이다.

■ **집에서 먹는 미담수**(천일염으로 담은 조선간장)

[재료]

간수가 빠지지 않은 천일염으로 담은 유기농 조선간장 100㏄, 각종

과일 500g, 해조류 300g

[만드는 법]
① 과일과 해조류를 해독한다.
② 냄비에 유기농 조선간장, 과일, 해조류를 넣고 36시간 끓인다.
③ 2를 식힌 후 항아리에 담아 6개월 숙성시킨 후 먹는다.

8. 소화대사, 세로토닌 촉진, 스트레스 낮추는 미담초(세로토닌식초)

갑상선기능저하증·갑상선결절·갑상선암인 사람들은 소화력이 약하다. 미담초(세로토닌식초)는 음식물의 흡수율과 대사작용을 높이고 세로토닌을 공급하여 스트레스를 막는 코르티솔 호르몬의 원료로 작용한다.

■ **미담초(세로토닌식초)의 효능**

① 효소에 가깝다.
② 소화액 분비를 촉진한다.
③ 음식 분해에 용이하다.
④ 신경전달물질인 세로토닌이 있어 행복감을 유지한다.
⑤ 스트레스를 막는 코르티솔 호르몬의 원료가 된다.
⑥ 식중독균을 30분 이내에 죽인다.
⑦ 단백질을 굳히는 작용이 있다.
⑧ 생선 비린내를 없애준다.
⑨ 혈중 콜레스테롤 수치를 낮춘다.

⑩ 비만과 변비를 예방한다.
⑪ 피부세포의 재생을 돕는다.
⑫ 독을 제거한다.
⑬ 장 안에 대장균 유해세균을 죽인다.
⑭ 비타민과 미네랄의 영양소 파괴를 방지하고 보호하며, 체내 흡수율을 높인다.

■ **집에서 먹는 미담초**

종균이 살아 있는 식초에 과일을 담가 2주 정도 발효한 뒤 먹는다. 집에서 살아 있는 종균과 과일로 담근 식초를 먹는다.

[재료]

종균이 살아 있는 식초 1,000cc, 유기농 바나나 5개, 유기농 사과 4개, 유기농 민들레 400g, 유기농 케일 100g, 올리고당 50g, 가루유산균 10g

[만드는 법]

① 바나나, 사과, 케일, 민들레를 해독한다.
② 식초에 1의 재료와 가루유산균, 올리고당을 넣고 1주일 동안 상온 보관한다.
③ 1주일 후 2의 재료에 물 1,000cc를 붓고 다시 1주일 동안 상온 보관 후 먹는다.

9. 면역력을 조절하는 유산균

■ 유산균이란?

갑상선기능저하증·갑상선결절·갑상선암인 사람들은 면역력이 좋지 않다. 따라서 면역력을 키워줘야 한다. 유산균은 면역세포를 조절하는 세포를 만들고 도와주는 균주로 면역반응을 조절한다.

좋은 유산균의 먹이: 고현아주스, 올리고당, 조청, 바나나 삶은 물, 과일 삶은 물, 채소 삶은 물

나쁜 박테리아의 먹이: 인스턴트 음식, 과다한 고기, 가공육, 정백당으로 만든 음식, 튀김류 등

■ 유산균 효능

① 장이 튼튼해진다.

비타민K, 비타민B 등을 합성해 장의 영양 상태를 좋게 만든다.

② 면역기능 강화

혈액 내 항체 생성을 촉진해 면역성을 좋게 하고, 면역세포의 증식을 촉진한다.

③ 장내 유익균 증식을 돕고, 유해균 증식 억제

나이가 들수록 몸속 유익균은 줄고 유해균이 증가하는데, 유산균은 유익균을 증식시키고 유해균은 억제한다.

④ 노화 억제

유해균이 배출한 독성물질은 혈액으로 흡수되어 몸을 순환하면서 세포를 공격하고 노화를 진행하는데, 유산균이 유해균을 억제한다.

⑤ 소화 도움

   소화효소를 생성해 음식의 소화흡수를 돕는 역할을 한다.

⑥ 변비개선

   장운동을 증가시켜 배변활동에 도움을 준다.

⑦ 균 증식 억제

   헬리코박터균 증식을 억제해 로타바이러스나 항생제로 인해 발생하는 설사증상을 개선한다.

⑧ 혈중 콜레스테롤 저하

   소장의 콜레스테롤 합성을 억제해 혈중 콜레스테롤 농도를 적절하게 유지한다.

■ 집에서 먹는 유산균

프로바이오틱스는 고농축 유산균을 구입해서 먹는다.

프리바이오틱스는 고현아주스를 마신다.

■ 복용법

수시로 먹는다.

■ 유산균이 흡수되도록 먹는 법

장의 면역력을 올리기 위해서 유산균이 많이 든 음식을 먹어야 한다. 유산균은 흡수될 수 있도록 먹는 게 중요하다. 따라서 유산균을 먹을 때 된장, 청국장과 같이 먹으면 많은 유산균이 소장까지 도달할 수 있다.

10. 인체 해독과 좋은 에너지로 만드는 숯

■ 숯이란?

갑상선기능저하증·갑상선결절·갑상선암인 사람들은 유해물질과 유해균이 많으며 이런 독소들을 몸 밖으로 배출시켜야 한다. 장 틈새로 고기 조각, 기름 조각처럼 음식물 조각들이 스며드는 것은 우리 몸에 총 든 강도가 들어오는 것과 같다. 음식물 쓰레기에 곰팡이가 생기면 아플라톡신이 만들어진다. 이는 자연계에서 가장 강력한 발암물질로 생리적 장애를 유발한다.

숯은 망가진 장을 보수하고 질병의 원인 물질을 흡착하며, 곰팡이들을 빼내는 역할을 한다. 숯은 미생물이 살 수 있는 집을 만든다. 숯은 발암물질을 해독시키는 강력한 해독제이다.

더불어 숯은 몸을 건강하게 회복시키는 펼침의 에너지가 강하다. 다시 말해 몸속에 있는 나쁜 유해물질은 배출하고 좋은 에너지로 몸을 감싼다. 갑상선기능저하증·갑상선결절·갑상선암인 사람들은 몸에 좋은 에너지를 만들기 위해 반드시 숯을 먹어야 한다.

■ 숯 효능

① 아플라톡신, 미세먼지 등 발암물질을 해독한다.
② 각종 식중독균을 해독한다.
③ 방사선 물질을 해독한다.
④ 기타 유해물질을 해독한다.
⑤ 세포 파괴와 변이를 막는다.
⑥ 유해물질을 흡착하고 배설함으로써 각종 질병이 발생하는 것을

막는다.

⑦ 유익미생물을 살리고 유해미생물은 억제한다.

■ **집에서 먹는 숯**

숯은 의약품으로 약국에서 식용 숯 구매

미네랄 식이요법 음식들

- **고현아주스** 복합당, 소장·신장 회복, 열과 염증 제거, 세포재생, 세포치유, 미네랄보충, 면역, 해독
- **미네랄엔자임** 미네랄, 비타민, 대사활성화, 소장·신장 강화, 염증 제거, 불쏘시개 역할
- **미담순** 천연항암제, 장내 미생물 극대화, 세포영양분, 세포재생, 세포치유, 산소공급
- **유산균C** 소화효소, 비타민C, 장내 대사 극대화
- **미담수** 미네랄보충제, 약간장
- **미담초** 소화흡수율 극대화, 혈액개선, 세로토닌물질, 약식초
- **미담청** 원기회복, 두뇌발달 향상
- **미담죽** 생식개념의 죽, 소장·대장 살림, 소화력 증가, 영양분 공급
- **숯** 미생물의 집, 인체해독, 미네랄보충, 몸을 좋은 에너지로 감쌈

갑상선기능저하증·갑상선결절에 도움을 주는 음식

기본수칙

- 해독하기(해독물 비율)
  해조류·과일·채소: 물 1,000cc, 소금 20cc, 식초 20cc
  쌀·콩: 물 1,000cc, 소금 20cc, 식초 40cc
  (소금은 1년 미만 최근 출시된 것으로 사용한다. 이는 소금에 남아 있는 간수의 독을 이용하기 때문이다. 식초는 현미식초나 양조식초를 사용하고 사과식초는 사용하지 않는다.)
- 재료를 해독물에 넣고 해조류·과일·채소 1시간 / 쌀·콩 3시간 동안 담근다.
- 재료는 최대한 유기농을 사용한다.
- 소장주스가 없을 시는 물이나 채소수, 육수를 사용한다.
- 미네랄엔자임(활력, 청혈)이 없을 시 생략한다.

1. 양송이덮밥

갑상선 호르몬의 질을 높인다.

[재료] 밥 1공기, 양송이 7개, 대파 1대, 양파 1/2개, 다진 마늘 1큰술, 들기름, 천일염

[양념장] 조선간장 1큰술, 굴소스 1큰술, 들기름 1/2큰술, 참깨

[만드는 법]
① 양송이, 대파, 양파는 해독 후 흐르는 물에 씻는다.
② 양송이는 적당한 두께로 썬다.
③ 대파, 양파는 채 썬다.
④ 양념장을 만든다.

⑤ 달궈진 프라이팬에 들기름을 두르고 양송이, 양파, 다진 마늘을 볶는다.
⑥ 천일염으로 간을 한 후 대파를 올린다.
⑦ 밥에 양송이볶음을 올리고 양념장과 함께 내놓는다.

2. 양파밥

소화를 촉진하고 면역력을 올린다.

[재료] 불린 쌀 2컵, 물 2컵, 양파 2개, 들기름, 검은깨, 활력 1큰술

[양념장] 간장 2큰술, 올리고당 1큰술, 다진 마늘 1큰술, 들기름 1큰술, 깨소금

[만드는 법]
① 양파는 해독 후 흐르는 물에 씻는다.
② 양파를 잘게 다진다.
③ 달군 냄비에 들기름을 두르고 양파를 볶는다.
④ 3에 쌀을 넣고 볶은 후 물을 붓고 밥을 짓는다.
⑤ 양념장을 만든다.
⑥ 밥이 고슬고슬하게 되면 그릇에 담고 검은깨와 활력을 뿌린 후 양념장을 곁들여 낸다.

3. 달걀덮밥

셀레늄을 제공한다.

[재료] 밥 1공기, 달걀 3개, 파 1대, 조선간장 2큰술, 들기름, 천일염, 청혈 1큰술

[만드는 법]
① 파는 송송 썰기를 한다.
② 달걀에 파, 조선간장을 넣고 풀어준다.
③ 달군 프라이팬에 달걀물을 붓고 반 정도 익었을 때 젓가락으로 잘 저어준다.
④ 천일염으로 간을 맞춘 후 몽글몽글 에그스크럼블이 완성되면 불을 끈다.
⑤ 밥 위에 적당히 담고 청혈을 뿌린다.

4. 민들레밥

염증을 제거하고 간열을 조절한다.

[재료] 불린 쌀 2공기, 마른 민들레 10g, 물 2컵, 조선간장 2큰술, 들기름 약간

[만드는 법]
① 마른 민들레는 해독 후 흐르는 물에 씻는다.
② 해독한 민들레는 잘게 자른다.
③ 냄비에 불린 쌀, 잘게 자른 민들레, 조선간장, 들기름, 물을 넣고 밥을 짓는다.

5. 마늘밥

면역력을 올린다.

[재료] 불린 쌀 2공기, 통마늘 15개, 물 2컵, 조선간장 2큰술, 들기름 약간

[만드는 법]

① 통마늘을 해독 후 흐르는 물에 씻는다.

② 냄비에 불린 쌀, 마늘, 조선간장, 들기름, 물을 넣고 밥을 짓는다.

6. 멸치주먹밥

칼슘과 콜라겐, 키토산, 오메가-3를 제공한다.

[재료] 밥 1공기, 잔멸치 3큰술, 조선간장 1/4큰술, 들기름, 활력 1큰술

[만드는 법]

① 달군 프라이팬에 잔멸치를 볶는다.

② 밥에 잔멸치, 조선간장, 활력, 들기름을 넣고 주먹밥으로 만든다.

7. 버섯덮밥

면역력을 높이고 셀레늄을 공급한다.

[재료] 밥 2공기, 버섯 200g, 양파 1/2개, 대파 1대, 들기름 2큰술, 달걀 1개

[양념장] 조선간장 1큰술, 굴소스 1큰술, 올리고당 1큰술, 전분 1큰술, 물 2컵, 천일염 약간

[만드는 법]

① 버섯, 양파, 대파는 해독 후 흐르는 물에 씻는다.

② 버섯은 밑동까지 함께 채 썬다.

③ 양파는 채 썰고, 대파는 어슷하게 썬다.

④ 달군 팬에 들기름을 두르고 버섯, 양파를 볶다 대파를 넣어 볶아

그릇에 담는다.
⑤ 대접에 물 1컵과 전분을 섞어 녹말 물을 만든다.
⑥ 팬에 조선간장, 굴소스, 올리고당, 물 1컵을 넣고 끓인 후 녹말 물을 부어 걸쭉하게 만든다.
⑦ 덮밥 국물에 볶은 버섯을 넣어 가볍게 버무린 후 달걀을 풀고 밥 위에 담아낸다.

8. 당근밥

간열을 식혀 스트레스를 완화시킨다.

[재료] 당근 1개, 불린 쌀 1컵

[양념장] 김 1/2장, 조선간장 1큰술, 들기름 1큰술, 다진 마늘 1/2큰술, 물 1/3컵, 활력 1큰술

[만드는 법]
① 당근은 해독 후 흐르는 물에 씻는다.
② 해독한 당근을 사방 잘게 다진다.
③ 냄비에 들기름을 두르고 당근과 쌀을 충분하게 볶아 쌀 알갱이가 투명해지면 물을 붓고 밥을 짓는다.
④ 밥물이 잦아들면 불을 약하게 줄이고 뜸을 들인다.
⑤ 구운 김을 잘게 부숴 볼에 담고 조선간장, 들기름, 다진 마늘, 물 1컵, 활력을 섞어 양념장을 만든다.
⑥ 당근밥이 고슬고슬하게 완성되면 불을 끄고 그릇에 밥을 담은 후 양념장을 곁들인다.

9. 달걀국

갑상선 호르몬에 좋은 아연을 제공한다.

[재료] 달걀 2개, 실파 3개, 멸치 5마리, 천일염

[만드는 법]

① 실파는 송송 썬다.

② 끓는 물에 멸치를 넣고 15분쯤 끓여 국물을 우려낸다.

③ 그릇에 달걀, 소금을 넣고 고루 섞이도록 저어준다.

④ 냄비에 멸치를 건져내고 풀어놓은 달걀을 넣고 끓인다.

⑤ 실파를 넣고 천일염을 넣고 간을 한다.

10. 조개된장국

신장을 건강하게 하고 갑상선도 편안하게 해 준다.

[재료] 모시조개 200g, 다진 마늘 200g, 파 1/2대, 다시마 2조각

[만드는 법]

① 조개는 소금물에 담가 해감한다.

② 파는 송송 썰기를 한다.

③ 냄비에 물과 다시마, 다진 마늘을 넣고 끓으면 된장을 풀고 조개와 파를 넣어 끓인다.

* 마늘은 유황을 섭취하기 때문에 모시조개와 동량으로 넣는다.

11. 버섯된장국

면역력을 증강한다.

[재료] 다양한 버섯 30g, 애호박 1/4개, 양파 1/2개, 멸치다시마육

수 2컵, 된장 2수저, 조선간장 약간

만드는 법
① 버섯, 애호박, 양파는 해독 후 흐르는 물에 씻는다.
② 버섯은 0.5cm 채 썬다. 팽이버섯은 2cm 간격으로 자른다.
③ 냄비에 버섯, 애호박, 양파, 육수를 넣고 끓인다. 물이 끓으면 약한 불로 줄이고 10분 이상 끓인다.
④ 재료가 익으면 된장을 풀어 넣고, 조선간장도 약간 넣고 끓인다.

12. 바지락미역국

바지락으로 신장과 뇌를 튼튼하게 하고 양질의 해조류로 갑상선 건강을 지킨다.

재료 바지락 200g, 마른미역 20g, 물 7컵, 조선간장 1큰술, 들기름 1큰술, 천일염 약간

양념장 조선간장 1/2 큰술, 다진 마늘 1/2큰술, 후춧가루 약간

만드는 법
① 바지락은 해감한다. 바지락 속만 산 경우는 흐르는 물에 씻는다.
② 마른미역은 해독 후 흐르는 물에 씻는다.
③ 해독한 미역은 물기를 짠 후 1cm 길이로 썬다.
④ 냄비에 불린 미역을 넣고 3분 정도 볶는다.
⑤ 냄비에 바지락과 물을 붓고 센 불에 6분 정도 끓인 후 중불로 낮춰 20분간 더 끓인다.
⑥ 조선간장과 천일염으로 간을 맞춘 후 2분 정도 더 끓인다.

13. 버섯들깨탕

만성염증을 줄여준다.

재료 순두부 200g, 들깻가루 3큰술, 버섯 100g, 애호박 1/3개, 다진 마늘 1큰술, 대파 1/3대, 물 2컵 반, 조선간장 2큰술, 천일염, 멸치 한 주먹, 다시마

만드는 법

① 버섯과 애호박, 대파는 해독 후 흐르는 물에 씻는다.
② 버섯 0.5cm 간격, 대파는 송송 썬다.
③ 애호박은 1cm 두께로 썬 후 4등분 한다.
④ 냄비에 물을 담은 뒤, 멸치와 다시마를 넣고 15분쯤 끓여 육수를 낸다.
⑤ 육수에 순두부, 버섯, 애호박, 다진 마늘, 조선간장을 넣고 끓인다.
⑥ 거품을 수시로 걷어내고 들깻가루를 넣는다.
⑦ 천일염으로 간을 맞추고 보글보글 끓어오르면 파를 넣는다.

14. 달걀장조림

요오드와 아연을 제공한다.

재료 달걀 10개, 통마늘 2개,

조림장 조선간장 8큰술, 올리고당 3큰술, 물 1/3컵

만드는 법

① 냄비에 달걀을 넣고 잠길 만큼 물을 부어 센 불에서 끓인다. 물이 끓어오르면 중간 불로 줄여 12분간 삶는다. 찬물에 담가 식혀 껍질을 벗긴다.
② 볼에 조림장 재료를 넣고 골고루 섞는다.

③ 냄비에 삶은 달걀, 조림장, 통마늘을 넣고 달걀을 굴려 가며 조린다.

15. 버섯전복조림

면역력을 증강시키고 간과 신장을 튼튼하게 해 준다.

재료 표고버섯 5개, 전복 중간 크기 5개, 대파 1/2대, 들기름 2큰술, 통깨

양념장 조선간장 4큰술, 맛술 3큰술, 올리고당 1큰술, 물 6큰술, 다진 마늘 1큰술, 후추

만드는 법

① 표고버섯, 대파는 해독 후 흐르는 물에 씻는다.
② 대파는 송송 썰기, 버섯은 슬라이스로 썬다.
③ 전복은 솔로 겉면을 깨끗하게 닦고 이빨을 제거한 후 헹군다.
④ 전복에 칼집을 낸 후 냄비에 물을 붓고 데친다.
⑤ 양념장을 만든다.
⑥ 팬에 들기름을 두르고 전복과 버섯을 볶다 양념장을 넣고 중불에서 끓인다.
⑦ 양념이 졸아들 때까지 한 번씩 섞어준다.
⑧ 전복에 윤기가 흐르면 대파와 통깨를 뿌려 마무리한다.

16. 낙지볶음

부족한 단백질을 채우고 기력을 회복시킨다.

재료 낙지 2마리, 양배추 1/8개, 양파 1개, 당근 1/3개, 대파 1대, 들기름

[양념장] 고추장 2큰술, 고춧가루 1큰술, 조선간장 1큰술, 올리고당 1큰술, 다진 마늘 1큰술, 들기름 1큰술, 깨소금 약간

[만드는 법]
① 낙지는 내장을 손질하여 깨끗하게 씻어 낸 뒤 한입 크기로 자른다.
② 양배추, 양파, 당근은 굵게 채를 썬다.
③ 대파는 어슷하게 썬다.
④ 양념장을 만든 후 낙지와 채소를 넣어 버무려 놓는다.
⑤ 달군 팬에 들기름을 두르고 양념한 낙지를 넣고 센 불에서 볶는다.
⑥ 들기름, 깨소금으로 마무리해서 접시에 담아낸다.

17. 올리브달걀찜

달걀의 아연과 함께 올리브가 나쁜 콜레스테롤 수치를 낮춰 혈관건강을 개선, 빈혈예방, 변비개선, 항암효과가 있다.

[재료] 달걀 6개, 올리브 8개, 물 1/3컵, 천일염 1/2작은술, 올리브오일 약간, 청혈 1큰술

[만드는 법]
① 올리브는 슬라이스로 썬다.
② 볼에 달걀을 넣은 뒤, 물을 넣고 잘 섞어준다.
③ 소금을 넣고 간을 맞춘다.
④ 달걀물을 뚝배기에 부어준다.
⑤ 뚝배기를 가스 불 위에 올리고 잘 저어가며 익힌다.
⑥ 젓다 보면 달걀이 익어 덩어리가 생기는데, 골고루 익도록 계속 저어준다.

⑦ 달걀이 80~90% 정도 익었을 때, 뚜껑을 씌우고 불을 약하게 줄여준다.

⑧ 다 익은 달걀찜에 청혈과 올리브오일을 살짝 뿌려준다.

18. 올리브오일샐러드

나쁜 콜레스테롤 수치를 낮춰 혈관건강을 개선, 빈혈예방, 변비개선, 항암효과가 있다.

[재료] 방울토마토 10개, 리코타치즈 50g, 오이 1/2개, 양파 1/2개, 올리브 15개

[오리엔탈드레싱소스] 올리브오일 3큰술, 조선간장 1큰술, 올리고당 1큰술, 다진마늘 1큰술, 활력 1큰술

[만드는 법]

① 방울토마토, 오이, 양파는 해독 후 씻는다.

② 오이와 양파는 잘게 썰어 준다.

③ 오리엔탈드레싱소스를 만든다.

④ 그릇에 방울토마토, 양파, 오이, 리코타치즈, 올리브오일, 활력, 오리엔탈드레싱소스를 넣어 섞는다.

19. 마늘과 함께 올리브유에 구운 새우(감바스 알 아히요)

면역력을 올리는 마늘과 함께 올리브로 나쁜 콜레스테롤 수치를 낮춰 혈관건강을 개선, 빈혈예방, 변비개선, 항암효과가 있다.

[재료] 손질된 새우 중간사이즈 10마리, 마늘 4쪽, 방울토마토 5개, 붉은 고추, 올리브유 2/3컵, 소금 약간, 후추 약간, 활력 1큰술,

청혈 1큰술

[만드는 법]

① 마늘은 2mm로 얇게 저민다.
② 달궈진 프라이팬에 올리브유, 마늘, 붉은 고추를 넣고 타지 않도록 가끔 저어주면서 약한 불에서 천천히 익힌다.
③ 마늘 주변에 큰 거품이 일면 새우를 넣고 중간 불로 올린다.
④ 중간에 뒤집다가 새우가 다 익으면 소금을 뿌린다.
⑤ 그릇에 4를 담고 활력과 청혈을 뿌린다.

20. 미나리무침

면역력을 증강시키고 피로감을 줄인다.

[재료] 미나리 400g

[양념장] 조선간장 1큰술, 다진 마늘 1/2큰술, 올리고당 1/2큰술, 대파 1/2대

[만드는 법]

① 미나리는 잎을 떼고 5cm 길이로 썬다.
② 손질한 미나리를 해독 후 흐르는 물에 씻는다.
③ 냄비에 물을 넣고 미나리를 데친다.
④ 양념장을 만든다.
⑤ 볼에 미나리와 양념장을 넣고 골고루 무친다.

21. 사과당근주스

스트레스를 줄이고 면역력을 높인다. 에너지 활성도가 떨어진 갑상

선기능저하증을 사과와 당근으로 활성도를 높인다.

[재료] 사과 1개, 당근 1개, 요구르트 1병

[만드는 법]

① 사과, 당근을 해독한다.

② 사과와 당근을 적당한 크기로 잘라준다.

③ 달군 팬에 사과와 당근을 굽는다.

④ 믹서기에 구운 사과와 당근, 요구르트를 넣고 갈아준다.

22. 사과칩

면역력을 높이고 장기능을 활발하게 하여 에너지 활성도를 높인다.

[재료] 사과 2개

[만드는 법]

① 사과는 해독 후 흐르는 물에 씻는다.

② 해독한 사과는 씨를 제거한 후 슬라이스로 썬다.

(바삭한 식감을 원한다면 얇게, 말랑말랑한 식감을 원한다면 조금 두껍게 썬다.)

③ 건조기에 겹치지 않게 고루 올린 뒤, 70도 온도로 10시간 동안 말린다.

7장

갑상선암과 암 수술 후 미네랄 식이요법

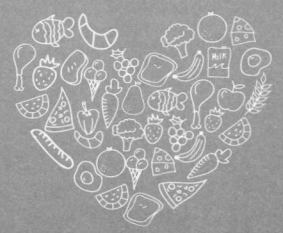

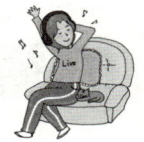

치유 프로그램 수칙

갑상선암, 갑상선암 수술 후 미네랄 식이요법 치유 프로그램 수칙은 6장 갑상선질환 치유 프로그램 수칙과 유사하다.

다만 암환자는 암세포의 활동과 전이를 막기 위한 음식과 생활습관이 추가된다. 암을 물리치고 몸을 보양해야 하므로 철저하게 식이요법에 따라야 건강을 보장받을 수 있다.

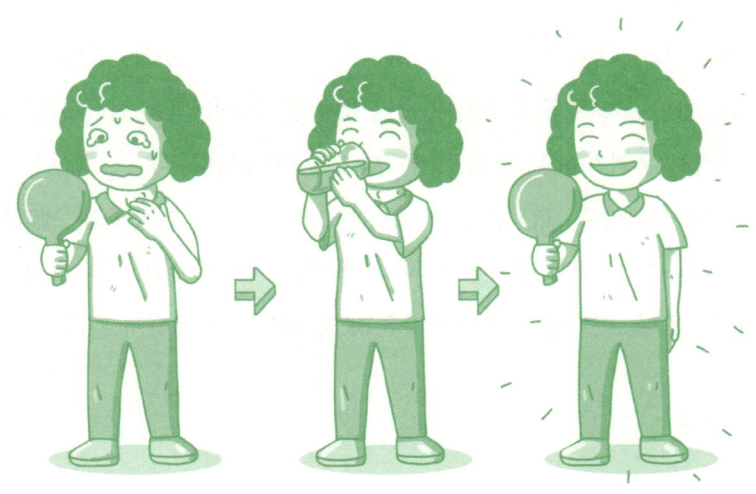

| 몸에 활력이 생기고 건강해져요 |

| 미네랄 식이요법 전문 프로그램 |

	원인분석 및 식이요법 계획	1일	치유과정	3개월
갑상선암, 수술 후 환자	원인 유형 분류 및 고객에 맞춘 영양소 구성하기	• 미네랄 식이 시작	• 세포, 미생물 복원	• 갑상선암 도움 • 식이요법 마스터 • 집에서 스스로 식이 가능
		• 양수요법	• 마음치유 • 잘못된 행동 수정 • 자신감 회복	• 감정세포(마음)가 건강해짐

음식이어야만 난치병, 암이 치료된다. 질환은 음식에 의해서도 만들어진다. 암도 마찬가지로 잘못된 음식을 먹어서 생긴다. 따라서 암 치료도 음식으로 해야 한다.

소장은 먹은 음식을 발효하여 쓸모 있게 만드는 곳이다. 소장은 따뜻해야 하고 효소와 유산균은 많아야 한다. 하지만 현대는 커피, 콜라, 냉장식품 등 소장을 차게 하는 음식과 인스턴트, 단당류, 튀김, 화학첨가제 등 효소가 없거나 부족한 음식을 먹어 병을 만든다. 따라서 우리가 먹는 음식을 바꾸면 암은 치료된다.

물론 암 치료 기간 진통제와 소염제 등 약을 쓸 수 있으나 세포를 바로 세우는 게 치료라는 걸 안다면 약은 치료의 30%를 넘지 않는 것이 좋다. 이것을 넘어가면 오히려 암 치료의 방해꾼이 된다.

1. 생활수칙

■ 생활환경

암환자는 될 수 있으면 산속으로 들어가야 한다. 하루 1시간이라도 산에 들어가야 한다.

■ 운동

① 강 중 약을 확실히 지킨다.

자전거를 서서 타고 앉아 타고 가만히 가며 강 중 약을 지켜야 남성호르몬이 나온다. 남성호르몬이 나와야 근육이 생긴다.

② 일정한 시간에 계속 운동해야 한다.

일정시간에 계속 운동을 해야 우리 몸은 그 시간에 남성 호르몬이 나오도록 구성되어 있다.

■ 잠

잠은 혼자 자야 한다.

치료를 위해서는 좋은 숨을 쉬어야 한다. 환자와 건강한 사람은 호흡이 맞지 않기 때문에 가족과 떨어져 자야 한다. 부부도 같이 자서는 안 된다. 완벽히 깊은 잠을 잘 수 있도록 혼자 자야 한다.

2. 식사수칙

미네랄 식사법은 백혈구가 만들어지는 10일

그리고 적혈구가 완성되는 100일까지는 몸만들기

| 미네랄 식이 식사법 |

	양수요법 3~7일	레시틴요법 2일	보식+영양요법 100일
아침	주스 미네랄엔자임	주스 미네랄엔자임	주스, 미네랄엔자임 밥 또는 미네랄죽 미담순, 효소, 유산균 콜라겐, 키토산
점심	주스	주스	주스 밥(일반식사) 미담순, 효소, 유산균
저녁	주스 미네랄엔자임	주스 미네랄엔자임	주스, 미네랄엔자임 미담순, 효소, 유산균 콜라겐, 키토산
취침전	주스	주스	주스 숯가루
비고	식사할 때는 밥, 국 포함 4가지를 넘지 않는다. 파동수는 수시로 마신다. (파동수는 우엉차에 미담수(조선간장), 미담초(식초)를 넣어 만든다.) 미네랄 식이요법에서는 갑상선 약은 먹도록 한다. 자세한 갑상선약 복용 여부는 의사와 상의 후 결정하도록 한다.		

식사수칙

① **하루 두 끼, 반찬은 세 가지로 2식 3찬을 해야 한다.**
암환자가 골고루 먹으면 그만큼 소화효소는 소비되고 대사효소 작용이 줄어들어 더 병들 수 있다. 우리 몸은 골고루 못 먹게 되어 있다. 암환자는 5%만 흡수되고 나머지는 독으로 변하기 때문에 먹는 것에 집착해서는 안 된다.

② **저녁을 먹지 말아야 한다.**
소장을 살리기 위해 15~17시간 공복 시간을 유지해야 한다.

③ 음식을 먹을 때 흡수가 잘되는가에 신경 써야 한다.
집에서는 소금, 간장, 된장, 고추장, 식초 등 소스를 곁들여 흡수율을 높여야 한다. 채소를 먹을 때는 채소의 냉성을 중화시키는 된장과 함께 요리해서 먹는다.

④ 과일은 삶거나 데쳐서 먹게 한다. 생과일은 먹으면 토할 수 있다.

⑤ 육식은 자제한다.
피가 있는 육식은 암 전이를 높이므로, 갯벌음식으로 단백질을 대체해야 한다. 말린 생선을 먹게 한다.

⑥ 우유나 유제품도 자제한다.

⑦ 미네랄엔자임을 먹는다.
미네랄엔자임으로 피를 깨끗하게 해 줘야 한다. 또는 미역을 매일 먹는다.

⑧ 체중을 늘려야 한다.
체중이 늘고 있다면 회복이 되는 반응이고 체중이 줄고 있다면 전이의 위험이 높다.

Q. 단백질음식은 어떻게 먹어야 하나요?

요즘 사람들은 단백질을 필요 이상으로 섭취한다. 아이들의 키성장이나 환자들의 몸보신을 위해 단백질을 반드시 먹어야 한다고 해서, 밥보다는 고기가 우선이라는 인식이 많다. 하지만 우리가 먹는 식품의 단백질의 총량을 따지면 육류를 먹지 않아도 하루에 달걀 1~2개나 말린 생선 20g이면 필요한 양의 단백질이 충분히 공급된다.

질소질이 포함된 대표적 단백질 식품은 육류와 생선이 있다. 생선은 육류보다 질소질이 덜 나온다는 뜻이지, 생선 역시 단백질이기 때문에 많이 먹으면 질소질이 많아져 몸을 병들게 한다.

갑상선암과 암 수술 후 치유 프로그램

1. 마음의 문이 열려야 세포가 열리고 음식치유가 시작된다

■ 마음

우리 몸은 무엇을 먹느냐에 따라 변하기도 하지만, 마음(감정세포)의 모양에 따라서도 변한다. 기쁘고 즐거울 때는 즐거운 모습, 웃을 때는 웃는 모습, 슬플 때는 슬픈 모습이 나타난다. 이렇게 마음에 따라 몸이 만들어지듯 괴로움이 많으면 몸은 아프게 된다.

암환자라면 음식보다 더욱 중요한 것이 마음환경의 문제라는 것을 알아야 한다. 갑상선암 환자가 아무리 갑상선암에 좋은 음식을 먹어도 마음의 모양이 평화스럽지 않다면 몸은 호전되지 않는다.

이는 암환자의 경우 음식 흡수율이 5~10% 미만으로 떨어지는 경우가 많은데, 음식을 흡수하고 받아들이는 것은 마음과 연관이 깊기 때문이다. 원망, 질투, 억울함, 분노 등의 감정세포(마음)가 암환자의 음식치유를 방해한다.

우리가 진수성찬을 먹어도 기분이 좋지 않거나 갑작스러운 스트레스를 받으면 위가 멈춰 버린다. 위는 생각(思, 생각 사)과 연결되어 있어서 마음(감정세포)이 안 좋아지면, 생각이 많아지면서 혈액이 뇌로 가 위가 멈춘다.

마음이 편안하고 열릴 때 음식이 들어가는 것이다. 즉, 어떤 경우도 마음이 열리지 않으면 세포의 문도 열리지 않아 음식치유가 무용지물이 된다.

따라서 암환자식을 생각한다면 어떤 음식을 먹는 게 중요한 게 아니라 우선 몸이 그 음식을 흡수하고 받아들일 수 있는 마음인지를 살펴봐야 한다.

■ **가치관**

우리 몸이 열려서 음식을 흡수할 수 있을 때 음식치유가 되기 때문에, 미네랄 식이요법에서는 갑상선암을 앓거나 갑상선암 수술을 하신 분들에게 음식치유에 앞서 '삶의 가치관을 어디에 둘 것인가?'를 묻는다. 세상은 모순덩어리며 불확실하고 허무하다. 착한 사람이 일찍 죽고 못된 사람이 오래 살기도 하며, 착하든 못됐든 결국 죽으면 모든 게 허무해지기 때문이다.

어찌하여 우리가 지금 이곳에 존재하는지는 알 수 없지만, 인간으로 살면서 해야 할 일, 진정성을 가지고 마음을 내야 하는 무엇인가를 찾아야 한다.

> 👤 참고로 필자가 20여 년 전 의료봉사로 갔던 태국의 한 고산마을에서는 환자의 이름과 나이를 아무리 불러도 대답하는 사람이 없었다. 알고 보니 그곳의 사람들은 이름과 나이가 없어도 사는 데 아무런 지장이 없어서 아무도 대답을 안 한 것이라고 했다. 이름과 나이가 필요 없고 중요하지도 않다니 너무 생소했고 충격이었다.
>
> 대학생 때 미국의 친척 언니 집에 갔는데, 언니가 "자기만 바라

보고 자기만 위하는 삶은 허무한 것이다"라며 "남을 위해 마음을 낼 줄 아는 사람이 인생을 잘 사는 것이다"라는 말을 했다. 그 후로 내가 아닌 다른 사람들과 함께 행복할 수 있는 걸 고민했고, 10년 동안 의료봉사에 봉사자로 참여했다.

한번은 스님과 대화를 한 적이 있는데, 스님이 자신에 대해 "세상에 나만큼 소중한 사람은 없다. 아무도 널 대신해서 아파하거나 슬퍼할 수 없어. 너 자신을 사랑해야 해."

과거에 대해 "과거는 결과가 나와 있기 때문에 돌이킬 수도 없고, 후회한다고 답이 나오지 않아, 돌아갈 수도 없어. 과거에 발목이 잡히면 해결 방법도 없고 스트레스만 돼. 지혜를 내야 해. 지혜는 기다릴 줄 알고 통 크게 넘어가는 거야."

인생에 대해서는 "인생은 견디고, 참고, 기다리는 것이야. 살아갈 의지만 있으면 어떻게든 얼마든지 살아갈 수 있어."

이런 대화와 체험 속에서 나의 고정관념이 전부가 아니며 그게 나를 초라하고 서글프게 만든다는 생각이 들었다. 그 후부터는 남의 삶(부·명예·직업·환경 등)에 대해 '그건 그 사람의 몫이고 나는 내 몫대로 살면 된다. 아무도 나를 알아주지 않고 설령 무시하더라도 내가 떳떳하고 열심히 살면 된다. 남에게 보이는 A급 인생보다는 나를 위한 B급 인생으로 살아야겠다'고 생각했다. 현실에 치여 힘들고 괴로운 날이 많지만, 하루하루 살아 있음에 감사하며 대체로 만족하며 살고 있다.

이렇듯 나를 위한 삶을 살기 위해서, 어떤 게 옳고 나쁨이 아니라 내가 인간으로서 어떻게 살아갈지에 대한 자신의 가치관을 반드시 정리해야 한다.

■ **용서**

가치관을 정립했다면 그다음 마음의 문을 열기 위해 용서와 기도, 감사를 핵심으로 하는 치유 프로그램을 시작해야 한다.

용서는 앞에도 설명했듯이 '나를 밝은 빛으로 감싸며 나를 회복하기 위해 하는 행위'이다. 아직 암은 생사와 관련이 깊다. 암환자들은 지푸라기라도 잡는 심정으로 암만 낫는다면 뭐든 할 수 있다고 하지만, 실제 지금 가장 미운 사람을 용서할 수 있냐고 물으면 절대 못 한다는 사람들이 있다.

이런 사람들은 마음에 응어리가 단단해서 암이 낫기 어렵다. 어느 시인이 쓴 '모두 행복한 밤이길 나를 떠났던 사람도 내가 떠났던 사람도'라는 시처럼, 나를 기쁘게 했던 사람뿐만 아니라 나를 아프게 하고 괴롭게 하고 비참하게 했던 사람도 모두 행복해지기를 말할 수 있어야 비로소 용서되고 마음이 열려 음식이 들어간다.

■ **기도**

기도는 내가 바라는 바를 형상화하는 행위이다. 기도할 때 '암과 싸워 이기게 해 주세요'라는 얘기를 하면 교감신경이 흥분하고 몸이 전쟁 상태로 변해 과립구가 활동하고 면역반응이 일어나 결국 염증반응으로 몸이 회복할 시간이 없다.

기도는 '쓰러지고 힘들었던 세포 하나하나가 새롭게 태어나고 있다.'라며 암을 바라보는 게 아니라 정상세포를 바라보고 나 자신에게 회복 메시지를 계속 보내는 것이다. 산삼을 먹더라도 '암세포를 이기겠다.'라고 먹는 것과 '쓰러진 내 세포를 일으켜 세우겠다.'라고 먹는 것은 출발점이 다르다.

이제는 내 마음 안에 있는 신을 찾아 기도해야 한다. 자기 자신의 마음의 신도 좋다. '나는 행복한 사람이다.' '나는 축복받은 사람이다.' '나는 풍요로운 사람이다.' '내 몸이 너무나 건강하고 평화스럽다.'라는 주문을 억지로라도 말해야 한다.

이런 말을 계속하다 보면 실제 어려운 일이 닥쳤을 때 이겨나가고 비켜나갈 힘이 생긴다. 시상하부에 있는 거울신경세포가 말한 대로 행동하기 때문이다. 그리고 이런 말은 장내 미생물도 알아듣는다. 그래서 할머니는 손주가 배가 아프다 하면 배에 손을 대고 "내 손은 약손" 하시면서 살살 문질러 주고, 그 말의 힘이 아이의 장내 미생물에게 전달돼 호전되기도 한다. 말에는 힘이 있다는 걸 기억하고 자신이 원하는 모습을 기도라는 형식으로 계속해서 소리 내서 외쳐야 한다.

■ 감사

감사는 마음에 난 가시를 녹이는 행위이다. 종교인은 종교의 대상과 특별한 자신을 결부하며 감사한 마음으로, 비종교인은 따뜻한 세포 에너지가 매일 새로워지고 내 몸이 변하고 있음에 감사하고 행복해야 한다.

갑상선암, 갑상선암 수술 후 음식치유는 마음의 문을 여는 용서와 기도, 감사로부터 시작하고 끝난다. 기도도 될 때까지 끝까지, 용서도 될 때까지 끝까지, 감사도 될 때까지 끝까지 해야 한다.

2. 세포의 분별력을 되살린다

세포의 중요한 기능 중 하나는 '나와 너의 구분'이다. 그런데 암환자인 경우는 세포가 나와 너를 구별하는 정보력이 무너져 버린 상태이다. 우리 몸에는 매일매일 암세포가 2,000개~5,000개가 생긴다. 수술로 암세포를 제거하더라도 세포에 분별력이 없으면 재발한다. 그래서 수술 후 2~6년 사이에 재발하는데 대다수는 2년 이내 재발하는 경우가 많다. 세포의 분별력이 없다면 재발 때 암이 퍼지는 속도가 더욱더 빨라진다.

이유는 아직 질병조절인식세포의 표면에 복합당 안테나가 부족해 정보력이 약하기 때문이다. 암세포와 암세포의 증식을 막기 위해서는 무엇보다 질병조절인식세포와 함께 우리 몸 30조 개 세포의 정보력을 정상으로 만들어야 한다.

따라서 갑상선암 투병 중이거나 수술 후 암세포를 제거했더라도 세포의 분별력을 제대로 되살리도록 섭생을 잘해야 한다.

그리고 암세포보다 정상세포가 먼저 일어나도록 길들여야 한다.

3. 암세포의 생성·전이·활동을 막는다

갑상선암에 대한 음식치유는 음식의 흡수율을 높이기 위한 소장에 좋은 음식과 함께 암세포의 생성·전이·활동을 막는 데 초점을 맞춰야 한다. 콜라겐으로 암을 묶고, 효소로 암을 깨고, 오메가-3, 키토산으로 암의 전이를 막는 데 주력해야 한다.

치유 프로그램 음식

1. 갑상선암에 좋은 음식, 주의해야 할 음식

■ **갑상선암 환자가 섭취해야 하는 것**

① **해조류: 미역, 파래 등**

갑상선암을 앓고 있거나 갑상선암 수술을 한 사람은 요오드가 함유된 김, 미역, 다시마 등 해조류를 평생 섭취하면 안 된다고 생각하는데 이는 잘못된 정보이다. 일상생활에서 섭취하는 양의 김, 미역, 다시마 등 요오드 함유 식품은 문제가 되지 않는다. 오히려 양질의 해조류를 먹어야 한다.

예외

- 갑상선암 수술을 하면 방사선요오드 치료를 하기 전 2주 동안만 요오드가 들어 있는 해조류를 피한다. 이 시기 이외는 해조류를 먹어도 상관없다.
- 미역환, 다시마환같이 고농축의 요오드 식품은 피한다. 요오드를 과잉 섭취하면 갑상선 유두암에 걸릴 수 있기 때문이다.

② **칼슘**: 칼슘제와 칼슘이 들어간 음식을 섭취해야 한다. 갑상선암

수술을 하면 부갑상선기능이 떨어지는 경우가 있는데, 혈액순환이 나빠져 혈액 속의 칼슘양이 부족해진다. 이런 이유로 갑상선암 수술 후 칼슘 성분이 함유된 약을 먹는 것이다. 칼슘의 흡수를 높이기 위해서는 비타민D도 복용한다.

다만 갑상선암 수술을 했더라도 부갑상선기능이 제대로인 사람은 칼슘 성분이 함유된 약을 먹지 않아도 된다.

③ **오메가-3**: 아마씨, 들깨, 참깨, 바지락, 등 푸른 생선, 새우, 호두, 밤, 멸치

④ **생강**

⑤ **셀레늄 음식**: 마늘, 부추, 버섯, 브라질너트, 굴, 오징어, 조개

⑥ **베타글루칸 음식**: 버섯류

⑦ **미네랄**

⑧ **고로쇠물**: 나무의 물에는 사람이 흡수가 용이한 미네랄이 많다.

⑨ **마음을 비운다.**

■ **갑상선암 환자가 자제해야 하는 음식**

① **육류**: 육류 피의 인(P)이 어혈, 염증을 만들어 병을 일으킨다. 육류의 피는 DNA 변화를 초래하며 암환자의 경우는 전이된다. 육류는 소장 벽에 붙어서 소화가 가장 늦게 되기 때문에 장 속에서 부패 가스를 만든다.

② **생식**: 날곡물, 생채소 등은 흡수가 되지 않는다. 오히려 독소가 된다. 끓이거나 데쳐 먹는다.

③ **현미**: 현미는 양날의 칼을 가지고 있다. 여러 좋은 점을 가진 게

현미이지만 동시에 현미는 미네랄 흡수를 방해한다.

암환자는 소화력이 매우 약하다. 암환자가 현미밥만 먹으면 미네랄 흡수가 안 되기 때문에 환자가 바짝 마른다. 암환자는 살이 쪄야 산다. 암환자에게 현미를 꼭꼭 오래 씹어 먹으라 하는 것은 고통과 스트레스를 주는 행위이다. 이럴 때는 백미에 발효 쌀눈을 뿌려 주거나 다시마 밥을 짓는 것이 더 낫다.

④ **단당류**
⑤ **밀가루**: 소화불량이나 글루텐 과민반응을 일으킬 수 있다. 심한 경우 낮은 확률이지만 셀리악병이 생기기도 한다.
⑥ **인스턴트, 화학첨가물, 냉장식품**
⑦ **콩과 십자화과 식물**: 6장 갑상선기능저하증, 갑상선결절에 좋은 음식, 주의해야 할 음식편 확인
⑧ **과식, 폭식, 야식, 거친 음식**: 암환자들은 에너지 소모가 매우 많은 사람이다. 그렇지 않아도 면역력이 떨어져 병과 싸우기 위해 몸속에서 엄청난 에너지를 소모해야 하는데, 소화를 위해 더 많은 에너지를 사용하게 하는 음식은 자제해야 한다.

2. 소장을 회복하는 음식

소장은 열이 많아 생식 개념의 음식을 좋아한다. 즉 뇌의 건강을 위해서는 생식 개념의 음식이 필요하다. 장누수증후군에서도 맨 먼저 고려해야 할 것이 생식 개념의 음식이다. 특히 암환자는 약, 항암치료 등으로 소장이 나빠지고 흡수율이 떨어져 몸이 마르게 되는데 생식형태의 음식물을 섭취해야 한다. 생식 개념의 음식은 소장을

해독하는 데 도움을 준다.

하지만 생식 개념의 음식의 경우 소화가 잘 안돼 화(火)의 기운인 바다 식품과 같이 먹어야 한다. 이때 된장도 같이 곁들여 먹으면 더욱 좋다.

■ 갑상선암 환자에 좋은 소장 음식

미네랄 식이요법에서는 생식개념으로 곡물과 바다식품을 함께 해서 만든 죽을 아침 또는 저녁에 먹게 한다. 소장의 흡수를 돕고 소장기능을 활발하게 만들어 갑상선암 환자들의 몸에 필요한 영양분을 공급한다.

■ 집에서 만드는 생식

6장 생식편 참조

3. 암세포의 활동을 막는 콜라겐

콜라겐은 뼈를 제외한 우리 몸 75%를 차지하는 핵심 구성 물질이다. 진피, 머리카락, 연결구조, 피부탄력, 혈관탄력 등을 만든다. 인체 내 콜라겐 수치는 18세에 최고점을 찍으며 18세 이후부터 감소한다.

콜라겐과 암과의 관계를 알아야 한다. 암환자의 체세포를 검사하면 콜라겐이 붕괴되고 그 자리에 동물성 지방과 칼슘이 차지하고 있다. 암환자에게 콜라겐은 필수다. 콜라겐은 단백질의 일종으로 세포와 세포를 연결하는 접착제 역할을 한다. 그렇기에 콜라겐은 암세포가 활동을 못 하도록 묶어 암이 퍼지는 것을 막아준다. 시멘트로 암이 나가는 문을 막아버린 것과 같다.

■ 콜라겐 음식 섭취

콜라겐은 시중에 제품으로 나온 것이 많아 선택해서 먹으면 된다. 보통 성인이 하루에 콜라겐을 2g 정도 먹으면 되지만 암환자는 10배인 20g 정도를 먹어야 한다. 콜라겐이 고가라 부담이 될 경우라도 최소 10g 이상은 꾸준히 먹어줘야 한다.

■ 집에서 만드는 콜라겐 음식

북어를 대가리까지 통째로 끓여서 국물을 먹는다.

4. 암을 깨부수는 효소

몸속의 일꾼인 효소는 대사효소와 소화효소로 작용하며 암치료에 있어서도 매우 중요한 일을 한다.

효소는 염증과 세균의 세포벽을 뚫는다. 암환자는 세균 세포벽이 두꺼워서 폐렴 등에 감염되면 치료가 어렵다. 또한, 체온이 떨어지면 세균의 세포벽이 두꺼워진다. 이때 효소를 주입하면 세균의 세포벽이 얇게 되거나 세포벽을 깨부순다. 암환자는 암을 깨는 역할을 하는 효소를 대량으로 먹어 암을 깨부숴야 한다.

■ 효소음식

6장 효소편 참조

5. 암 전이를 막는 오메가-3와 키토산

암 이야기를 할 때 전이된 이야기를 자주 듣는다. 예를 들어 원래 폐암이었는데 간으로 전이됐다는 것처럼 말이다. 일반적으로 암은 발생한 자리에 그대로 있다고 생각하는데 그렇지 않다. 암도 사람처럼 잘 때는 집에서 자지만 낮에는 외출한다. 암세포는 몸속에서 돌아다닌다.

그래서 암이 발생한 사람들은 암 조직을 떼어내더라도 아주 미세하게 암 조직이 남아 있을 수 있고, 미세하게 남은 암 조직은 몸속 이곳저곳을 돌아다니며 약한 부위에 터를 잡아 증식한다. 이것이 암이 다른 부위로 전이되는 것을 의미한다.

오메가-3와 키토산은 암의 전이를 억제하는 작용이 강하다.

오메가-3는 세포막의 구성 성분인 인지질의 주요성분이다. 오메가-3는 혈액순환제, 혈관 청소부로 모세혈관까지 깨끗하게 청소를 한다. 오메가-3의 제일 큰 장점은 염증을 없애준다. 오메가-3의 항암효과는 암세포 성장을 억제해 전이를 막아준다.

하지만, 오메가가 들어간다고 반드시 좋은 식품은 아니다. 옥수수 사료의 오메가-6은 동물의 지방 크기와 양을 늘리지만 염증도 일으킨다. 그래서 사료로 키운 돼지고기, 닭고기, 소고기를 먹으면 몸에 염증이 많아지고 병들기 쉬운 것이다.

키토산은 구소련에서 어린이 화상 환자를 치료하면서 알려졌다. 키토산은 피부질환 치료에 탁월하며 미생물 증식에 필수이다. 장내 비피더스균, 유산균 등 인체에 유익한 균을 증식시킨다.

키토산의 항암효과는 종양세포를 억제하여 전이를 막는다. 대식

세포 생산을 촉진하며, 면역력을 부활시킨다. 암환자의 급격한 체중 감소를 막아준다.

■ 오메가-3

성인 아마씨 복용기준 2.5~3g

아마씨, 들깨, 참깨, 바지락, 등 푸른 생선, 새우, 호두, 밤, 멸치

■ 키토산

키토산은 갑각류(甲殼類)의 껍질 외, 버섯의 세포벽이나 치즈 등에 함유

6. 피를 맑게 하는 음식

암환자는 피를 맑게 하는 것이 중요하다. 피를 맑게 해 주는 음식을 먹고, 간식은 피하며 저녁을 늦게 먹지 않도록 해야 한다.

　장은 육체적인 휴식이 필요하다. 또한, 두뇌와 직결되어 있어서 정신적인 평화와 안정도 필요하다. 음식물을 소화한 후 충분히 휴식한 후 다음 식사를 해야 하는데 충분한 휴식시간 없이 음식을 먹는 것은 장을 혹사시키는 행위이다. 식사를 마치고 다음 식사를 시작하기 전까지 간격은 적어도 5시간을 넘어야 한다.

　한 조각 콩을 소화하기 위해 모든 소화기관이 가동한다는 사실을 잊지 말아야 한다. 그래서 간식은 절대 피해야 한다.

　저녁에 느끼는 배고픔은 인체에 음식물이 필요해서 보내는 신호가 아니라 낮 동안 위와 소화기관이 과도하게 혹사당했기 때문에

느끼는 허전함이다. 따라서 습관적으로 잠자기 직전에 음식을 먹는 것은 득보다 실이 많다.

  온종일 음식물을 소화하기 위해 피로해진 장은 밤에는 다른 기관들과 함께 휴식을 취해야 하지만, 음식물이 들어가면 소화시키기 위하여 밤새 일을 해야 한다. 결국, 사람은 자는 동안 소화에 많은 에너지가 소모되어 몸은 피곤하고 무거워지며 입맛도 잃어버린다. 이런 소화기관들은 오래가지 않아서 기력을 잃고 고장이 난다. 그로 인해 피가 탁해지고 염증과 질병이 나타난다. 특히 암환자는 소화기관이 약하므로 피를 맑게 하기 위해서도 음식과 식사시간을 준수해야 한다.

■ 피를 맑게 하는 음식
고현아주스, 해조류, 보리새싹, 녹색잎채소, 당근, 양파, 우엉, 고구마, 미나리, 곡류, 낙지, 마늘, 참깨, 들깨

갑상선암과 암 수술 후 도움을 주는 음식

1. 양송이죽

셀레늄은 노화방지 물질로 항암 효과가 뛰어나다. 양송이에는 셀레늄이 많이 함유되어 있어 갑상선암 환자들(수술 전·후 모두)이 암을 이길 수 있게 도와주는 음식이다.

[재료] 불린 쌀 1컵, 양송이 7개, 양파 1/2개, 물 4컵, 들기름, 조선
간장

[만드는 법]
① 양송이, 양파는 해독 후 흐르는 물에 씻는다.
② 양송이는 채 썰고, 양파는 잘게 다진다.
③ 달군 냄비에 들기름을 두르고 손질한 양송이와 양파를 볶은 후 불린 쌀을 넣고 볶는다.
④ 쌀이 투명해지면 물을 붓고 끓인 후 조선간장으로 간을 맞춘다.

2. 낙지미나리죽

원기 회복에 좋은 낙지와 면역력증강과 해독에 좋은 미나리로 갑상선암에 도움을 준다.

[재료] 불린 쌀 60g, 낙지 1마리, 미나리 15g, 당근 20g, 버섯 10g,
다시마육수 2컵, 들기름, 조선간장

[만드는 법]
① 미나리, 당근, 버섯은 해독 후 흐르는 물에 씻는다.
② 낙지는 송송 썬다.
③ 미나리, 당근, 버섯은 잘게 다진다.
④ 달군 냄비에 들기름을 두르고 불린 쌀과 낙지를 넣어 볶다가 육수를 붓는다.
⑤ 당근, 버섯을 넣고 10분 이상 끓인다.
⑥ 미나리를 넣고 5분 정도 끓인 후 조선간장으로 간을 한다.

3. 마늘죽

마늘은 암세포의 증식을 억제해 주는 셀레늄, 디아릴 디설파이드, 유기성 게르마늄 등이 함유되어 있어 항암효과가 뛰어나다. 또한 마늘은 항균작용이 뛰어나기 때문에 바이러스 공격을 막아주는 효과가 있어 면역력이 약한 암환자들에게 좋은 식품이다.

재료 밥 1공기, 마늘 10쪽, 물 3컵, 들기름, 조선간장

만드는 법
① 마늘을 해독 후 흐르는 물에 씻는다.
② 마늘은 얇게 편 썬다.
③ 달군 냄비에 들기름을 두르고 편 썬 마늘을 볶는다.
④ 냄비에 밥을 넣고 볶다 물을 붓고 끓인다.
⑤ 조선간장으로 간을 맞춘다.

기본수칙

- 해독하기(해독물 비율)
  해조류·과일·채소: 물 1,000cc, 소금 20cc, 식초 20cc
  쌀·콩: 물 1,000cc, 소금 20cc, 식초 40cc
  (소금은 1년 미만 최근 출시된 것으로 사용한다. 이는 소금에 남아 있는 간수의 독을 이용하기 때문이다. 식초는 현미식초나 양조식초를 사용하고 사과식초는 사용하지 않는다.)
- 재료를 해독물에 넣고 해조류·과일·채소 1시간 / 쌀·콩 3시간 동안 담근다.
- 재료는 최대한 유기농을 사용한다.
- 소장주스가 없을 시는 물이나 채소수, 육수를 사용한다.
- 미네랄엔자임(활력, 청혈)이 없을 시 생략한다.

4. 감태전복죽

태양에너지를 농축하고 저장한 엽록소가 풍부한 감태로 생명에너지를 불어넣어 주고 세포재생과 치유를 돕는다.

재료 감태 2장, 전복 1개, 불린 쌀 1/2컵, 다시마 육수 4컵 참기름 1큰술, 조선간장 1/2큰술

만드는 법

① 전복은 껍질과 살 쪽을 솔로 문질러 깨끗하게 씻어준다.
② 냄비에 전복 껍데기 쪽만 끓는 물에 넣어 삶는다.
  (전복내장도 다 익게 해주세요.)
③ 끓는 물에서 꺼낸 전복을 숟가락을 넣어 껍질과 살을 분리한다.
④ 전복 이빨을 제거한 후 살과 내장을 굵게 썰어준다.
⑤ 냄비에 참기름을 두른 후, 불린 쌀, 전복, 내장, 감태를 넣어 달달 볶아 준다.
⑥ 쌀과 전복이 잘 볶아지면 준비한 다시마물을 부어준다.
⑦ 국물이 끓으면 불을 약하게 줄이고 조선간장을 넣어 간을 맞춘다.

5. 식혜밥

암환자들은 어떤 음식을 먹느냐보다 흡수가 잘되어야 한다. 식혜밥은 소화가 잘되며 콜라겐을 제공하는 밥이다.

재료 엿기름 3컵, 고슬밥 2공기, 사과 2개, 북어 대가리 5개, 조청 약간, 물 20컵(4L) (분량 10인분 기준)

만드는 법

① 볼에 엿기름, 물 2L를 붓고 한 시간 정도 불린다.

② 불린 엿기름을 박박 주무르며 하얀 물을 만들고 엿기름을 체에 거른다.

③ 엿기름에 다시 물(2L)을 붓고 박박 주무르거나 비벼가며 하얀 물을 만든다.

④ 3을 체에 걸러 엿기름 건더기는 버리고, 2의 물과 섞는다.

⑤ 엿기름물을 하루 정도 가만히 둔다. 앙금을 가라앉히고 윗물만 사용한다.(한 번 더 면보에 걸러주면 식혜가 국물이 맑다.)

⑥ 엿기름물에 고슬밥을 넣고 밥알이 뭉쳐지지 않도록 잘 젓는다. 밥솥에 넣고 보온상태에서 4~5시간 정도 삭힌다.(밥알이 10개 정도 동동 떠오르면 된다.)

⑦ 냄비에 6을 담고 북어 대가리 5개, 사과 2개를 넣고 바글바글 끓인다.

6. 바사밥

바사밥은 암환자의 소화를 돕고 기력을 끌어올리는 밥이다.

[재료] 바나나 1개, 사과 1개, 불린 쌀 2컵, 물 2컵

[만드는 법]

① 사과와 껍질 벗긴 바나나를 해독 후 흐르는 물에 씻는다.

② 밥솥에 쌀, 물, 해독한 사과, 바나나를 넣고 센 불에 끓이다 김이 나면 약불로 줄인다.

③ 10분쯤 더 끓인 뒤 불을 끄고 5분간 뜸을 들인다.

④ 다 된 밥에 바나나, 사과를 고루 섞는다.

7. 홍합밥

홍합에는 셀레늄과 요오드 같은 미네랄 성분이 풍부해 피부미용과 갑상선 호르몬의 원활한 분비를 돕는다.

[재료] 말린 홍합살 50g, 불린 쌀 2컵, 물 1.5컵, 다진 마늘 1큰술, 들기름

[양념장] 조선간장 1큰술, 물 1큰술, 파 1/3대, 다진 마늘 1작은술, 올리고당 1작은술, 들기름 1작은술, 통깨 1큰술

[만드는 법]
① 말린 홍합살은 흐르는 물에 씻는다.
② 달군 냄비에 들기름을 두르고 홍합, 다진 마늘을 넣고 볶는다.
③ 냄비에 불린 쌀을 넣고 볶다 물을 붓고 밥을 짓는다.
④ 파는 송송 썰기를 하고 양념장을 만든다.
⑤ 밥이 다 되면 밥과 양념장을 곁들여 놓는다.

8. 낙지영양밥

암환자들은 아무리 잘 먹는다고 해도 하루가 다르게 기력이 쇠약해진다. 낙지영양밥은 타우린 같은 아미노산과 무기질이 풍부해 기력 회복에 좋은 음식이다.

[재료] 손질한 낙지 2마리, 불린 쌀 2컵, 불린 미역 50g, 집에 있는 채소 약간, 들기름, 청주, 다시마 육수 2컵

[양념장] 간장 2큰술, 다진 마늘 1작은술, 올리고당 1작은술, 들기름 1작은술, 통깨 1큰술, 활력 1큰술, 청혈 1큰술

만드는 법

① 채소, 미역은 해독 후 흐르는 물에 씻는다.
② 불린 미역은 물기를 꼭 짠 후 잘게 송송 썬다.
③ 채소도 잘게 다진다.
④ 달군 냄비에 들기름을 두르고 낙지를 볶다가 청주를 뿌린다.
⑤ 냄비에 불린 쌀을 넣어 볶은 후에 미역을 넣고 육수를 부어 밥을 짓는다.
⑥ 뜸 들일 때 다진 채소를 넣는다.
⑦ 양념장을 만든다.
⑧ 밥이 완성되면 밥과 양념장을 곁들여 놓는다.

9. 달걀찜밥

셀레늄이 항산화작용을 증폭시켜 몸속의 단백질을 활성화하도록 도와 갑상선 호르몬을 효과적으로 작용하도록 만들어 준다.

재료 달걀 2개, 밥 1/2공기, 양파 1/2개, 당근 1/4개, 버섯 20g, 들기름, 활력 1큰술, 청혈 1큰술

만드는 법

① 양파, 당근, 버섯은 해독 후 흐르는 물에 씻는다.
② 양파, 당근, 버섯은 잘게 다진다.
③ 달걀은 알끈을 제거하고 잘 풀어준다.
④ 대접 안에 들기름을 바르고 밥과 활력, 청혈, 2, 3의 재료를 넣고 섞는다.
⑤ 김이 오른 찜통에 4를 넣어 30분 정도 찐다.

10. 새우멸치볶음밥

새우와 멸치는 동시에 키토산, 콜라겐, 오메가-3가 다 포함되어 있기 때문에 암을 이기는 식사이다.

[재료] 밥 1공기, 칵테일새우 1/3컵, 잔멸치 1/3컵, 다진 마늘 1작은술, 양파 1/2개, 당근 1/4개, 대파 1/3대, 청주 1큰술, 들기름, 소금, 후춧가루

[양념장] 조선간장 2큰술, 들기름 2큰술, 활력 1큰술, 청혈 1큰술

[만드는 법]
① 양파, 당근, 대파는 해독 후 흐르는 물에 씻는다.
② 칵테일새우는 소금물에 씻어 건진다.
③ 양파, 당근, 대파는 굵게 다진다.
④ 달군 팬에 들기름을 두르고 잔멸치를 볶는다.
⑤ 팬에 다진 마늘, 새우를 볶은 후 양파, 당근을 넣고 볶는다.
⑥ 새우가 익으면 밥을 넣어 섞으면서 대파와 양념장을 넣고 간한다.

11. 묵밥

갑상선암 수술을 하면 항생제 등 독한 약을 먹게 된다. 따라서 반드시 몸을 해독해야 하는데 묵은 해독에 탁월한 효과가 있다. 또한 묵은 해독은 물론 장 건강, 항산화작용으로 암을 건강하게 이길 수 있게 도와준다.

[재료]
도토리묵: 유기농 도토리묵가루 1컵, 물 5컵, 들기름 1큰술, 천일염
묵밥: 묵 1모, 김치 200g, 김 1장, 올리고당 2큰술, 조선간장 1작은

술, 다진 마늘 1작은술

육수: 다시멸치 20대, 다시마 손바닥 크기 1개, 양파 1/2개, 대파 1대, 물 5컵, 천일염 약간

[만드는 법]

도토리묵

① 냄비에 도토리가루, 물, 소금, 들기름을 넣고 뭉치지 않도록 잘 섞는다.

② 냄비를 중불에 올리고 눌지 않도록 주걱으로 저어가며 가열한다.

③ 농도가 걸쭉해지고 색이 진해지기 시작하면 약불로 낮추고 15분 가량 주걱으로 저으며 끓인다.

④ 용기 안에 기름을 바르고 묵을 옮겨 담는다.

⑤ 식으면 묵 위에 물을 붓고 냉장고에서 2시간가량 굳힌다.

(마지막에 물을 붓는 이유는 묵 표면이 딱딱해지는 것을 방지하고 쓴맛을 줄이기 위해)

묵밥

육수 만들기

① 달군 냄비에 멸치를 볶은 후 물을 붓는다.

② 양파, 대파, 다시마, 천일염을 넣고 끓인다.

③ 20분 정도 끓인 후 건더기를 건져 육수를 만든다.

김치양념하기

④ 김치를 쫑쫑 다진다.

⑤ 다진 김치에 들기름, 올리고당, 조선간장, 다진 마늘을 넣고 버무린다.

묵밥

⑥ 김은 구워 잘게 자른다.

⑦ 묵은 먹기 좋은 크기로 길쭉하게 썬다.

⑧ 묵에 뜨거운 육수를 붓는다.

⑨ 묵 위에 양념된 김치와 구운 김가루를 뿌린다.

12. 북엇국

북어는 해독력이 뛰어나고 콜라겐이 풍부해 암환자들에게 좋은 식품이다.

[재료] 찢은 북어 60g, 무 1/3개, 물 6컵, 달걀 2개, 대파 1대, 들기름 1큰술, 조선간장 1큰술, 천일염 약간

[북어포양념장] 조선간장 1큰술, 들기름 1큰술, 다진 마늘 1작은술, 후춧가루 약간

[만드는 법]

① 무, 대파는 해독 후 흐르는 물에 씻는다.

② 찢은 북어를 찬물에 담갔다가 바로 건져서 꼭 짜고 북어포 양념에 무친다.

③ 무는 5×0.6×0.6cm 길이로 채 썬다.

④ 대파는 어슷하게 썬다.

⑤ 달걀은 잘 풀어준다.

⑥ 달군 냄비에 들기름을 두르고 양념한 북어를 중간 불에서 볶다가 무채를 넣고 물을 붓고 끓인다.

⑦ 10분 정도 끓여서 국물이 뽀얗게 우러나면 조선간장과 소금으로

간을 맞추고 대파를 넣는다.
⑧ 달걀 푼 것을 흘려 넣는다.

13. 모시조갯국

조개의 타우린은 뇌와 신장을 튼튼하게 하고 피로회복에 좋으며 항암효과도 있다.

[재료] 모시조개 1킬로, 두부 1/4모, 고추 1개, 대파 1/2대, 물 3컵

[양념장] 조선간장 1작은술, 다진 마늘 1작은술, 천일염, 후추

[만드는 법]
① 조개는 소금물에 해감한다.
② 두부는 깍둑 썰고, 고추와 파는 송송 썬다.
③ 냄비에 물과 모시조개를 넣고 끓인다.
④ 두부, 대파, 고추, 다진 마늘을 넣은 후 간을 맞춘다.

14. 황태들깻국

황태들깻국은 황태의 콜라겐과 들깨의 염증차단 효과를 동시에 얻을 수 있어 암환자들에게 좋은 음식이다.

[재료] 찢은 황태 60g, 무 1/4개, 양파 1개, 대파 1/2대, 들깻가루 2큰술, 천일염

[육수] 다시국물용 멸치 10개, 다시마 손바닥 사이즈 1개, 들기름 2큰술, 조선간장 1큰술, 물 3컵

[만드는 법]
① 무, 양파, 대파는 해독 후 흐르는 물에 씻는다.

② 황태는 물에 불려 준다.

③ 무, 양파는 채 썬다.

④ 달군 냄비에 멸치를 볶다 물을 붓고 다시마, 들기름, 조선간장을 넣는다.

⑤ 20분간 끓인 후 육수의 건더기는 건져낸다.

⑥ 육수에 황태, 무, 양파를 넣고 끓인 후 들깻가루를 넣는다.

⑦ 팔팔 끓으면 대파를 넣고 천일염으로 간을 맞춘다.

15. 마늘피클

마늘에 들어 있는 셀레늄, 마그네슘, 비타민B6, 항염증성분들이 면역력을 높인다. 또한 마늘은 살균, 항암효과, 빈혈완화, 저혈압개선에 효능이 있다. 마늘을 피클로 만들면 식초가 가미돼 마늘의 좋은 성분의 흡수가 잘 된다.

재료 ┃ 마늘 20쪽, 고추 2개,

피클 물 ┃ 식초 1.5컵, 물 2컵, 올리고당 0.5컵, 피클링스파이스 4큰술, 천일염 2작은술

만드는 법

① 마늘, 고추는 해독 후 흐르는 물에 씻는다.

② 준비한 유리병은 소독한다.

③ 고추는 송송 썬다.

④ 병에 마늘과 고추를 차곡차곡 쌓아 준다.

⑤ 냄비에 식초, 물, 올리고당, 피클링스파이스, 천일염을 넣고 배합초를 팔팔 끓인다.

⑥ 뜨거운 상태에서 바로 병에 배합초 붓고 병뚜껑을 덮어 밀봉한다.
⑦ 만든 피클은 반나절 상온에 두고 1~2일 냉장실에 넣어 보관 후 먹는다.

16. 양송이버거

양송이는 노화로부터 세포를 보호하는 산화방지제와 항암 효과가 탁월한 셀레늄이 많은 식품이다. 갑상선암 환자들의 세포건강을 위해 좋은 식재료이다.

[재료] 양송이 8개, 슬라이스치즈 2개, 피클 16개, 집에 있는 채소, 들기름

[만드는 법]
① 양송이와 채소는 해독 후 흐르는 물에 씻는다.
② 양송이는 꼭지를 따고, 슬라이스치즈는 4등분한다.
③ 양송이 위에 채소, 피클, 치즈를 올린다.
④ 달군 팬에 들기름을 두르고 세팅된 양송이를 올린다.
⑤ 치즈가 살짝 녹으면 완성된 양송이를 그릇에 담는다.

17. 채소베이크드에그

채소를 먹는 게 힘든 분들이 많다. 하지만 채소를 달걀과 함께 먹으면 먹기가 훨씬 수월해진다. 또한 달걀은 비타민A와 D, 아연, 칼슘 그리고 요오드가 풍부해 갑상선암 환자들에게 도움을 준다.

[재료] 달걀 3개, 양송이 3개, 양파 1/3개, 방울토마토 3개, 집에 있는 채소, 다진 마늘 1작은술, 우유 5큰술, 모짜렐라 치즈 5큰

술, 들기름, 천일염 약간, 후추 약간, 활력 1큰술, 청혈 1큰술

[만드는 법]

① 양송이, 양파, 방울토마토, 채소는 해독 후 흐르는 물에 씻는다.
② 양파는 잘게 다지고, 방울토마토는 반 가른다.
③ 양송이는 슬라이스하고 채소는 먹기 좋은 크기로 잘라둔다.
④ 달군 팬에 들기름을 두르고 다진 마늘을 볶는다.
⑤ 팬에 버섯, 채소, 토마토, 천일염, 후추를 넣고 볶아준다.
⑥ 팬에 우유를 넣고 달걀을 터트려 올린다.
⑦ 그 위에 활력, 청혈, 치즈를 올린 후 약불로 유지하다 치즈가 녹으면 불을 끈다.

18. 올리브순두부

올리브는 세포의 산화작용을 막는 항산화 물질이 함유되어 있어 암을 예방하고 종양을 억제하는 효능이 있다.

[재료] 올리브 3큰술, 순두부팩 1개, 버섯 20g, 양파 1/2개, 피망 1/4개, 마늘 3쪽, 생강 조금, 올리브오일

[양념장] 굴소스 1작은술, 조선간장 1작은술, 물 1컵, 전분가루 2큰술, 천일염 약간

[만드는 법]

① 버섯, 양파, 피망, 마늘은 해독 후 흐르는 물에 씻는다.
② 버섯, 양파, 피망은 다진다. 마늘은 편으로 썬다.
③ 순두부는 3~4cm 간격으로 자른다.
④ 끓는 물에 소금을 넣고 순두부를 2분간 데쳐 국자를 이용해 건진다.

⑤ 물 1/2컵에 전분가루를 풀고 잘 저어준다.
⑥ 달군 팬에 기름을 두르고 마늘을 볶다 버섯, 양파, 피망, 생강, 올리브를 넣고 볶는다.
⑦ 굴소스, 조선간장, 천일염을 넣고 물 1/2컵을 붓고 끓이다 전분가루물을 조금씩 부어 걸쭉하게 만든다.
⑧ 그릇에 순두부를 놓고 그 위에 ⑥,⑦을 올려준다.

19. 감태전

암환자는 피를 맑게 해야 한다. 혈액의 점도가 탁하고 염증이 많으면 암의 전이도 빠르고 다른 질병도 쉽게 발생한다. 엽록소는 피를 맑게 해줘 암의 전이나 재발을 막아준다. 엽록소의 완전체라 불리는 감태는 암의 전이를 막아주는 데 좋다.

재료 감태 3장, 새우살 3/4컵, 달걀 1개, 통밀가루 1컵, 조선간장 1/2큰술, 물 1컵, 들기름, 활력 1큰술, 청혈 1큰술

만드는 법
① 감태는 가위로 잘게 자른다.
② 새우살을 잘게 다진다.
③ 그릇에 감태, 새우살, 달걀, 통밀가루, 활력, 청혈, 조선간장, 물을 넣고 반죽을 잘 섞어준다.
④ 달궈진 팬에 들기름을 두르고 반죽을 한 수저씩 올린다.
⑤ 한쪽 면이 익으면 뒤집어 가면서 부쳐준다.

20. 바나나칩

숙면에 도움을 준다.

재료 바나나 2개

만드는 법

① 껍질 벗긴 바나나를 해독 후 흐르는 물에 씻는다.

② 바나나를 썬다.

(바삭한 식감을 원하면 얇게, 말랑말랑한 식감을 원한다면 조금 두껍게 썬다.)

③ 건조기에 겹치지 않게 고루 올린 뒤, 70도 온도로 10시간 동안 말린다.

21. 사과바나나구이

떨어진 신체의 에너지 활성도를 높인다.

재료 사과 1/2, 바나나 1/2

소스 들기름 2큰술, 호두 2개, 식초 1큰술, 간장 1큰술

만드는 법

① 사과, 껍질 벗긴 바나나를 해독 후 씻는다.

② 들기름, 호두, 식초, 간장을 섞어 소스를 만든다.

③ 사과와 바나나를 채 썬다.

④ 달군 프라이팬에 사과와 바나나를 올려 노릇노릇 익힌다.

(기름은 두르지 않는다.)

⑤ 익힌 사과와 바나나를 꺼내 그릇에 올리고 그 위에 소스를 뿌린다.

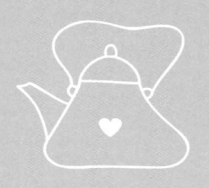